TRAITÉ COMPLET

DE L'ART

DES ACCOUCHEMENTS

IMPRIMERIE DE J.-B. GROS, RUE DU FOIN-SAINT-JACQUES, 18.

TRAITÉ COMPLET

DE L'ART

DES

ACCOUCHEMENTS

PAR

M. Paul-Antoine DUBOIS

PROFESSEUR DE CLINIQUE D'ACCOUCHEMENTS A LA FACULTÉ DE MÉDECINE DE PARIS
PROFESSEUR ET CHIRURGIEN EN CHEF A L'HOSPICE DE LA MATERNITÉ
MEMBRE DE L'ACADÉMIE NATIONALE DE MÉDECINE

TOME PREMIER

PARIS

CHEZ BÉCHET JEUNE, LIBRAIRE-ÉDITEUR

PLACE DE L'ÉCOLE DE MÉDECINE, 17

—

1849

MEMORIÆ

PATRIS OPTIMI

ANTONII DUBOIS

OLIM IN SCHOLA MEDICINÆ PARISIENSI
NECNON IN NOSOCOMIO A MATERNITATE DICTO
PROFESSORIS EGREGII.

PIÆ VENERATIONIS MONUMENTUM.

PRÉFACE.

Le Traité de l'art des Accouchements, dont je commence la publication a été depuis longtemps annoncé. Les justes exigences de mes devoirs publics et de mes occupations privées ont été l'une des causes principales de ce long retard. Le temps et le calme nécessaires à un travail d'esprit de quelque durée, se concilient mal en effet avec les préoccupations impérieuses d'une vie médicale active, et surtout avec celle de ses conditions dans laquelle on est, le plus souvent peut être, surpris et dominé par l'imprévu.

A cette première difficulté se sont ajoutées celles qui étaient inhérentes à la tâche même que j'avais entreprise. L'obstétrique n'est pas ainsi que certains esprits paraissait l'admettre trop legèrement, une science toute faite ; la plus part des nombreuses et graves questions qui s'y rattachent sont au contraire, bien loin d'être résolues et elles réclameront longtemps encore sans doute, la réflexion et l'expérience de tous les hommes intelligens qui se seront voués à leur étude. Le temps et l'attention que je leur ai consacrés, et dont ce traité offrira peutêtre

le témoignage , seront tout à la fois je l'espère la meil-
leure preuve de ma conviction profonde à cet égard , et
l'excuse la plus légitime de cette publication tardive.

Chargé depuis plus de vingt années d'un enseignement
public, j'ai dû présumer que si quelques unes de mes
opinions scientifiques s'éloignaient de celles qui sont
généralement admises, elles franchiraient les limites
étroites de mon enseignement officiel et recevraient de
quelque plume, plus libre que la mienne, une publicité
prématurée. Cette publicité leur a été donnée en effet ;
en plusieurs occasions par la presse médicale périodique,
et en deux circonstances importantes, par deux jeunes
médecins que ma volonté bienveillante avait associés à
mes travaux cliniques (1). Je dois leur rendre cette jus_
tice, qu'ils ont souvent proclamé la source à laquelle ils
avaient puisé, et que disciples bienveillans, ils ont cru
qu'ils pouvaient s'en faire un titre à la faveur du public.
Leurs publications toutefois n'ont pu manquer d'accroître
les difficultés de la mienne, car elles m'ont imposé l'obliga-
tion de faire mieux, si cela m'était possible, et dans tous
les cas celle de faire autrement que ceux qui m'avaient
ainsi devancé. J'ajouterai qu'en donnant à mes opinions
une publicité dont je m'étais naturellement réservé l'i-
nitiative, elles leur ont à plusieurs égards enlevé un genre
de mérite auquel un auteur attache toujours quelque prix.

J'ai pu reprendre, il est vrai, mes opinions à qui me les
avait empruntées ; j'ai en effet usé de ce droit et en
l'exerçant j'ai reconnu bien souvent que je pouvais re-
vendiquer non-seulement le fond, mais encore la forme.
Cependant je me suis en général contenté de reprendre

(1) MM. Cazeaux et Chailly.

le premier et je me suis fait un devoir de modifier la seconde. J'étais convaincu déja que des opinions nouvelles perdent ordinairement de leur valeur et de leur autorité à n'être pas d'abord produites par celui qui les a conçues ; cette conviction s'est fortifiée en retrouvant les miennes dans des ouvrages auxquels elles n'avaient pas été primitivement destinées ; dans plusieurs cas, elles m'ont paru inexactement rendues ou incomplètement comprises, et j'ai dû en rectifier l'expression ou leur donner un développement nécessaire ; dans d'autres il m'a semblé que les conditions de leur utilité pratique avaient été imparfaitement exposées, et j'ai senti qu'il était indispensable de préciser mieux la juste et salutaire mesure de leur application.

Professeur à la Faculté de médecine et à l'École des sages femmes de l'hospice de la Maternité, m'adressant en conséquence à des élèves qui diffèrent par leur aptitude, et par l'inégale importance de leurs attributions futures, je me suis appliqué en écrivant ce traité à concilier les intérêts de ce double enseignement. J'ai voulu qu'en répondant aux besoins des élèves les plus aptes et les mieux préparés par des études préliminaires, mon ouvrage fut cependant encore à la portée de l'intelligence plus modeste et moins éclairée des autres. Je serais heureux de penser que j'ai réussi dans l'accomplissement de cette tâche difficile, sans que la gravité et l'importance des sujets traités aient rien perdu par la simplicité quelquefois très élémentaire de l'exposition.

Je me suis efforcé de mettre mon ouvrage au niveau actuel de nos connaissances obstétricales, et dans ce but j'ai consulté, autant que je l'ai pu, les travaux anciens et modernes ; je désire vivement que ce traité puisse donner la mesure des progrès qu'ils ont imprimés à la science des accouchements. En l'écrivant je me suis beaucoup aidé d'une expérience très-étendue et que je dois aux circonstances heureuses qui m'ont placé depuis longtemps à la tête des deux établissements obstétricaux les plus importants que la France possède. Mais je n'en ai pas moins senti la nécessité de recourir aux lumières et à l'expérience des autres ; aussi ai-je puisé à des sources nombreuses, que j'ai citées scrupuleusement. Lorsqu'il m'est arrivé de rappeler un fait ou une opinion sur la foi d'une autorité étrangère, j'ai manqué rarement d'en rechercher l'origine, et je n'y ai renoncé que quand les moyens d'y parvenir m'ont fait défaut. Mes recherches à cet égard n'ont jamais eu pour but exclusif de constater l'exactitude matérielle de la citation. Quand celle-ci était relative à un fait, je me suis appliqué a en apprécier la valeur et la signification. Quand elle était relative à une opinion, j'en ai attentivement étudié les motifs et le sens réel. C'est ainsi que j'ai fait parfois un peu d'érudition, mais il est évident qu'à de telles conditions je n'ai pu en être prodigue, et je ne fais nulle difficulté d'en avouer sincèrement la cause.

J'ai suivi à peu près l'ordre généralement adopté pour la distribution des matières dans nos traités classiques, et m'en suis néanmoins éloigné sous plusieurs rapports.

Ainsi, j'ai placé dans le premier volume la description des organes genitaux de la femme et celle de la génération exclusivement considérée dans son état normal et dans la série complète de ses phénomènes successifs ; je me suis donc écarté de l'habitude tout à fait illogique et cependant consacrée depuis quelque temps,

de scinder cette description en rejettant la *délivrance,*
les suites de couches et *l'allaitement,* c'est à dire les
derniers actes naturels de la génération, après l'étude
de la pathologie et de la thérapeutique obstétricales.

J'ai fait suivre cette première et indispensable étude
des organes et des phénomènes fonctionnels normaux,
de l'exposé des secours plutôt prévoyants qu'actifs qui
doivent être donnés à la femme, pendant que les actes
divers de la génération s'accomplissent en elle, et des
soins qui sont toujours nécessaires à la faiblesse naturelle de l'enfant nouveau-né. Cependant entre l'accomplissement régulier et inoffensif des phénomènes de la
génération, et les circonstances anormales graves qui
les troublent et requèrent une intervention plus active
et plus éclairée, se place un ordre de faits qui, pour
être en dehors de l'état normal, n'atteignent cependant
pas la limite où commence l'état réellement pathologique ; ce sont plutôt des irrégularités, ou de légers
écarts que des anomalies sérieuses ; les lumières et l'expérience que ces irrégularités réclament, sont loin
d'être celles qu'exigeraient les cas plus graves qui appartiennent à la pathologie de l'obstétrique ; cet ordre de faits
a trouvé également sa place dans le premier volume,
en sorte que j'y ai reuni toutes les notions nécessaires
à l'exercice de l'art des accouchements dans les conditions les plus communes.

Le second volume est consacré à la pathologie et à
la thérapeutique obstétricales, c'est-à-dire aux anomalies graves qui peuvent entraver ou compliquer les
phénomènes de la génération chez la femme, et à celles
qui peuvent compromettre la santé ou la vie de l'enfant,
soit avant, soit immédiatement après sa naissance. On

y trouvera, je l'espère, un examen sérieux et utile de questions importantes dont les unes ont été complètement négligées et dont les autres ont été très imparfaitement étudiées jusqu'à ce jour.

On verra que parmi les moyens de démonstration dont je pouvais disposer, il en est un dont j'ai fait un grand usage, je veux parler des figures intercallées dans le texte. Quoiqu'elles puissent paraître destinées surtout à la classe la moins instruite de mes lecteurs, j'ai une trop longue habitude de l'enseignement pour n'être pas convaincu qu'elles seront utiles à tous. Comme ces figures devaient être nombreuses, je n'ai attaché aucune importance au mérite de leur exécution ; il m'a paru qu'elles seraient toujours assez bien si elles étaient comprises et si elles aidaient à l'intelligence du texte. et qu'elles seraient trop bien si elles ajoutaient au prix matériel de l'ouvrage, sans rien ajouter à sa valeur scientifique.

TABLE DES MATIÈRES

TABLE DES MATIÈRES.

TRAITÉ

DE L'ART

DES ACCOUCHEMENTS.

INTRODUCTION.

L'art des accouchements (obstétrique, obstétricie, tocologie) est une des branches les plus importantes de la médecine générale. Considéré dans l'extension logique et nécessaire que la raison, la nature même des choses et ses propres progrès lui ont donnée, l'art des accouchements doit être défini, *cette branche des sciences médicales qui traite de la reproduction de l'espèce humaine envisagée surtout dans la part importante qu'y prend la femme.* Son objet est nécessairement complexe, car il intéresse deux êtres à la fois. Il a en conséquence une double mission : d'abord celle de rendre possible, facile, régulier, exempt de toute souffrance anormale et de tout danger, l'accomplissement des actes organiques nombreux qui touchent directement ou indirectement à la génération, depuis la nubilité de la femme jusqu'à l'âge ou la faculté procréatrice s'éteint naturellement chez elle. Il a de plus celle de surveiller, de diriger et de défendre de toute atteinte fâcheuse, la santé délicate et précaire de l'enfant pendant les premières périodes de son existence et surtout pendant toute la durée de l'allaitement.

Or, ce but ne peut être atteint qu'à l'aide d'études anatomiques, physiologiques, pathologiques et thérapeutiques dont l'étendue et l'importance ne sauraient mieux se prouver que par l'intérêt extrême et constant que les questions nombreuses qui s'y rattachent ont excité dans tous les temps et dans tous les lieux, et par la place considérable qu'elles occupent dans la plupart de nos livres classiques. Malheureusement il faut reconnaître que, dans notre pays, l'enseignement de l'art des accouchements a trop longtemps négligé cette voie large et philosophique, la seule qui soit digne de l'objet élevé dont il s'occupe, la seule aussi dans laquelle la science obstétricale puisse ranimer l'inté:êt et recevoir l'impulsion progressive dont elle a besoin. Loin de là cet enseignement s'est renfermé dans le cercle étroit des phénomènes de la parturition ; quelques théories à l'appui desquelles l'influence des lois de la mécanique étaient invoquées, à l'exclusion de l'influence tout aussi puissante des lois physiologiques d'un autre ordre ; un petit nombre de procédés opératoires, d'une utilité très-contestable, médités et exécutés sur le bassin décharné ou sur des mannequins, tels ont été longtemps, sinon les objets exclusifs, du moins les objets essentiels et prédominants des études obstétricales.

La préoccupation des esprits a été si vive et si puissante à cet égard, que les traces s'en retrouvent encore dans nos livres et dans nos écoles. Aussi ne doit-on pas être surpris que dans l'étude d'un grand nombre de phénomènes physiologiques ou pathologiques dont l'art des accouchements s'occupe, il soit difficile, aujourd'hui même, de faire accepter la portion réelle d'influence qui appartient aux actions purement organiques, et peut-être plus difficile encore, de faire comprendre, même à quelques esprits éminents, l'étendue rationnelle d'un domaine scientifique si longtemps obscurci et rétréci par ceux-là même dont la mission était de l'éclairer et de l'agrandir.

Il est probable que l'enseignement clinique de l'art des accouchements, trop longtemps incomplet parmi nous, contribuera plus que tout autre à l'accomplissement de cette œuvre, non pas par le secours nécessaire d'aucune intervention personnelle, mais par la force même des choses. On peut en effet tenir pour certain qu'il est impossible de réunir, dans un but commun d'humanité et de science, des femmes enceintes, des femmes en travail d'enfantement, des femmes récemment accouchées et des enfants nouveau-nés, sans que d'une telle réunion, soumise aux investigations d'un esprit éclairé, surgissent des questions aussi nombreuses, aussi variées, aussi graves, aussi délicates, au moins aussi importantes quant aux intérêts qu'elles concernent, et enfin, d'un ordre aussi élevé, qu'aucune de celles qui sont soulevées et discutées dans tout autre enseignement clinique.

Là il sera évident pour tout esprit non prévenu, que s'il n'est aucune partie des sciences médicales, physiologie, pathologie, hygiène, thérapeutique, médecine légale, tératologie, psychologie, à laquelle l'enseignement clinique obstétrical n'emprunte, il n'en est aucune dont il ne soit en même temps l'auxiliaire éclairé et utile. Il ne sera pas moins évident enfin, que si l'art des accouchements a des points de contact incontestables avec la chirurgie, il n'en a pas de moins fréquents et de moins intimes avec la médecine proprement dite et qu'ainsi il ne saurait être considéré comme une dépendance exclusive de l'une ou de l'autre.

Aussi, l'opinion très-généralement repandue qui fait de l'art des accouchements une branche de la chirurgie, ne me paraît-elle pas plus fondée que ne le serait celle qui , méconnaissant l'étendue et l'importance de cette dernière partie de l'art de guérir, n'en ferait aujourd'hui encore, qu'une annexe manuelle de la médecine. L'erreur que je signale mérite d'autant plus d'être relevée, qu'en restreignant et en caractérisant d'une manière tout à fait inexacte le domaine de l'obstétrique, elle n'a pas moins contribué que l'imperfection de l'enseignement lui-même, à prolonger la défaveur qui-frappe depuis longtemps en France cette partie des sciences médicales, et qu'elle a entretenu à son égard une indifférence funeste et, trop souvent, une ignorance présomptueuse.

L'accouchement est une fonction naturelle, et il est heureusement rare qu'il réclame une intervention médicale, on peut donc justement penser qu'une grande somme d'instruction et d'expérience n'est pas nécessaire pour assister, comme spectateur ou comme aide intelligent, à une parturition spontanée et heureuse ; mais il importe cependant d'être bien convaincu que pour prévoir, prévenir ou écarter sûrement et en temps opportun des dangers possibles, pour vaincre surtout des obstacles sérieux quand il se manifestent, et pour résoudre habilement les questions épineuses et pressantes qui s'élèvent alors, il ne faut pas moins de jugement, de lumières et d'adresse qu'il n'en faut dans l'exercice de toute autre partie de l'art de guérir. Aussi comme science, l'obstétrique réclame-t-elle, pour être fructueusement étudiée, des connaissances préalables solides et étendues. Les sujets nombreux dont elle s'occupe s'éclairant par tous les éléments scientifiques qui préparent ou complètent les autres études médicales, elle exige pour ce motif essentiel et pour d'autres encore, un temps et des efforts beaucoup plus longs qu'on ne le croit et qu'on ne lui en accorde en géné al. Comme art, les procédés opératoires dont elle dispose s'exerçant presque toujours dans des parties profondes, en des points inaccessibles à la vue, au milieu d'organes importants et qui doivent être scrupuleusement respectés, l'obstétrique exige, pour être utilement exercée, la décision, le sang-froid, la promptitude, la dextérité, en un mot toutes les qualités intellectuelles et manuelles nécessaires à la pratique des opérations chirurgicales.

L'étude de l'art des accouchements embrasse de nombreux sujets ; je les partagerai en deux grandes sections. La première comprendra *la génération considérée dans son état normal ou physiologique*. La seconde comprendra *la génération considérée dans son état anormal ou pathologique*.

La première section sera subdivisée en trois parties dont les sujets seront : 1° *l'anatomie*, 2° *la physiologie*, 3° *l'hygiène*.

La seconde section sera subdivisée en deux parties dont les sujets seront : 1° *la pathologie*, 2° *la thérapeutique*.

Il est à peine nécessaire d'ajouter que ces sujets seront complexes en raison de la duplicité de l'organisme qu'ils concernent.

LIVRE PREMIER.

DE LA GÉNÉRATION, A L'ÉTAT NORMAL OU PHYSIOLOGIQUE,

CONSIDÉRÉE CHEZ LA FEMME.

La part considérable que la femme prend à la génération consiste en un certain nombre d'actes successifs qui s'accomplissent en elle.

Un des germes ou *ovules*, renfermés dans des organes destinés à les contenir, les *ovaires*, éprouve après un rapprochement sexuel nécessaire, une modification en vertu de laquelle il reçoit la faculté de croître et de se développer. Cette modification constitue la *fécondation*.

L'ovule est bientôt après, transporté dans un organe creux, l'*utérus*; celui-ci, subissant des changements très-remarquables, retient le produit fécondé, et lui fournit les matériaux indispensables à sa nutrition et à son accroissement. Ce produit lui-même devient par degrés un être semblable à celui duquel il émane, c'est-à-dire un *embryon* d'abord, puis un *fœtus*, et il acquiert enfin les conditions nécessaires à la vie extérieure. La succession de ces divers phénomènes constitue la *gestation* ou *grossesse*.

Quand ces conditions sont acquises, le nouvel être est expulsé par une action spontanée de l'organe même qui l'a contenu, protégé et alimenté, et pendant cette expulsion connue sous le nom d'*accouchement*, il doit pour parvenir à la lumière traverser un canal complexe et résistant, le *bassin*, qu'il ne franchit en général qu'avec peine. Enfin un dernier lien continue d'attacher le nouvel être, même après sa naissance, à l'organisme maternel, car il y puise pendant quelque temps encore à l'aide des *mamelles*, organes appropriés à cette destination, les éléments nécessaires à sa nutrition. Ce dernier acte est l'*allaitement*.

La manifestation de ces phénomènes est précédée et préparée par des modifications particulières, que subissent les *vésicules ovariques*, et dont j'exposerai ultérieurement les caractères. Un écoulement sanguin périodique *(menstruation)*, dont les organes génitaux sont la source, coïncide ordinairement avec ces modifications, et selon des idées généralement acceptées aujourd'hui, il en serait la conséquence et le témoignage apparent.

Cet exposé rapide des phénomènes principaux et successifs de la génération chez la femme, permet de se représenter les premiers sujets de l'étude des accouchements, ce sont des objets anatomiques et des phénomènes physiologiques, c'est-à-dire 1° les organes qui concourent à l'exécution des actes que j'ai indiqués, et 2° le mode suivant lequel ces actes s'accomplissent. Ainsi : le bassin, l'utérus, les ovaires, le fœtus et ses annexes, et enfin, les mamelles, composent la partie anatomique de cette étude ; la puberté, la fécondation, la grossesse, l'accouchement et l'allaitement en composent la partie physiologique.

PREMIÈRE PARTIE.

DES ORGANES DE LA GÉNÉRATION CONSIDÉRÉS CHEZ LA FEMME.

CES ORGANES SONT : LE BASSIN, L'UTÉRUS ET SES ANNEXES, LES OVAIRES ET LES MAMELLES.

CHAPITRE PREMIER.

DU BASSIN.

J'ai dit que le nouvel être parvenu au terme de son développement, doit, pour venir au monde, traverser un canal résistant; celui-ci d'une structure complexe est formé de parties solides ou osseuses et de parties molles. Les parties solides constituent la charpente du canal, et les parties molles tapissent cette charpente à l'intérieur et à l'extérieur, elles en comblent les vides, en prolongent et en complètent la plupart des parois, et ajoutent beaucoup soit par leur présence, soit par leur action, à l'influence que ce canal exerce sur quelques-uns des phénomènes importants de l'accouchement. Il sera par conséquent nécessaire de séparer ces éléments pour les étudier à part, mais il importera beaucoup de les réunir ensuite, afin d'avoir une idée exacte de l'ensemble qui résulte de leur association ; la partie osseuse, ou la charpente du canal, est connue sous le nom de bassin.

Le bassin (*pelvis*) (1) est cette partie évasée du squelette qui termine inférieurement le tronc ; il est placé entre la colonne vertébrale qu'il soutient en arrière et en haut, et les fémurs sur lesquels il repose en avant et en bas. Le bassin de la femme contient ou supporte la plus grande portion de l'appareil génital, c'est dans sa cavité que les principaux phénomènes de la génération s'accomplissent et il détermine la forme et les dimensions de la voie qui doit être parcourue par le fœtus pendant l'accouchement, fig. 1 ; pour ces diverses raisons les accoucheurs ont attaché depuis longtemps à son étude une grande et légitime importance.

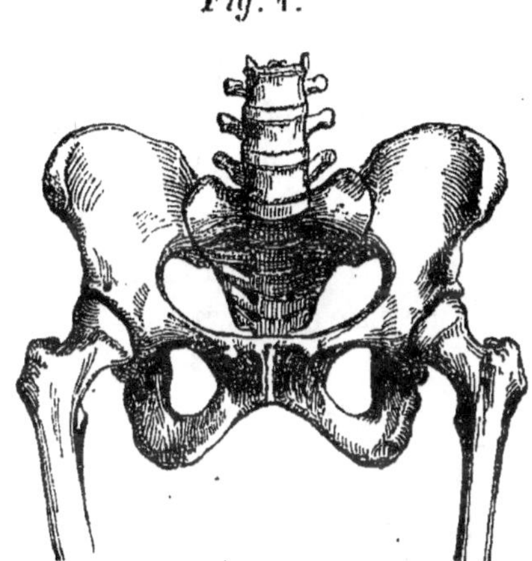

Fig. 1.

(1) Ce mot latin a passé depuis plusieurs années dans notre langage didactique ; il est souvent employé comme synonyme de bassin, et il est entré de plus dans la composition d'un certain nombre de termes usités dans l'étude des accouchements, pelvimètre, pelvimétrie, diamètre pelvien, excavation pelvienne, etc.

ARTICLE PREMIER.

Le bassin résulte de la réunion de plusieurs pièces osseuses distinctes, ces pièces sont : en arrière et sur la ligne médiane, le sacrum et le coccyx ; en avant et sur les côtés les deux os iliaques ou coxaux.

1. DU SACRUM.

Le sacrum forme la plus grande partie de la paroi postérieure du bassin, c'est un os impair et symétrique qui a la forme d'une pyramide aplatie et courbe, dont la base est dirigée en haut et le sommet en bas. Cet os présente une face postérieure ou externe, une face antérieure ou interne, deux bords ou plans latéraux, une base et un sommet.

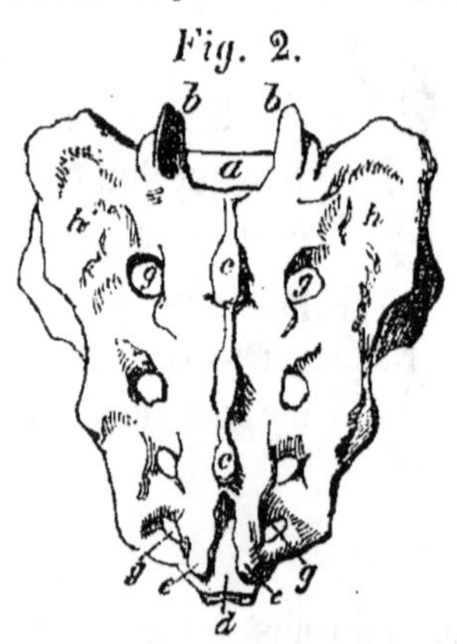

Fig. 2.

La face postérieure, externe ou spinale, fig. 2, est convexe et fort inégale, on y remarque, 1° en haut et sur la ligne médiane une ouverture triangulaire a c'est l'entrée du canal sacré ; 2° sur les côtés de cette ouverture, deux saillies verticales ou apophyses articulaires b b dont la surface interne lisse regarde en dedans et qui s'adaptent à des apophyses semblables de la dernière vertèbre des lombes ; 3° au-dessous de l'entrée du canal sacré, une rangée d'éminences c c, lesquelles placées verticalement les unes au-dessus des autres, ordinairement réunies par leurs bords voisins, quelquefois séparées, représentent une crête longitudinale, c'est la crête sacrée ; celle-ci se bifurque inférieurement et l'espèce d'échancrure comprise entre les deux branches

de cette bifurcation *d* est l'ouverture inférieure du canal
sacré ; les deux branches elles-mêmes se terminent par
un petit renflement tuberculeux *e c* et constituent en ce point
les *cornes du sacrum ;* 4° sur les côtés de la crête sacrée, deux
gouttières larges, *gouttières sacrées,* peu profondes, inégales,
dans chacune desquelles existe une rangée verticale de trous
g g, ce sont les *trous sacrés postérieurs* qui communiquent
avec le canal sacré et livrent passage aux branches postérieures des nerfs sacrés; 5° en dehors des trous sacrés
postérieurs, le sacrum n'offre plus qu'une surface inégale,
rugueuse, et sur laquelle se fixent des faisceaux ligamenteux
très-forts.

Parmi les dépressions que présentent ces inégalités, il en
est une de chaque côté *h h* plus profonde que les autres et qui
doit recevoir une saillie correspondante de l'os coxal.

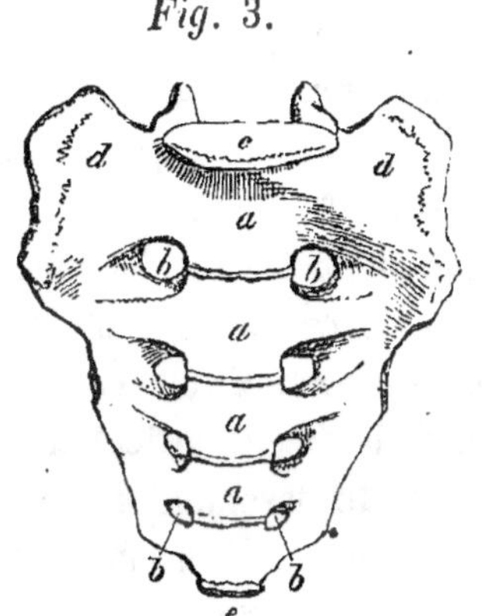

Fig. 3.

*La face antérieure, interne
ou pelvienne,* fig. 3, est concave et fait partie de l'excavation du bassin, on y voit ; 1°
quatre lignes saillantes et
transversales ; 2° entre ces
lignes, des surfaces quadrila-
tères et légèrement concaves
a a, dont l'étendue décroît
graduellement à mesure qu'elles sont plus inférieures ; 3° de
chaque côté des lignes et des surfaces précédentes, une
rangée verticale de trous évasés en dehors et se termi-
nant dans ce sens en forme de gouttières *b b* : ce sont
les *trous sacrés antérieurs ;* plus grands en haut, plus

petits inférieurement, il sont généralement au nombre de
quatre, quelquefois de cinq, et communiquent ainsi que les trous sacrés postérieurs avec le canal sacré ; les trous sacrés antérieurs livrent passage aux *branches antérieures des nerfs sacrés*. Cette face du sacrum est plus ou moins concave suivant les sujets, cependant on en évalue généralement la profondeur à 27 millimètres, quand le sacrum est bien conformé, fig. 4.

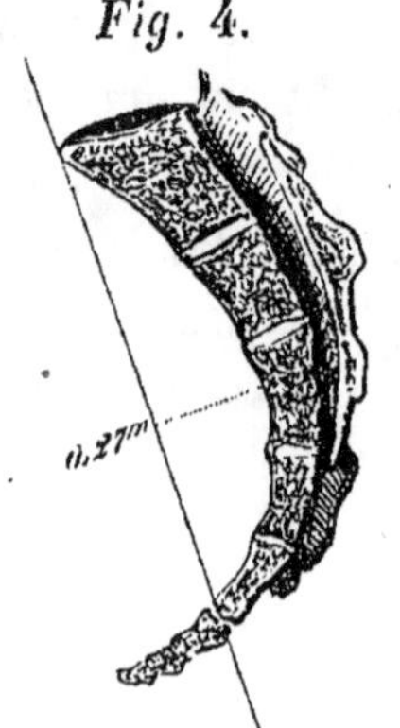

Fig. 4.

Les bords ou plans latéraux du sacrum, fig. 5, larges et épais supérieurement, étroits et minces inférieurement offrent en haut une facette articulaire *f*, ayant la forme d'un croissant irrégulier ; cette facette dont l'aspect a été comparé à celui du pavillon de l'oreille humaine et qui pour cette raison a reçu le nom de *facette auriculaire* est concave dans le sens de son plus grand diamètre, et destinée à s'articuler avec une facette semblable,

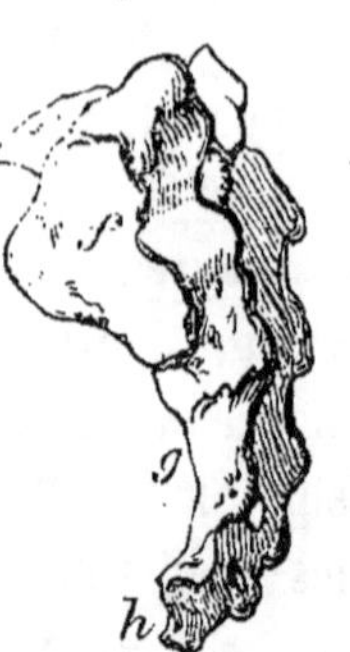

Fig. 5.

mais convexe, de l'os coxal. Toute la partie étroite et mince de ces bords *g*, située au-dessous de la facette articulaire et qui se termine inférieurement à la pointe ou sommet de l'os *h*, est enveloppée par les extrémités internes de faisceaux ligamenteux très-remarquables : ce sont les *grand et petit ligaments sacro-sciatiques* que je décrirai ultérieurement.

Il importe de remarquer que ces plans latéraux du sacrum sont coupés obliquement suivant un double sens, savoir : 1° d'avant en arrière, et 2° de haut en bas, disposition très-favorable, comme je le rappellerai plus loin, à la solidité de son union avec les os coxaux.

La base du sacrum est dirigée en haut, on y voit, 1° sur la ligne médiane une surface transversalement elliptique, taillée en biseau de haut en bas et d'avant en arrière et qui par sa forme, et son aspect légèrement rugueux, ressemble aux faces supérieure et inférieure d'une vertèbre lombaire, *c*, fig. 3. Cette partie s'articule avec la face inférieure de la dernière vertèbre des lombes ; 2° sur les côtés, deux surfaces *d d* concaves transversalement, et séparées de la face antérieure du sacrum par un bord mousse ; ces surfaces constituent une partie des fosses iliaques internes, et le bord mousse concourt à la formation du détroit supérieur.

Le sommet du sacrum est dirigé en bas, il est tronqué et présente une facette convexe elliptique, *e*, fig. 3, dont le grand diamètre est transversal et qui s'articule avec la base du coccyx.

Le sacrum est intérieurement creusé d'un canal, c'est le *canal sacré*. Celui-ci plus rapproché de la partie postérieure du sacrum que de l'antérieure, triangulaire et large supérieurement, aplati et étroit inférieurement, courbé comme l'os dans l'épaisseur duquel il existe, est placé au-dessous du canal rachidien dont il constitue l'extrémité terminale ; le canal sacré contient la portion caudale de la moelle épinière ; les trous sacrés antérieurs et postérieurs s'ouvrent dans sa cavité ; par les premiers il communique avec l'excavation pelvienne, et par les seconds avec la partie postérieure de la surface externe du bassin.

2. DU COCCYX.

Le coccyx, fig. 6, est comme le sacrum un os impair et symétrique, il est situé au-dessous de ce dernier dont il

semble être une prolongation, il a de même que le sacrum
la forme d'une pyramide aplatie, légèrement courbe, mais
beaucoup plus petite, et présente aussi une face antérieure,
une face postérieure, deux bords latéraux, une base et un
sommet.

La face antérieure est concave, *la face postérieure* est convexe. La première offre comme celle du sacrum
des lignes transversales et des surfaces intermédiaires ; *les bords latéraux* sont inégaux et
comme festonnés, ils donnent attache aux muscles ischio-coccygiens et aux ligaments sacro-
sciatiques. *La base* est dirigée en haut, elle présente une facette elliptique concave *a* qui s'articule avec le
sommet du sacrum. Derrière cette facette on voit deux éminences verticales, *b b*. Ce sont les *cornes du coccyx,* elles se
réunissent assez souvent aux extrémités tuberculeuses des
deux branches de la crète sacrée que j'ai indiquées plus haut.
Le sommet du coccyx *c* ordinairement arrondi, quelquefois
bifurqué, donne attache au muscle releveur de l'anus.

Le sacrum et le coccyx sont placés à la partie inférieure de
la colonne vertébrale dont ils semblent être la prolongation
terminale et dont ils offrent quelques caractères. Dans l'enfance ces os sont composés de pièces distinctes superposées,
comme le sont les vertèbres, et unies par une substance cartilagineuse intermédiaire. Plus tard l'ossification de cette substance confond en une seule pièce les parties osseuses primitivement séparées. Les lignes transversales que j'ai indiquées sur
la face antérieure des deux os sont les traces de ces premières
divisions. Les trous sacrés qui résultent de cette réunion, représentent par leur position et leurs usages les trous de con-
jugaison vertébraux placés plus haut sur les côtés des vertèbres.
La crète sacrée continue et termine la série des appophyses

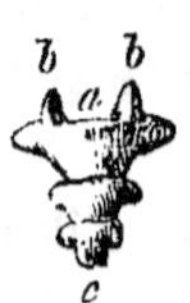

Fig. 6.

épineuses des vertèbres, qui règne dans toute la longueur du rachis. Les inégalités que j'ai décrites sur la face postérieure du sacrum en dehors des trous sacrés, sont une représentation réelle, quoique confuse, des apophyses articulaires vertébrales au-dessous desquelles elles sont placées, enfin le canal sacré n'est autre chose que la terminaison du canal rachidien.

3. DE L'OS COXAL.

L'os coxal, *os iliaque, os innominé, os de la hanche,* car il a reçu ces différents noms, est un os pair non symétrique qui forme avec son pareil, les parties antérieure et latérales du bassin.

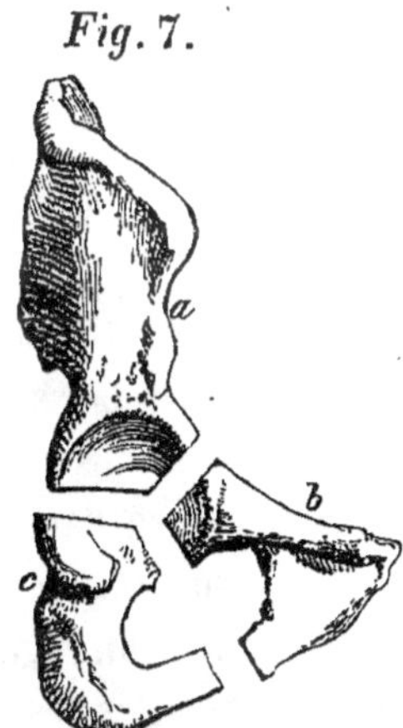

Fig. 7.

Cet os a été longtemps décrit en trois parties séparées, une supérieure, *Iliaque* ou *Ilium, a* fig. 7, une antérieure, *pubienne* ou *pubis b*, une inférieure et postérieure *ischiatique* ou *ischion c*, ces trois parties en effet sont distinctes, ou du moins faiblement unies dans l'enfance, mais on les trouve solidement soudées et parfaitement confondues dans l'âge adulte.

L'os coxal constitué par la réunion de ces trois pièces a une forme très-irrégulière, on l'a comparé à un quadrilatère rétréci vers sa partie moyenne, et tordu sur lui-même en ce point, de telle sorte qu'il semble composé de deux parties, une supérieure aplatie de dehors en dedans, et une inférieure aplatie d'avant en arrière. On peut considérer à cet os deux faces et une circonférence ; des deux faces l'une est externe ou fémorale et l'autre interne ou pelvienne.

La face externe ou fémorale, fig. 8, présente sur sa partie moyenne et rétrécie une cavité profonde, hémisphérique *a*, lisse dans la plus grande partie de son étendue, rugueuse dans l'autre, c'est la *cavité cotyloïde*. Le bord ou la marge de cette cavité légèrement ondulé, offre en avant et en bas une échancrure profonde qui sur un os pourvu de ses parties molles est convertie en trou par un ligament. La cavité cotyloïde, est destinée à recevoir la tête du fémur et constitue une des parties essentielles de l'articulation du bassin avec la cuisse.

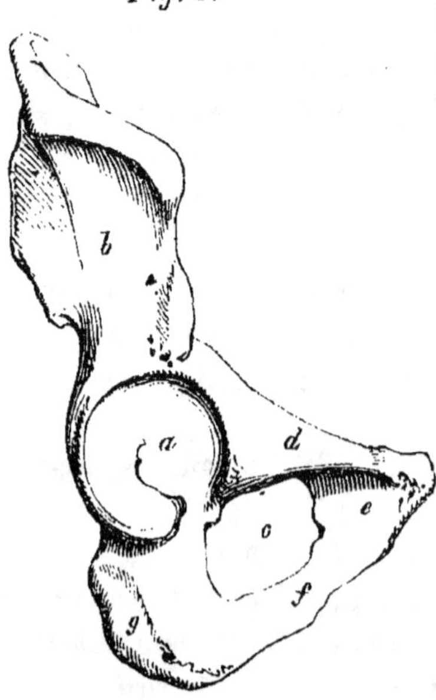

Au-dessus de cette cavité la surface externe de l'os coxal, offre une partie large *b*, manifestement concave dans ses deux tiers postérieurs, et que pour cette raison on désigne sous le nom de *fosse iliaque externe*. Cette surface qui regarde en dehors et en bas est recouverte par les muscles fessiers auxquels elle fournit des points d'insertion étendus et solides.

Au-dessous et au devant de la cavité cotyloïde, on remarque *le trou obturateur ou sous-pubien c*, cette ouverture, de forme à peu près triangulaire et dont le contour est assez mince, présente en haut une sorte de gouttière dans laquelle passent les vaisseaux et les nerfs sous-pubiens. Dans l'état frais le trou sous-pubien est fermé par une membrane qui convertit en un canal la gouttière dont j'ai parlé. Autour du trou sous-pubien se présentent les objets suivants : 1° en haut une partie convexe, prismatique *d*, dirigée transversalement, c'est *la branche horizontale des pubis* ; 2° en dedans et un peu en haut une surface à peu près quadrilatère *e*, c'est la face antérieure du *corps des pubis* ; 3° en dedans et un peu en bas, une surface plate, étroite et allongée *f*, dirigée obliquement de haut en bas et de dedans en dehors, c'est la face externe de la *branche ischio-pubienne* ; 4° en bas et en dehors une surface un peu plus large que la précédente *g*, c'est la face externe du *corps* et de la *tubérosité de l'ischion*. Le trou sous-pubien et les parties qui l'environnent et que je viens d'indiquer constituent dans leur ensemble une surface légèrement concave, c'est la *fosse obturatrice ou sous-pubienne externe*, sur laquelle se fixent plusieurs muscles et en particulier le muscle obturateur externe.

La face interne ou pelvienne de l'os coxal, fig. 9, offre sur sa partie moyenne et rétrécie, à peu près derrière la cavité cotyloïde, une ligne légèrement saillante *a*, concave, large et mousse qui la divise en deux régions, l'une supérieure et l'autre inférieure ; cette ligne a reçu le nom de *ligne innominée* et fait partie du détroit supérieur. Au-dessus de la ligne innominée la surface interne de l'os coxal présente un plan oblique *b*, concave, assez large, lisse, qui regarde en dedans et en haut. Cette partie de l'os forme la *fosse iliaque interne,* qui est occupée par le muscle iliaque. Derrière celle-ci on remarque une facette *c* inégale, échancrée postérieurement, semblable, quant à la forme générale, à celle que j'ai décrite sur chaque bord du sacrum, et destinée à s'y adapter, elle en diffère néanmoins en ce qu'elle est convexe dans le sens de son plus grand diamètre. Derrière cette facette articulaire on voit une surface inégale et rugueuse *d* sur laquelle se fixent des ligaments très-forts; parmi ces inégalités il en est une plus saillante que les autres *e*, qui doit être reçue dans une dépression correspondante du sacrum et que j'ai précédemment indiquée.

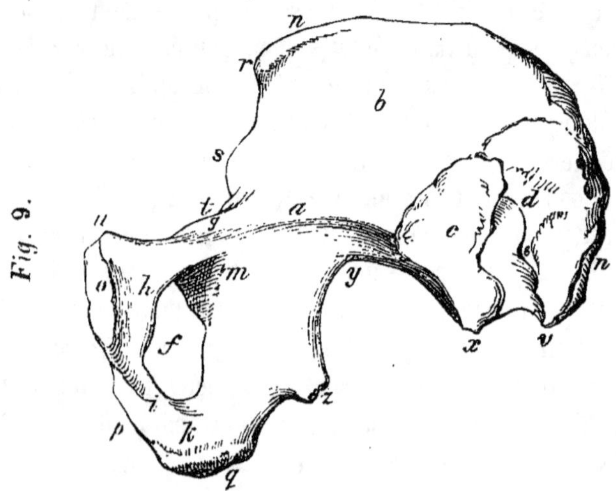

Au-dessous de la ligne innominée la face interne de l'os coxal présente la surface interne du trou sous-pubien *f* et autour de celui-ci les plans osseux suivants : 1° en haut la face postérieure de la branche horizontale des pubis *g* ; 2° en dedans la face interne du corps des pubis *h* ; 3° en bas la face interne de la branche ischio-pubienne *i* et la face interne du corps de l'ischion *k* ; 4° en dehors une surface à peu près quadrilatère *m* constituée en grande partie par la face postérieure de la cavité cotyloïde.

Le trou sous-pubien et les plans osseux qui l'environnent constituent la fosse *obturatrice ou sous-pubienne interne*, sur laquelle s'attache le muscle obturateur interne.

La circonférence de l'os coxal est très-irrégulière et consiste en une série de saillies et d'échancrures, elle comprend quatre parties ou bords, savoir un bord supérieur, un inférieur, un antérieur et un postérieur.

Le bord supérieur ou crête iliaque n n, est convexe, un peu contourné, mince au milieu de sa longueur et renflé à ses extrémités ; sur ce bord se fixent plusieurs muscles dont la connaissance importe à l'étude des accouchements, et afin de mieux préciser les points d'insertion de chacun d'eux, on a divisé ce bord en deux *lèvres,* une externe et l'autre interne, et un interstice. Sur la lèvre externe s'insèrent le muscle oblique externe et le grand dorsal, sur la lèvre interne le transverse et le carré des lombes, sur l'interstice l'oblique interne.

Le bord inférieur regarde en même temps en dedans et en bas, il comprend deux parties très-différentes quant à leur direction et à leurs usages, l'une est supérieure, plus épaisse et à peu près verticale, l'autre est inférieure, mince et oblique. La première, *o,* présente une facette légèrement rugueuse et destinée à s'unir à une facette semblable de l'os opposé, pour former l'articulation ou *symphyse des pubis,* la seconde, *p,* est un peu tordue sur elle-même et assez fortement déjetée en dehors, c'est le bord antérieur de la branche ischio-pubienne. Sur cette partie se fixent les muscles droit interne, ischio-caverneux et transverse du périnée. Plus bas le bord inférieur est épais et rugueux et forme en ce point la *tubérosité ischiatique q,* toute cette partie inférieure ou oblique du bord inférieur de l'os coxal concourt à former l'arcade des pubis, dont je parlerai plus loin.

Le bord antérieur comprend comme le précédent deux portions : l'une, supérieure, iliaque, est oblique de haut en bas ; l'autre, inférieure ou pubienne, est horisontale. La première forme, à son point de jonction avec le bord supérieur, une éminence angulaire *r,* presque toujours apparente sous la peau, c'est l'*épine iliaque antéro-supérieure.* Sur cette éminence se fixent le ligament de Fallope et le muscle couturier : plus bas on remarque une échancrure, puis une autre éminence *s,* l'*épine iliaque antéro-inférieure,* à laquelle se fixe le tendon du muscle droit antérieur de la cuisse, et au-dessous de cette épine une gouttière dans laquelle glisse le muscle iliaque.

La portion horizontale du bord antérieur offre d'abord, une surface convexe et légèrement rugueuse *t*, c'est l'*éminence ilio-pectinée*, sur laquelle passe l'artère crurale ; puis la face supérieure de la branche horizontale des pubis, et plus loin une saillie assez remarquable *u*, c'est l'*épine du pubis*, à laquelle se fixe le muscle droit de l'abdomen ; enfin le point de jonction de ce bord avec le bord inférieur constitue l'*angle du pubis*.

Le bord postérieur, fort inégal, présente à sa rencontre avec le bord supérieur ou crête iliaque, une saillie *v*, formée par l'extrémité postérieure de la crête iliaque, c'est l'*épine iliaque postero-supérieure ;* cette partie est assez souvent reçue dans une des dépressions qu'offre la face postérieure du sacrum ; je rappelerai plus loin cette disposition. Au-dessous de cette épine existe une échancrure peu profonde, puis une seconde éminence *x*, formée par l'extrémité postérieure et tranchante de la facette auriculaire, c'est l'*épine iliaque postero-inférieure*. Au-dessous de cette dernière on voit une large échancrure *y*, *grande échancrure ishciatique*, convertie en un trou sur le bassin articulé et pourvu de ses parties molles ; plus bas, une épine mince saillante *z*, c'est *l'épine ischiatique* à laquelle se fixe le petit ligament sacro-sciatique, et, au-dessous de l'épine ischiatique, une gouttière assez prononcée sur laquelle glisse le tendon du muscle obturateur interne, enfin le bord postérieur se confond avec le bord inférieur par la tubérosité ischiatique *q*. Cette partie de l'os épaisse et inégale, fournit un point d'attache à plusieurs muscles de la région postérieure de la cuisse. Dans la situation assise, elle représente le point le plus déclive du bassin, et c'est sur elle que repose alors la plus grande partie du poids du corps.

ARTICLE II.

ARTICULATIONS DU BASSIN.

Les différentes pièces dont le bassin est composé sont unies ou articulées entre elles ; les articulations du bassin sont appelées des *symphyses*. Plusieurs questions importantes, que j'examinerai plus tard, et qui ont vivement préoccupé les accoucheurs de la fin du dernier siècle et du commencement de celui-ci, donnent à leur étude un grand intérêt. Les symphyses du bassin sont au nombre de quatre, savoir : *la symphyse des pubis*, les deux *symphyses sacro-iliaques*, et *la symphyse sacro-coccygienne ;* j'y ajouterai la *symphyse sacro-vertébrale*, ou l'articulation de la dernière vertèbre lombaire avec le sacrum.

1. SYMPHYSE DES PUBIS.

Les éléments qui concourent à l'union réciproque des pubis sont : 1° les surfaces articulaires que les os coxaux présentent sur la partie la plus élevée de leur bord inférieur ; 2° une substance cartilagineuse interposée entre ces facettes ; 3° un ligament inter-pubien ; 4° une enveloppe fibreuse extérieure.

Fig. 10.
(1)

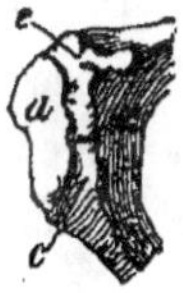

Les surfaces articulaires comprennent chacune deux parties : l'une consiste en une facette semi-plane, ellipsoïde dans le sens vertical, *a* fig. 10, un peu rugueuse et occupant la partie postérieure et moyenne de la surface articulaire ; l'autre est représentée par un plan long et plus étroit *c c* coupé obliquement aux dépens de la face antérieure du corps des pubis ; ce plan prolongé en haut et en bas entoure la fa-

(1) Cette figure représente la face antérieure du corps d'un pubis et la facette articulaire.

cette dans la plus grande partie de son étendue. Lorsque

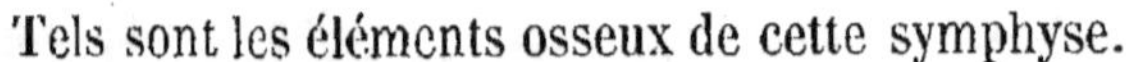

Fig. 11. (1) ces surfaces articulaires sont mises en rapport, les facettes semi-planes se correspondent parallèlement, *d* fig. 11 ; mais alors les plans obliques antérieurs laissent entre eux, *Fig.* 12. (2) en avant, en haut et en bas, un espace triangulaire ou prismatique, *e*, fig. 11, *i o*, fig. 12, dont la base plus large supérieurement et inférieurement qu'au milieu, est dirigée en avant.

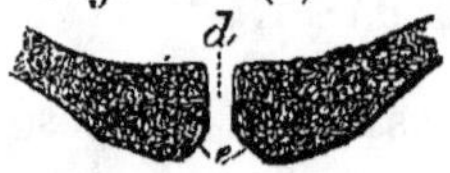

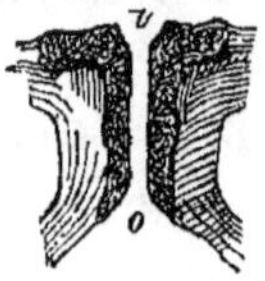

Tels sont les éléments osseux de cette symphyse.

Fig. 13. (3) Les surfaces articulaires sont, chacune, recouvertes dans leur totalité par une lame cartilagineuse, mince et qui y adhère fortement, *u u* fig. 13. Ces deux lames, en partie confondues dans le point correspondant aux facettes ellipsoïdes, et remplissant tout l'intervalle qui sépare ces facettes, laissent cependant entre elles, très-près de la face postérieure des pubis, un espace linéaire *m*, dans l'étendue duquel elles sont seulement

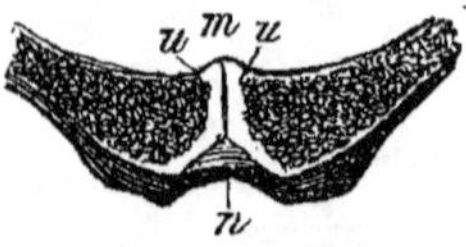

(1) Cette figure représente une coupe horizontale du corps du pubis et des facettes articulaires rapprochées l'une de l'autre, afin de faire voir leurs rapports réciproques, et, de plus, l'espace prismatique antérieur, *e*, que les plans obliques laissent entre eux.

(2) Cette figure représente les deux corps des pubis vus par leur face antérieure et mis en rapport de manière à faire voir les parties supérieures, *i*, et inférieure, *o*, de l'espace prismatique compris entre les plans obliques.

(3) Cette figure représentes les facettes articulaires déjà représentées par la figure 11, mais pourvues de leurs lames cartilagineuses, *u u*, et du ligament fibreux inter-pubien, *n*.

contiguës et tapissées par une membrane synoviale ; en arrière elles se prolongent ordinairement de manière à former un bourrelet plus ou moins saillant à la partie postérieure de la symphyse. Quant à la partie du cartilage qui recouvre la surface articulaire oblique, elle laisse subsister en avant, en haut et en bas, l'espace prismatique que j'ai décrit.

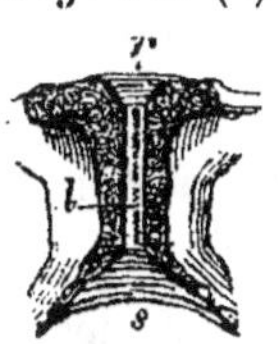

Fig. 14. (1)

Cet espace est occupé par une substance fibreuse très-dense et très-solide, *n*, fig. 13, *l*, fig. 14 ; c'est le *ligament inter-pubien*. Celui-ci adhère fortement aux lames cartilagineuses entre lesquelles il est placé ; il remplit exactement le vide qu'elles laissent entre elles, de sorte qu'il est très-épais en avant en haut et en bas et très-mince en arrière. La partie la plus élevée de ce ligament, celle qui remplit l'espace triangulaire supérieur, constitue le *ligament pubien supérieur r* ; la partie opposée, celle qui remplit l'espace triangulaire inférieur, constitue le *ligament triangulaire s*, ou *pubien inférieur*. Celui-ci, remarquable par la forme à laquelle il doit son nom, est placé au sommet de l'arcade pubienne, qui perd, par cette disposition, une partie de sa forme anguleuse. Ces deux portions du ligament inter-pubien sont, en général, considérées et décrites comme des faisceaux distincts ; leur union intime avec le ligament inter-pubien et l'analogie de leurs usages me paraissent justifier le parti que j'ai pris de les confondre avec ce dernier, et de les regarder comme constituant un seul et même appareil de contention.

Le ligament inter-pubien est formé de faisceaux fibreux

(1) Cette figure représente les mêmes objets que la figure 13, mais vus de face de manière à mettre en évidence la partie supérieure (ligament pubien-supérieur) et la partie inférieure (ligament triangulaire) du ligament inter-pubien.

qui passent obliquement de haut en bas d'un pubis à l'autre
en s'entrecroisant dans ce trajet ; très-serrés dans la plus
grande partie de leur étendue, et contenant dans leurs intervalles une substance glutineuse peu abondante, ils deviennent moins denses et prennent une direction de plus en plus
transversale à mesure qu'ils se rapprochent de la partie supérieure et de la partie inférieure de l'articulation ; ainsi le
ligament pubien supérieur et le ligament triangulaire sont
composés de fibres à peu près exclusivement transversales et
plus distinctes que ne le sont celles de la partie moyenne du
ligament inter-pubien.

La symphyse pubienne, formée essentiellement des éléments que je viens de décrire, est d'ailleurs recouverte dans
toute son étendue par une enveloppe fibreuse ; celle-ci est
formée en avant par une lame large et mince, *ligament
pubien-antérieur*, dont les fibres partant de chacune des
épines des pubis se portent dans une direction oblique, et, en
se croisant réciproquement sur la face antérieure du pubis
opposé ; ces fibres adhèrent fortement au ligament inter-
pubien sur lequel elles sont appliquées.

En arrière, l'enveloppe fibreuse de l'articulation semble
n'être qu'une partie du périoste de la face postérieure du pubis, mais elle constitue un feuillet épais très-solide et très-
résistant, *ligament pubien-postérieur* ; celui-ci est intimement uni au bord postérieur du cartilage inter-articulaire de
la symphyse, et il rappelle en ce point même, la structure du
ligament inter-pubien, car il est formé de petits faisceaux
obliquement dirigés de haut en bas de l'un des pubis à l'autre :
la grossesse rend souvent cette disposition très-remarquable.
Supérieurement et inférieurement, l'enveloppe articulaire
extérieure se confond avec les parties supérieure et inférieure
du ligament inter-pubien.

Les éléments dont les symphyses sacro-iliaques se composent, sont : 1° les surfaces articulaires de l'os coxal et du sacrum ; 2° des cartilages inter-articulaires ; 3° des ligaments.

Les surfaces articulaires comprennent d'une part les facettes auriculaires du sacrum et celles de l'os coxal, et d'autre part les nombreuses inégalités qui sont, sur l'un et l'autre os, derrière ces facettes et que j'ai décrites.

Les facettes auriculaires, mises en rapport, se correspondent exactement, *a, fig.* 15, et les surfaces inégales placées derrière ces facettes s'engrènent en quelques points, une des éminences que j'ai décrites étant reçue dans la cavité placée en dehors du premier trou sacré postérieur, et l'épine iliaque postero-supérieure étant souvent engagée dans une cavité placée au-dessous de la précédente, en dehors du second trou sacré ; mais ces surfaces laissent entre elles dans la plus grande partie de leur étendue un espace de forme irrégulièrement triangulaire, *b,* dont le sommet est rapproché des facettes auriculaires et dont la base est dirigée en arrière, vers la surface externe et postérieure du bassin.

Comme il est aisé de le voir, cette disposition offre une

Fig. 15. (1)

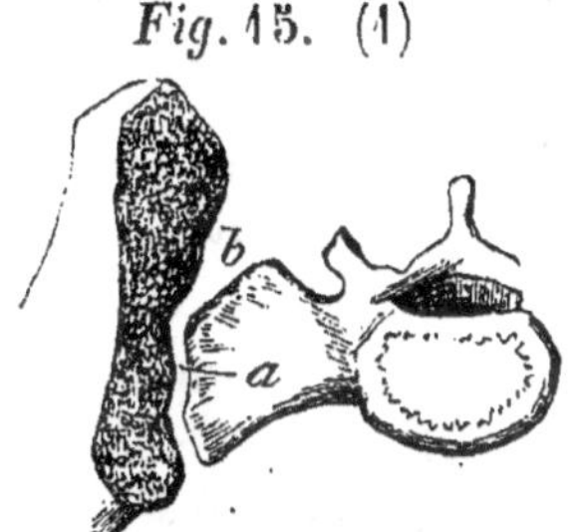

---

(1) Cette figure ainsi que la suivante, représentent une coupe horizontale de la symphyse sacro-iliaque, coupe qui n'intéresse toutefois que l'os coxal. Cette articulation est vue conséquemment de haut en bas, on peut ainsi en apercevoir les divers éléments.

assez grande analogie avec celle des surfaces articulaires de la symphyse pubienne, les facettes auriculaires rappelant les facettes ellipsoïdes des pubis, et l'espace compris entre les rugosités sacrées et coxales rappelant l'intervalle prismatique compris entre les surfaces obliques antérieures de la symphyse pubienne. L'adjonction des substances intermédiaires complétera cette analogie.

Chaque facette auriculaire est recouverte par une *lame cartilagineuse*. Celle qui appartient au sacrum, *c, fig.* 16, est plus épaisse, celle qui appartient à l'os coxal *d* est plus mince ; ces deux lames constituent le *cartilage inter-articulaire.* Chaque lame a exactement la forme de la facette sur laquelle elle est appliquée, convexe sur l'os coxal, concave sur le sacrum. Elles sont d'ailleurs rugueuses, tapissées par une membrane synoviale et s'adaptent exactement l'une à l'autre.

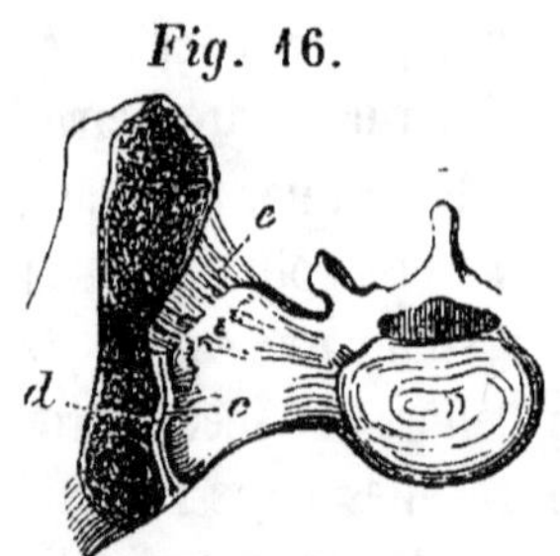

Fig. 16.

L'existence de la membrane synoviale et la simple contiguité des cartilages ne sont pas très-évidentes dans les conditions ordinaires de la vie des femmes, mais elles le deviennent chez la plupart d'entre elles pendant la grossesse.

L'espace compris entre la face postérieure du sacrum et les parties correspondantes de la surface interne de l'os coxal est occupé par des faisceaux fibreux, ce sont les *ligaments sacro-iliaques postérieurs, e.* Ceux-ci se composent de faisceaux courts et très-forts, étendus entre les rugosités postérieures et latérales du sacrum et les rugosités voisines de l'os coxal ; des fibres qui les constituent, les unes sont transversales et les autres descendent un peu obliquement de l'os coxal au sacrum, en s'entrecroisant dans ce trajet et laissant

entre elles quelques intervalles remplis par une substance glutineuse. A leur point d'insertion sur l'un et l'autre os, elles se
confondent intimement avec le périoste de cette partie, et
telle est l'adhérence de ces éléments fibreux au périoste et la
résistance des ligaments, que, s'ils sont exposés à une très-
forte traction, le périoste est bien plus tôt décollé de la surface
osseuse que les ligaments ne sont rompus.

A ces faisceaux fibreux il faut en ajouter un autre qui,
sans en être séparé, en diffère cependant par sa situation
qui est plus extérieure, et par sa di-
rection qui est verticale. Ce faisceau
arrondi, court et épais, *f*, fig. 17,
est fixé à l'épine iliaque postéro-
supérieure et, descendant verticalement de ce point, il va s'attacher
au tubercule placé sur le côté externe du troisième trou sacré postérieur. Ce faisceau est décrit par
plusieurs anatomistes et par **M.** Cruveilhier en particulier sous le nom
de *ligament sacro-iliaque vertical postérieur*, que je lui con-
serverai.

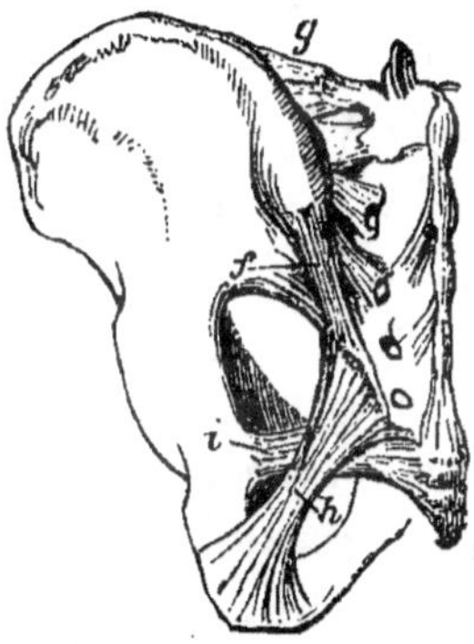

L'appareil ligamenteux sacro-iliaque postérieur est forti-
fié supérieurement par les *ligaments ilio-lombaires* et inférieurement par les *ligaments sacro-sciatiques*.

Le ligament ilio-lombaire, *g*, consiste en un cordon épais,
aplati d'avant en arrière et très-résistant. Il part du sommet de chacune des apophyses transverses de la dernière
vertèbre des lombes et va se fixer à la partie moyenne et la plus
épaisse de la crête iliaque correspondante.

Les ligaments sacro-sciatiques sont au nombre de deux de
chaque côté, un grand, *h*, et un petit, *i*. Le grand liga-

ment sacro-sciatique, naît de la lèvre interne, de la tubérosité ischiatique et de la partie voisine de la branche ascendante de l'ischion ; cette insertion forme avec la face interne de la tubérosité une sorte de gouttière anguleuse dans laquelle sont placés les vaisseaux et les nerfs honteux internes. De ce point il se porte dans une direction oblique, en haut en dedans et en arrière, pour se fixer au bord du coccyx et du sacrum, et remonter même jusqu'à la partie postérieure de la crête iliaque. Très-large à ses deux insertions, le grand ligament sacro-sciatique est étroit et très-épais vers le milieu de sa longueur, une expansion de ses fibres semble s'étendre en arrière jusqu'à l'échancrure qui termine le canal sacré et la fermer.

Le petit ligament sacro-sciatique i, fig. 17, naît du sommet de l'épine sciatique. Étroit à cette origine il se porte horizontalement en dedans et en arrière, se place en s'élargissant au-devant du grand ligament sacro-sciatique auquel il s'unit intimement et se fixe par une insertion distincte à la partie inférieure du bord externe du sacrum et du coccyx. Les deux ligaments sacro-sciatiques divisent la grande échancrure ischiatique en deux trous distincts dont je parlerai plus loin.

En avant, les symphyses sacro-iliaques sont affermies par un feuillet fibreux confondu avec le périoste ; ou par cette membrane elle-même, épaissie, et qui s'étend au-devant et au-dessus de l'articulation, en passant de la base et de la face antérieure du sacrum aux parties voisines de l'os coxal. Ce feuillet épais en haut, où il est formé de faisceaux brillants superposés et croisés, plus mince inférieurement, offre néanmoins dans toute son étendue une très-grande solidité. La moitié supérieure de ce feuillet fibreux constitue *le ligament sacro-iliaque supérieur,* et la moitié inférieure *le ligament sacro-iliaque antérieur.*

Il est aisé de voir que l'appareil fibro-cartilagineux des symphyses sacro-iliaques offre, ainsi que la disposition des surfaces osseuses, une analogie remarquable avec celui de la symphyse pubienne. Les lames cartilagineuses interposées entre les facettes auriculaires, rappellent exactement le cartilage inter-pubien, bien qu'elles soient plus indépendantes que les lames dont ce dernier est composé. Les faisceaux sacro-iliaques qui remplissent l'espace compris entre la surface interne et postérieure de l'os coxal et la partie correspondante du sacrum constituent, comme le ligament inter-pubien, un véritable ligament inter-osseux, et les ligaments ilio-lombaires et sacro-sciatiques complètent supérieurement et inférieurement cet appareil contentif, et le fortifient d'une manière aussi remarquable que les ligaments pubien supérieur, et triangulaire complètent et fortifient en haut et en bas le ligament inter-pubien.

Cette destination essentielle, que je prête aux ligaments sacro-sciatiques, ne me paraît pas douteuse, quoique M. Cruveilhier l'ait considérée comme très-secondaire. Le levier que réprésente la portion de l'os coxal, comprise entre le bord supérieur de la grande échancrure ischiatique et la partie inférieure de la tubérosité de l'ischion, est beaucoup trop long, les organes qui prennent leur point d'appui sur l'extrémité inférieure de ce levier sont trop puissants et, enfin, nous verrons que les causes de diduction qui agissent sur ces parties pendant l'accouchement sont trop énergiques, pour que des moyens résistants de contention ne fussent pas là très-nécessaires. J'y reviendrai un peu plus loin.

3. SYMPHYSE SACRO—COCCYGIENNE.

L'articulation de la symphyse sacro-coccygienne est constituée : 1° par la facette que j'ai indiquée sur le sommet du

sacrum et celle qu'offre la base du coccyx ; 2° par une substance fibreuse ; 3° par des ligaments.

Le sommet du sacrum et la base du coccyx sont unis par
une substance fibreuse tout à fait analogue à celle qui est interposée entre le corps des vertèbres , elle est seulement
moins dense que cette dernière, elle adhère fortement aux
facettes articulaires et présente quelquefois à son centre une
membrane synoviale comme la substance cartilagineuse
inter-articulaire de la symphyse pubienne.

Les ligaments sont : 1° *le ligament sacro-coccygien antérieur*, composé de fibres qui descendent parallèlement, en un
seul ou deux faisceaux latéraux, de la face antérieure du
sacrum, à la face antérieure du coccyx.

2° *Le ligament sacro-coccygien postérieur* , celui-ci fixé
aux bords de l'échancrure qui termine le canal sacré et com-
plétant ce canal, descend en se rétrécissant sur la face postérieure du coccyx. Les fibres dont il est formé sont disposées
en deux couches, une superficielle qui se prolonge jusqu'au
sommet du coccyx et l'autre profonde qui s'arrête à la première
pièce de cet os.

4. ARTICULATION OU SYMPHYSE SACRO–VERTÉBRALE.

L'articulation du sacrum avec la dernière vertèbre des
lombes est constituée : 1° par deux facettes articulaires ellip-
tiques, à peu près horizontales ; j'ai indiqué l'une d'elles sur la
base du sacrum, l'autre parfaitement semblable à celle-là
occupe la face inférieure de la dernière vertèbre lombaire ;
2° par d'autres facettes plus petites et verticales placées sur
les côtés de l'ouverture supérieure du canal sacré. La dernière
vertèbre des lombes en présente à sa face inférieure deux pa-
reilles qui s'y adaptent ; 3° par un disque fibreux semblable

aux disques inter-vertébraux et qui n'en diffère que par
son épaisseur et sa disposition cunéiforme ; 4° par des ligaments. Je me contenterai d'avoir indiqué ces éléments divers
de l'articulation sacro-vertébrale, j'ajouterai seulement que la
facette elliptique de la base du sacrum et la facette inférieure
de la dernière vertèbre lombaire offrent une telle obliquité,
que, quand elles sont en rapport par l'intermède du cartilage
qui les unit, le sacrum dirigé en arrière forme avec le rachis
un angle saillant en avant, c'est *l'angle sacro-vertébral* ou
promontoire dont la connaissance est importante dans l'étude
du bassin.

5. MEMBRANE OBTURATRICE.

L'appareil fibreux du bassin comprend encore la *membrane
obturatrice,* on appelle ainsi une lame fibreuse qui ferme le
trou sous-pubien, *a a, fig.* 22, page 42. Cette membrane est
formée de fibres entre-croisées et disposées dans quelques
points de leur étendue en faisceaux distincts ; elle est fixée
au contour du trou obturateur de manière toutefois à laisser
libre et à convertir en une sorte de canal la gouttière par laquelle passent les vaisseaux et le nerf sous-pubien. La membrane obturatrice n'a de commun avec les liens articulaires
que j'ai décrits précédemment que sa structure fibreuse, et
c'est à ce titre que je l'ai placée après ces derniers; son usage
est de remplir un vide et de servir de point d'appui à des faisceaux musculaires qui s'y attachent. Cette disposition se
retrouve dans plusieurs autres parties du squelette.

6. ARTICULATIONS DU BASSIN CONSIDÉRÉES EN GÉNÉRAL.

Les articulations du bassin peuvent être considérées sous
deux points de vue différents et en quelque sorte opposés,

savoir : d'une part comme solutions de continuité de la partie du système osseux où elles existent, et d'autre part comme moyens de connexion des os entre eux.

1° *Comme solutions de continuité* les symphyses du bassin ont la plus grande analogie avec d'autres divisions du membre inférieur, et en particulier avec celles qu'on observe en grand nombre dans la composition de cette partie du pied que l'on appelle le tarse. Dans le tarse, en effet, comme dans les symphyses pelviennes, ces solutions de continuité offrent des facettes planes ou à peu près planes, entre lesquelles sont interposées des lames cartilagineuses contiguës, tapissées par une membrane synoviale et entourées de ligaments courts, forts et multipliés. Le nombre, la forme, l'étendue des surfaces et l'interposition d'une substance cartilagineuse élastique, tandis que les connexions fibreuses ne laissent possibles que des mouvements extrêmement bornés, ne permettent pas de douter, quant au tarse, que ces divisions osseuses ne soient beaucoup moins destinées à favoriser la locomotion qu'à amortir l'impression des chocs transmise de bas en haut ou de haut en bas, aux deux extrémités du corps.

Il n'est pas plus douteux que les symphyses pelviennes remplissent le même office par leurs facettes semi-planes, par leurs cartilages inter-articulaires, par les ligaments très-forts et très-serrés qui les entourent, disposition qui là, comme au tarse, coïncident avec la presque nullité des mouvements ; elles représentent donc une petite partie de cette série de brisures à peine mobiles, si remarquables dans le squelette depuis les orteils jusqu'à l'extrémité supérieure du tronc.

L'utilité de cet arrangement déjà évidente , quant au bassin, lorsqu'on songe aux rapports directs des os coxaux avec le sacrum et par conséquent avec une partie du système nerveux cérébro-spinal, ne l'est pas moins lorsqu'on se représente ceux qu'ils ont pendant la grossesse avec l'utérus et l'œuf que cet organe contient ; mais il a aussi un autre avantage très-digne d'attention et beaucoup moins connu, c'est celui de favoriser l'évolution régulière de la cavité pelvienne.

Lorsqu'en effet sous l'influence d'une maladie, antérieure ou consécutive à la naissance, une des symphyses sacro-iliaques est atteinte d'ankylose et qu'en conséquence, cette solution de continuité disparaît, l'os coxal, correspondant à cette altération, s'aplatit du côté de la cavité pelvienne ; la ligne innominée, au lieu d'offrir la courbure normale que j'ai décrite, représente une ligne presque droite d'avant en arrière, *a b, fig.* 18, qui contraste avec la forme naturellement courbe de la ligne innominée du côté opposé, *c d.* Ce genre d'altération limité à l'une des parties latérales du bassin, quand une seule des symphyses sacro-iliaques est ankylosée, se produit symétriquement des deux côtés, lorsque les deux symphyses se sont également ossifiées, fig. 19. Je reviendrai nécessairement sur ce sujet et

Fig. 18.

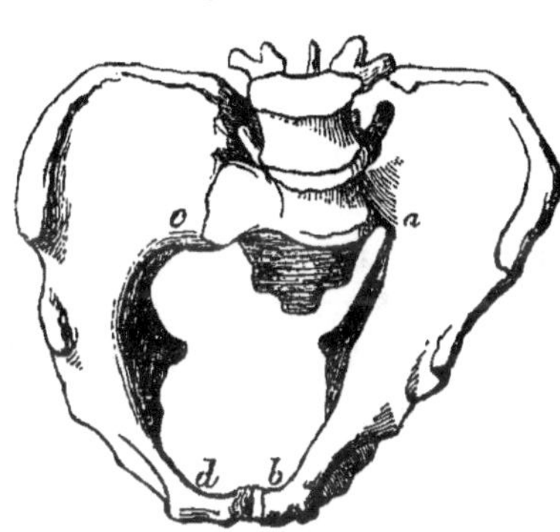

Fig. 19.

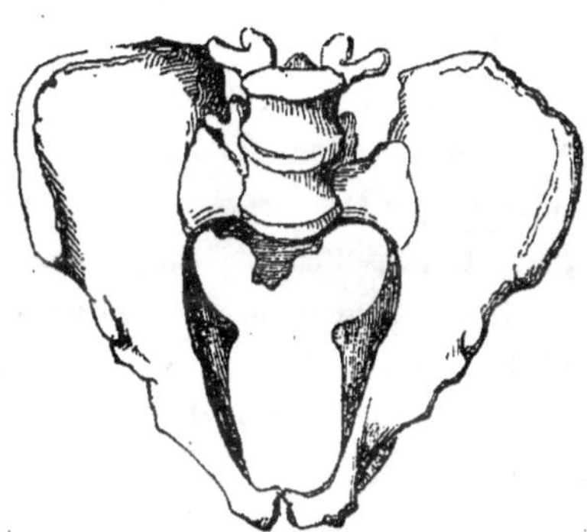

je le compléterai dans une autre partie de cet ouvrage, à l'occasion des vices de conformation du bassin (1).

(1) Je pense que l'ossification des symphyses et la disparition consécutive de la solution de continuité dans les points où elle existait et amortissait le mouvement, ont la plus grande part à la déformation que je viens de signaler, car une cause identique est suivie des mêmes effets dans d'autres parties du squelette, c'est ainsi que l'ankylose des articulations si peu mobiles des os du crâne et en particulier de celle de l'une des sutures écailleuses, est suivie d'un aplatissement marqué de la voûte crânienne dans le point correspondant à la soudure ; le musée d'anatomie pathologique de la faculté de médecine de Paris en possède un remarquable exemple ; et M. Nægelé a fait allusion sans doute à des déformations de ce genre d'après une observation intéressante de Tourtual (*) ; cependant mon collègue et ami M. le professeur Gavarret pense que le développement régulier de la cavité pelvienne résulte essentiellement de la disposition cunéiforme du sacrum interposé entre les os coxaux, et que si les régions latérales du bassin s'affaissent en quelque sorte sous le poids du corps quand une des symphyses sacro-iliaques est ankylosée, et à plus forte raison quand elles le sont toutes les deux, cet effet résulte surtout de ce que l'ankylose a fait perdre au sacrum la forme et, par conséquent, les attributs mécaniques d'un coin.

Je dois à son obligeance la formule suivante qui expliquera clairement sa pensée quant à l'action physiologique du sacrum dans l'état normal de son articulation avec les os coxaux, et quant aux phénomènes pathologiques qui résultent de l'état contraire, fig. 20.

Supposons un coin $A\ B\ C$ transmettant une charge représentée par un poids P aux deux supports M et N, l'effort exercé par le poids P se décompose en deux $o\ D$ et $o'\ D'$ perpendiculaire aux faces de contact du coin et des supports. A leur tour les efforts $o\ D$

(*) Des principaux vices de conformations du bassin et spécialement du rétrécissement oblique, par Fr. Ch. Nægelé, traduit par A. C. Danyau, p. 85.

Ce que je viens de dire à l'égard des symphyses considérées comme solution de continuité ne peut s'appliquer qu'aux

et *o' D'* se décomposent chacun en deux (*o E* et *o F* pour *o D*) (*o' E'* et *o' F'* pour *o' D'*).

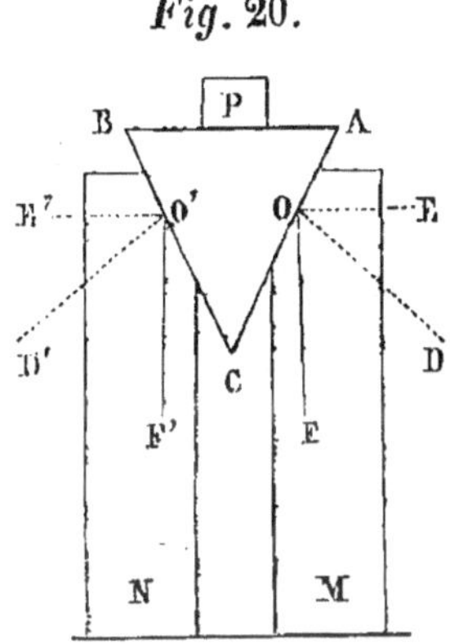

Fig. 20.

Définitivement l'effort total du poids *P*, transmis par le coin, est remplacé par quatre efforts : 1° deux de ces efforts définitifs *o F* et *o' F'*, sont verticaux et forment en réalité la charge verticale qu'ont à soutenir les deux supports *M* et *N* ; 2° les deux autres efforts définitifs *o E* et *o' E'* sont horizontaux, ces derniers ne chargent en aucune façon les supports *M* et *N*, mais tendent seulement à les écarter l'une de l'autre.

Application à la charge du bassin.

1° *État normal.*

Le sacrum est un véritable coin qui transmet aux os coxaux le poids de toute la partie supérieure du corps. Il en résulte que le poids supporté par le sacrum au moment où il est transmis aux os iliaques sur les symphyses sacro-iliaques se décompose en quatre efforts disposés ainsi qu'il suit :

1° Deux efforts verticaux qui constituent toute la charge que les fémurs ont à supporter, cette charge est nécessairement moindre que celle supportée par le sacrum lui-même;

2° Deux efforts horizontaux qui ne chargent pas les fémurs, mais tendent seulement à pousser les os coxaux de dedans en dehors, à les écarter de la ligne médiane.

Lors donc que par suite du développement du jeune sujet le diamètre transverse du bassin tend à s'agrandir, voici ce qui se passe: 1° Les os iliaques sont pressés verticalement par les têtes des fémurs et cet effort s'oppose à l'élargissement du bassin ; 2° Mais les deux articulations pubienne, sacro-iliaques, et sacro-vertébrale. Il en est autrement de la symphyse sacro-coccygienne, là évidemment la solution de continuité a un but différent, c'est de rendre le coccyx mobile sur le sacrum et cette mobilité s'exerce en deux sens opposés, savoir : de flexion en avant et d'extension en arrière, mouvements que j'aurai l'occasion de rappeler.

2° *Comme moyens de connexion des os entre eux*, les symphyses du bassin offrent aussi des dispositions très-remarquables. Ce sont les facettes et les cartilages intermédiaires qui représentent la solution de continuité, ce sont les liens fibreux et la configuration réciproque des parties oseuses qui

efforts horizontaux que les os iliaques ont à supporter de la part du sacrum tendent à les écarter de la ligne médiane, c'est en vertu de ces deux poussées que les deux têtes des fémurs sont écartées de la ligne médiane et que l'élargissement du bassin devient possible.

2° *État pathologique.*

Supposons les deux symphyses sacro-iliaques soudées, le sacrum n'agit plus comme un coin, le poids du corps est *tout entier* transmis verticalement aux fémurs.

Dès lors, quand le développement du système osseux s'accomplira, les têtes des fémurs retiendront les os coxaux dans leur situation relative sans que rien puisse contrebalancer leur poussée verticale, par suite l'agrandissement du bassin pourra bien se faire dans le sens antero-postérieur, mais il sera devenu complétement impossible suivant le diamètre transverse.

Il est facile de voir ce qui arriverait si une seule symphyse sacro-iliaque était soudée, dans ce cas l'agrandissement du diamètre transverse ne serait possible que du côté opposé à la soudure de la symphyse. De plus, l'agrandissement antéro-postérieur s'effectuant comme à l'ordinaire, il est évident que la symphyse pubienne devrait être déplacée et entraînée du côté de la symphyse sacro-iliaque saine.

représentent les moyens de connexion ; les usages du bassin rendaient leur solidité nécessaire, la description que j'en ai faite prouve assez qu'ils répondent à cette nécessité.

J'ai dit, en commençant, que le bassin est soumis à une double pression ; que l'une résulte du poids de la colonne vertébrale qui repose sur la base du sacrum, et l'autre de la résistance des membres inférieurs, qui prennent leur point d'appui sur les régions latérales et antérieures de cette cavité ; pour résister à ces deux puissances opposées qui tendent tout à la fois à déprimer le sacrum et à relever les os coxaux, le sacrum est enclavé entre ces derniers, de manière à représenter un double coin, savoir : 1° de haut en bas et 2° d'avant en arrière, c'est-à-dire dans les deux sens suivant lesquels le poids des parties supérieures pourrait surtout les déplacer ; à cette disposition déjà très-favorable s'en ajoutent d'autres que les anatomistes n'ont pas signalées et qui constituent cependant des auxiliaires très-utiles ; ce sont : 1° la réception de la facette auriculaire convexe de l'os coxal dans la facette auriculaire concave du sacrum ; 2° celle du tubercule remarquable que j'ai indiqué derrière les facettes auriculaires des os coxaux, dans une cavité correspondante qui existe à la partie supérieure des rugosités de la face postérieure du sacrum *a*, fig. 24 ; 3° enfin celle de l'épine iliaque postéro-supérieure dans la dépression placée en dehors du second trou sacré-postérieur (1). Je dois rappeler que, par une exception très-rare dans l'économie et très-favorable à la solidité des connexions dans ce cas,

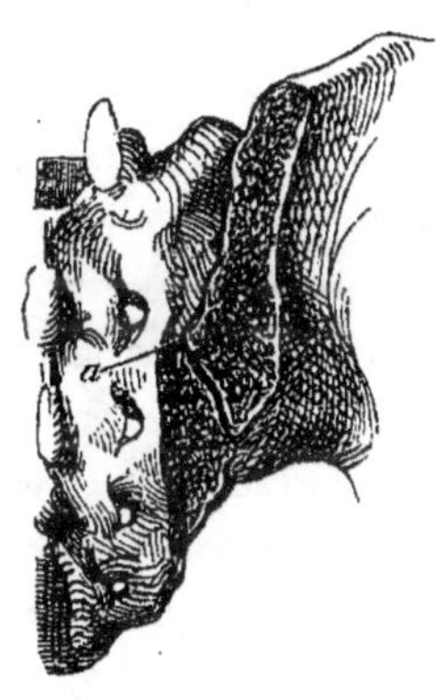

Fig. 24.

(1) Pour rendre cet engrenage évident il suffit, soit d'ouvrir la

les cartilages inter-articulaires des symphyses sacro-iliaques offrent eux-mêmes aussi des inégalités qui permettent leur engrenage réciproque.

Ces premiers moyens de connexion sont très-efficacement fortifiés par les liens fibreux que j'ai déjà décrits, et surtout par les ligaments inter-osseux des symphyses sacro-iliaques et par celui de la symphyse des pubis. Ces liens fibreux répondent à leur destination de deux manières, d'abord par le nombre, l'épaisseur et la solidité de leurs faisceaux, et en-suite par la direction qu'ils affectent ; ainsi entre le sacrum et les os coxaux une partie des fibres ligamenteuses est dirigée transversalement, mais l'autre l'est obliquement de haut en bas et de dehors en dedans, c'est-à-dire de l'os coxal au sacrum, et un faisceau particulier très-épais et très-fort, le *ligament sacro-iliaque vertical postérieur,* est verticalement étendu de l'épine iliaque postero-supérieure au sacrum ; d'une autre part à la symphyse des pubis le ligament inter-pubien présente un arrangement exactement analogue, d'où il résulte qu'il y a dans chacune de ces symphyses des ligaments tendus dans une direction telle qu'ils sont toujours prêts à s'opposer au déplacement du sacrum de haut en bas et au déplacement de bas en haut des os coxaux.

Il est aisé de reconnaître, d'après les développements qui

symphyse sacro-iliaque par sa face antérieure en laissant intacte une partie des ligaments sacro-iliaques, soit d'abattre par un trait de scie vertical la portion de la crête iliaque qui dépasse en arrière la face postérieure du sacrum en entamant cet os lui-même de manière à en détacher une lamelle de trois millimètres d'épaisseur ; la fig. 21 montre le résultat de cette opération ; elle représente une moitié de la face postérieure du sacrum, la symphyse sacro-iliaque correspon-dante et la partie postérieure de la crête iliaque, sciée ainsi qu'il est dit plus haut.

précèdent, que le but principal de la solidité des symphyses pelviennes est, et devait être, la résistance au déplacement des os dans le sens vertical, aussi tous les éléments qui pouvaient concourir à cette solidité y sont-ils réunis. Il n'en est pas tout à fait de même des moyens d'union qui tendent à prévenir les déplacements dans le sens horizontal. Une partie des ligaments sacro-iliaques postérieurs, les ligaments ilio-lombaires et sacro-sciatiques, les lames fibreuses appliquées sur la face antérieure des symphyses sacro-iliaques et sur la face antérieure et postérieure de la symphyse-pubienne, les faisceaux ligamenteux étendus sur les bords supérieur et inférieur de la symphyse des pubis, sont avec une partie des ligaments inter-osseux dont j'ai parlé, les seuls liens qui résistent à l'action des causes qui pourraient produire l'écartement des os ; la configuration réciproque des surfaces osseuses qui constitue un élément si puissant de solidité dans le cas précédent ne figure pas au nombre des moyens préventifs de la diduction des symphyses. Il est vrai que cette abondance de moyens contentifs n'était pas nécessaire.

Dans les conditions ordinaires de la vie, les causes qui tendent à déplacer les os du bassin dans le sens horizontal ne sont ni nombreuses, ni actives ; le poids des organes abdominaux sur les plans obliques des fosses iliaques internes, l'action des muscles puissants et nombreux destinés à mouvoir les membres abdominaux ou le bassin lui-même, et qui prennent leur point d'appui sur les extrémités supérieures ou inférieures des os coxaux ; enfin l'élasticité antagoniste des ligaments sacro-iliaques postérieurs sont à peu près les seules causes qui tendent à produire l'écartement des symphyses. Mais il est une cause exceptionnelle, bien que physiologique et beaucoup plus active que les précédentes, ce sont les efforts mécaniques que le fœtus exerce quand il est

poussé dans le bassin pendant le travail de l'enfantement par
la contraction répétée de l'utérus et des muscles abdominaux.
Néanmoins les liens fibreux résistent à cette cause de séparation des os ; leur force de résistance est donc plus grande qu'on
ne le croirait au premier abord, et ce qui le prouve c'est que,
non-seulement elle n'est pas ordinairement vaincue par les
efforts naturels quelque énergiques qu'ils soient, mais c'est
qu'il est rare qu'elle cède à une action plus puissante encore,
celle que l'intervention de l'art ajoute quelquefois à la puissance
déjà très-grande des efforts naturels.

Les moyens qui tendent à prévenir le déplacement des os
dans le sens vertical sont surtout concentrés dans les symphyses sacro-iliaques, parce qu'en effet ils y sont plus nécessaires qu'ailleurs et, pour une raison analogue, ceux dont la
symphyse des pubis est pourvue, et qui y ont le plus de puissance, sont surtout destinés à prévenir les déplacements dans
le sens horizontal, et ils y étaient indispensables ; en effet,
pendant l'accouchement que j'ai dit être la circonstance dans
laquelle les causes de diduction sont particulièrement actives,
c'est sur la partie antérieure du bassin surtout, que leur
influence s'exerce, et plus tard j'en signalerai les preuves.
Dans le cours de cet ouvrage j'aurai plus d'une fois l'occasion
de rappeler les considérations qui précèdent.

Les articulations du bassin, quelque solides que soient les
moyens de contention qui s'y trouvent réunis, ne sont cependant pas complétement immobiles ; les surfaces articulaires
exécutent les unes sur les autres de très-légers glissements.
Ceux-ci très-restreints, sont plus remarquables dans la symphyse des pubis, que dans les symphyses sacro-iliaques. La
grossesse, en produisant dans ces articulations des modifications sensibles, et dont je parlerai plus loin, y rend cette mobilité beaucoup plus évidente.

ARTICLE III.

DU BASSIN CONSIDÉRÉ EN GÉNÉRAL.

Le sacrum, le coccyx et les os coxaux solidement unis entre eux par les dispositions articulaires que j'ai décrites forment une cavité irrégulièrement conoïde, dont la base est dirigée en haut et en avant et dont le sommet tronqué regarde en bas et en arrière. Cette cavité offre deux surfaces, *une extérieure et une intérieure.*

SURFACE EXTÉRIEURE.

La surface extérieure se divise en plusieurs régions, savoir : une *antérieure,* une *postérieure* et deux *latérales.*

La région antérieure est comprise entre deux lignes fictives *b b,* fig. 22, qui seraient étendues de chaque épine iliaque antero-postérieure à la tubérosité ischiatique correspondante.

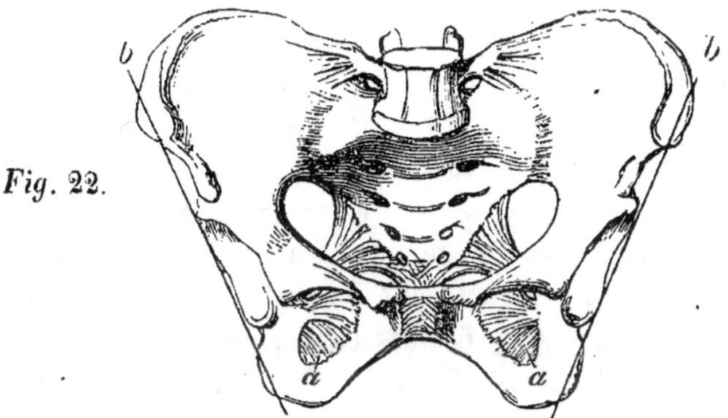

Fig. 22.

1° Elle présente sur la ligne médiane la symphyse pubienne oblique de haut en bas et de devant en arrière ; 2° de chaque côté de la symphyse la face antérieure du corps des pubis irrégulièrement quadrilatère ; 3° en dehors de celle-ci le

trou sous-pubien fermé par la membrane obturatrice *a a*;
4° la branche horizontale des pubis; 5° la branche ischio-
pubienne; 6° la surface externe de la tubérosité ishciatique.

La région postérieure est limitée par deux lignes *c c*, fig. 23,
étendues de la partie postérieure de la crête iliaque un peu au-
dessous de l'insertion du ligament ilio-lombaire, à la tubérosité
de l'ischion. Cette région présente à notre examen : 1° sur la

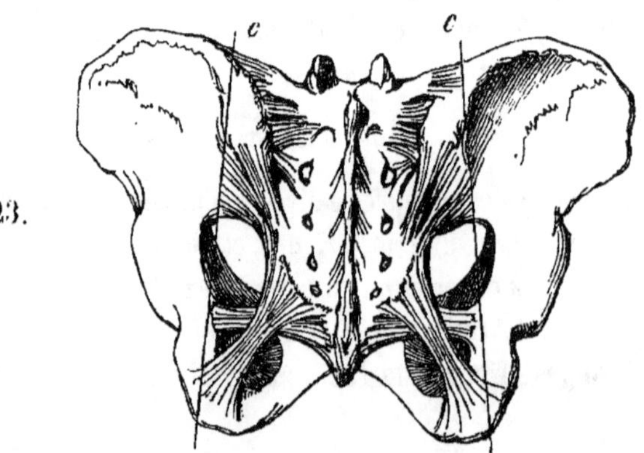

Fig. 23.

ligne médiane, la crête sacrée, la gouttière qui termine le canal sacré et qui est fermée par les faisceaux fibreux que j'ai
indiqués; enfin la face postérieure convexe du coccyx ; 2° sur
les côtés de la crête sacrée, les gouttières sacrées, véritables
prolongations des gouttières vertébrales ; 3° les trous sacrés
postérieurs ; 4° les faisceaux fibreux très-forts qui constituent
les ligaments sacro-iliaques postérieurs; 5° au-dessous de
ceux-ci la face postérieure des ligaments sacro-sciatiques;
6° les grands et les petits trous ischiatiques, ouvertures dont le
contour est formé par le bord postérieur de la portion ischiatique de l'os coxal et en partie par les ligaments sacro-sciatiques. Les régions latérales sont comprises entre les lignes *d d*.

fig. 24, qui limitent les régions antérieure et postérieure. Nous

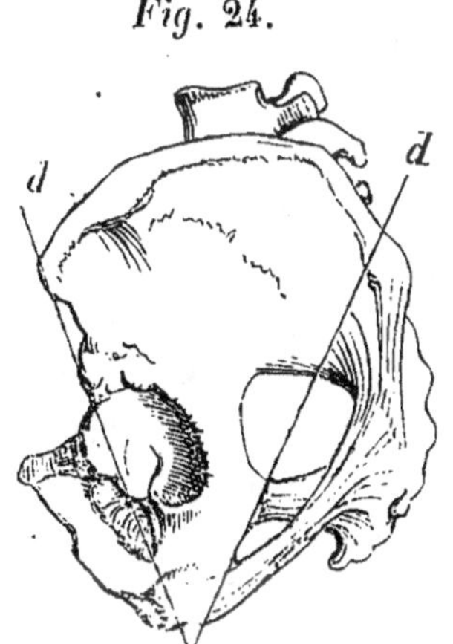

Fig. 24.

y remarquons : 1° la fosse iliaque externe ; 2° la cavité cotyloïde ; 3° la face externe du corps et de la tubérosité de l'ischion.

La surface extérieure du bassin offre peu d'intérêt sous le rapport des accouchements ; il n'en est pas de même de la surface intérieure.

SURFACE INTÉRIEURE.

Celle-ci présente deux parties, qui, par leur situation, leur capacité, leur forme et leur inégale importance dans l'étude des accouchements doivent être nécessairement distinguées. L'une est supérieure et très-évasée : c'est *le grand bassin*. L'autre est inférieure, plus allongée et plus étroite : c'est *le petit bassin* ou *l'excavation du bassin*.

GRAND BASSIN.

Le grand bassin est toute cette partie élargie de la surface interne, qui est comprise entre les crêtes-iliaques qui la limitent en haut, et le point où le canal se rétrécit brusquement et qui la limite en bas. Le grand bassin offre ; 1° en avant, *fig.* 22, une vaste échancrure qui a donné lieu à la comparaison triviale que d'anciens anatomistes ont établie entre cette partie du pelvis et le plat des barbiers ; 2° latéralement les fosses iliaques internes qui représentent deux surfaces concaves et obliques en dedans et en avant ; l'inclinaison et la concavité de

ces surfaces sont plus ou moins prononcées, suivant les individus ; 3° en arrière la saillie formée par l'angle sacro-vertébral et par le corps de la dernière vertèbre des lombes, et sur
les côtés de cette saillie, une gouttière profonde formée en dedans par le corps même de la vertèbre, en arrière, par la face
antérieure de l'apophyse transverse de cette vertèbre et le ligament ilio-lombaire, en dehors par la partie la plus reculée
de la fosse iliaque interne.

Le bord ou *contour supérieur* du grand bassin, souvent indiqué et décrit sous le nom de *base du bassin*, est interrompu en
avant par la vaste échancrure que j'ai signalée, et formé par
la face supérieure de la dernière vertèbre lombaire, le bord
supérieur de l'apophyse transverse de cette vertèbre, celui du
ligament ilio-lombaire et par les trois cinquièmes antérieurs
des crêtes-iliaques. Le point le plus élevé de ce bord se trouve à
peu près placé sur le bassin d'une femme bien conformée au
niveau de l'articulation de la quatrième vertèbre des lombes
avec la cinquième.

Le grand bassin mesuré dans le sens d'une ligne transversale qui se rendrait du côté externe d'une crête iliaque à l'autre,
en touchant la substance inter-vertébrale qui unit la quatrième
à la cinquième vertèbre des lombes présente une étendue de
27 à 28 centimètres, et dans le sens de l'espace compris entre
les deux épines iliaques antéro-supérieures, il offre une étendue de 26 à 27 centimètres. La profondeur du grand bassin,
considérée du milieu de l'une des crêtes-iliaques au rétrécissement, ou détroit qui le sépare de l'excavation est de 9 centimètres et demi.

PETIT BASSIN.

Le petit bassin, est toute la portion de la cavité qui est
placée au-dessous du grand bassin, il se présente sous la

forme d'un canal légèrement rétréci à ses extrémités, évasé
ou renflé à sa partie moyenne et composé de parois très-différentes par leur disposition et leur longueur. Des diverses parties du bassin décharné, le petit bassin est celle dont l'étude
offre le plus d'intérêt sous le rapport des accouchements.

J'examinerai successivement: 1° la partie moyenne du
petit bassin, c'est *l'excavation* proprement dite; 2° l'ouverture supérieure ou l'entrée de cette excavation, c'est *le détroit
supérieur* ou *abdominal*; 3° l'ouverture inférieure ou la sortie,
c'est *le détroit inférieur* ou *périnéal*.

EXCAVATION DU BASSIN.

L'excavation du bassin est formée par la face antérieure
du sacrum et par la surface interne des régions pubienne
et ischiatique de l'os coxal. Je la diviserai comme la surface
externe en quatre régions, une antérieure, une postérieure
et deux latérales.

La région antérieure sera comprise entre deux lignes
fictives *e e*, fig. 25, étendues verticalement de l'éminence ilio-
pectinée à la surface interne de la tubérosité ischiatique en
cotoyant le bord externe du trou sous-pubien. On voit sur

Fig. 25.

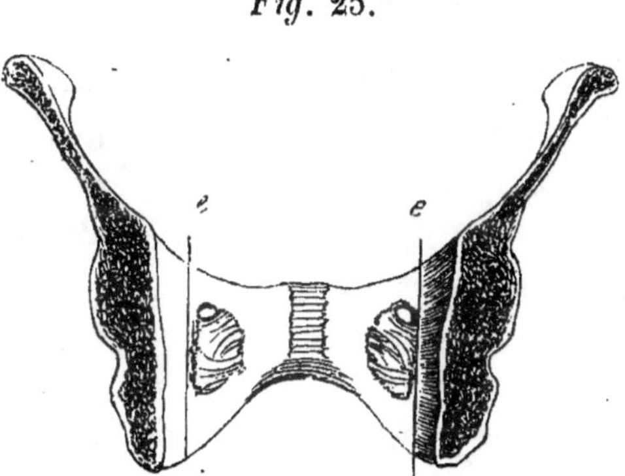

cette région : 1°
la symphyse pu-
bienne qui se
présente souvent
sous la forme
d'une . crête so-
lide et plus ou
moins saillante.
Cette saillie est
tantôt due à la
projection des os

eux-mêmes et tantôt à celle du cartilage inter-pubien ; 2° en dehors de celle-ci la surface interne du corps des pubis ; 3° le trou sous-pubien et la membrane qui le ferme ; 4° au-dessous de ce trou la face interne de la branche horizontale des pubis ; 5° en dedans et au-dessous du trou sous-pubien la surface interne de la branche ischio-pubienne et d'une partie de la tubérosité ischiatique. Ainsi que je l'ai dit, la plus grande partie de cette région constitue la fosse sous-pubienne interne.

La région postérieure est comprise entre deux lignes fictives comme les précédentes *n n,* fig. 26, et qui descendraient obliquement de la partie supérieure et antérieure de chaque symphyse sacro-iliaque au bord inférieur du grand ligament sacro-sciatique, très-près de son insertion au sacrum et au coccyx. Cette région a une forme triangulaire et courbe comme le sacrum qui la constitue à peu près exclusivement ; on y remarque la face concave du

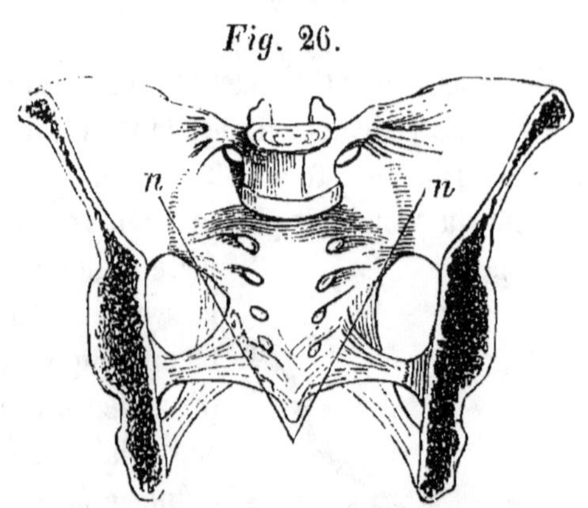

Fig. 26.

sacrum et du coccyx, les fausses vertèbres du sacrum, les lignes transversales qui les séparent et les trous sacrés-antérieurs. Cette région est occupée par des organes importants, ce sont le rectum, les muscles pyramidaux et les nerfs sacrés antérieurs.

Les régions latérales, fig. 27, sont nécessairement situées

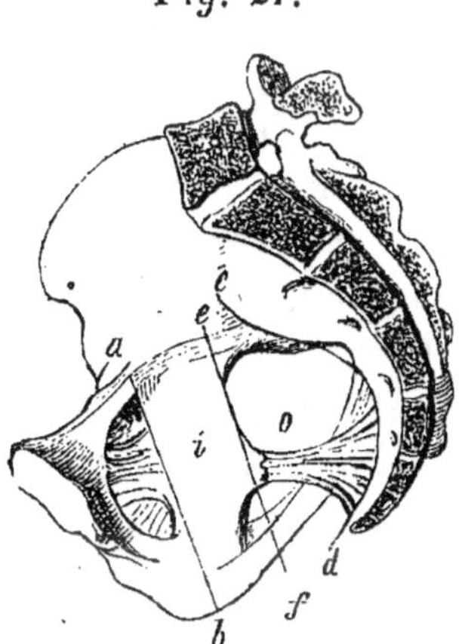

Fig. 27.

entre les deux lignes *a b* et *c d* qui limitent les régions précédentes ; ces régions du bassin sont légèrement concaves et on peut décomposer chacune d'elles en deux plans obliques, un antérieur et l'autre postérieur, qui se confondent en formant un angle très-mousse au niveau d'une ligne à peu près verticale *e f,* qui coupe la base des épines ischiatiques.

Ces deux surfaces représentent de chaque côté à peu près la moitié d'un losange. Le plan antérieur *i* est formé par une grande partie de la face postérieure de la cavité cotyloïde, et la moitié postérieure de la face interne de la tubérosité ischiatique. Il est en conséquence tout osseux et regarde obliquement en dedans et en arrière. En avant il se confond avec la fosse obturatrice qui peut en être considérée comme la prolongation naturelle. Le plan postérieur *o* est formé par la face interne de l'épine ischiatique, par la face antérieure du grand et du petit ligament sacro-sciatiques, par les deux trous ischiatiques et par les muscles et les cordons nerveux qui traversent ces ouvertures, et que j'indiquerai plus loin. Il est en conséquence essentiellement constitué par des parties molles et regarde obliquement en avant ; ce plan se confond en arrière avec la face antérieure du sacrum. Ces deux surfaces dirigées, comme je viens de le dire, en deux sens différents ont été appelées *plans inclinés antérieurs et plans inclinés postérieurs* du bassin. La plupart des accoucheurs du

commencement de ce siècle les ont considérés comme exerçant une grande influence sur quelques-uns des mouvements
que la tête du fœtus exécute pendant l'accouchement. Nous
verrons ailleurs jusqu'à quel point cette opinion est fondée.

L'excavation pelvienne, mesurée dans le sens d'une ligne,
ou *diamètre antero-postérieur,* qui serait dirigée du milieu de
la face postérieure de la symphyse des pubis sur la jonction de
la seconde pièce du sacrum avec la troisième, a une étendue
de douze centimètres environ. Mesurée dans le sens d'une
autre ligne ou *diamètre transversal,* qui serait dirigée d'un
côté à l'autre en croisant la précédente à angle droit, elle
offre la même étendue. Mesurée enfin dans le sens de deux
autres lignes, ou *diamètres obliques,* qui se rendraient de la
face postérieure de chacun des trous sous-pubiens au centre
des grands trous-sciatiques, elle présente également une étendue de douze centimètres. L'excavation pelvienne offre en
conséquence à sa partie moyenne la même capacité dans tous
les sens ; il n'en est pas de même à ses parties supérieure et
inférieure, ainsi que je le dirai plus loin.

DÉTROIT SUPÉRIEUR.

Le détroit supérieur, *détroit abdominal, isthme du bassin,
marge du bassin,* est formé en arrière par l'angle sacro-
vertébral et le bord antérieur de la base du sacrum ; de chaque
côté par la ligne innominée de la face interne de l'os coxal ;
en avant par l'éminence ilio-pectinée, le bord postérieur de la
branche horizontale, et enfin la partie supérieure du corps des
pubis et de la symphyse pubienne.

Le contour de cette ouverture est arrondi et mousse en
arrière et sur les côtés, mince et tranchant dans sa région
antérieure.

La forme assez irrégulière du détroit supérieur, permet difficilement de lui trouver une analogie tant soit peu exacte avec quelque figure géométrique. Voulant néanmoins employer une comparaison qui pût la représenter mieux à l'esprit, les accoucheurs lui ont prêté tour-à-tour de la ressemblance avec une ellipse, un ovale, un triangle, un cercle, un cœur de cartes à jouer.

Fig. 28.

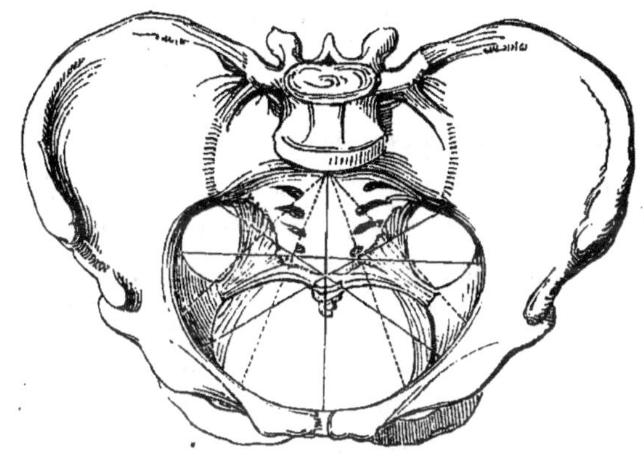

La figure d'une ellipse est peut-être celle qui en donne l'idée la moins inexacte. Le grand diamètre de cette ellipse est placé transversalement, et son contour offre en arrière une saillie intérieure qui résulte de la proéminence de l'angle sacro-vertébral, et qui justifie en partie la comparaison qu'on a faite de la forme de cette ouverture avec celle d'un cœur de cartes à jouer.

Fig. 29.

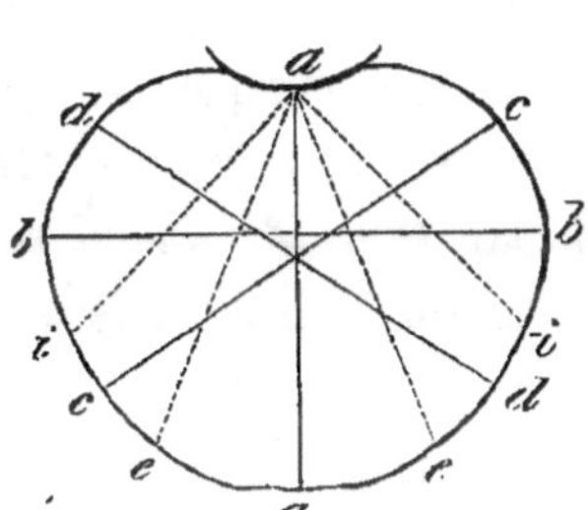

On distingue dans ce détroit quatre *diamètres*, savoir: un *antéro-postérieur* ou *sacro-pubien a a*, fig. 29, qui de l'angle sacro-vertébral s'étend au bord supérieur de la symphyse des pubis ; un *transversal* ou *bis-iliaque b b,* étendu du milieu de la ligne innominée d'un os coxal, au même point du côté opposé, et croise le précédent à angle droit. Enfin, deux *obliques* ou *diagonaux, d d, c c,* qui, partant de la région antérieure de chacune des symphyses sacro-iliaques se terminent à l'éminence ilio-pectinée du côté opposé, et non pas à la face postérieure de la cavité cotyloïde, comme on l'admet généralement.

Lorsque le bassin est régulièrement conformé, l'étendue du diamètre sacro-pubien est de onze centimètres ; celle du diamètre transversal est de treize centimètres et demi ; celle des diamètres obliques est de douze centimètres. La circonférence du détroit entier offre un développement de quarante centimètres environ, d'où il résulte qu'en l'évaluant au quart de la hauteur de l'individu, Levret n'était pas éloigné de la vérité.

M. Burns (1) a cru devoir ajouter à l'indication de ces diamètres celle de quatre lignes, *a i, a e,* qui partant du milieu de l'angle sacro-vertébral par une origine commune se rendraient les unes, *a e*, au bord supérieur de la branche horizontale des pubis précisément au dessus du trou sous-pubien, et les deux autres, *a i*, à la partie supérieure et postérieure des cavités cotyloïdes. L'étendue des deux premières est de dix centimètres ; celle des deux autres est de neuf centimètres environ. Ces dernières ont été indiquées par M. Velpeau sous le nom de *diamètres sacro-cotyloïdiens.* On pourrait désigner les premières par celui de *diamètres sacro-pectinés ;* quelques altérations du détroit supérieur dans la direction de ces lignes et leurs rapports avec la tête fœtale pendant l'accouchement donnent à leur connaissance un certain intérêt ; mais je pense que cette observation doit s'appliquer beaucoup plus aux diamètres sacro-

______
(1) The principles of Midwifery, 8ᵉ édit., p. 20.

pectinés qu'aux diamètres sacro-cotyloïdiens dont les rapports avec la tête fœtale sont bien moins importants. Il suffit pour s'en convaincre de jeter les yeux sur une tête de fœtus, placée dans le détroit abdominal, comme elle l'est naturellement au début du travail de l'enfantement.

DÉTROIT INFÉRIEUR.

Le détroit inférieur, *détroit périnéal, petit détroit,* est l'ouverture terminale du bassin. Elle est formée en arrière par le sommet et les bords du coccyx et par les faisceaux communs des grands et petits ligaments sacro-sciatiques. Sur les côtés par le bord inférieur du grand ligament de ce nom et la surface interne de la tubérosité de l'ischion ; en avant, par le bord inférieur des branches ischio-pubiennes et le ligament triangulaire de la symphyse des pubis.

Ainsi, les éléments qui constituent le détroit inférieur sont osseux et résistants dans la plus grande partie de son étendue, fibreux et par conséquent un peu extensibles dans ses régions latérales et postérieure, et enfin mobiles tout-à-fait en arrière où le détroit est formé par le coccyx.

Il existe donc sous le rapport de la structure, entre ce détroit et le précédent, une différence notable, et nous verrons qu'elle n'est pas sans utilité.

Fig. 30.

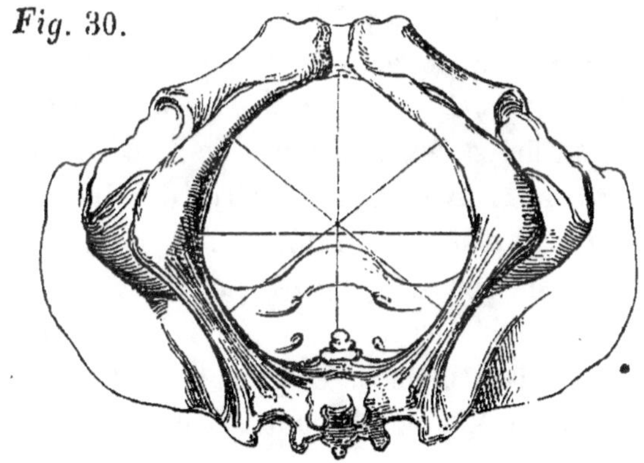

La figure du détroit inférieur est plus difficile à déterminer à cause de son irrégularité apparente que celle du détroit pré-

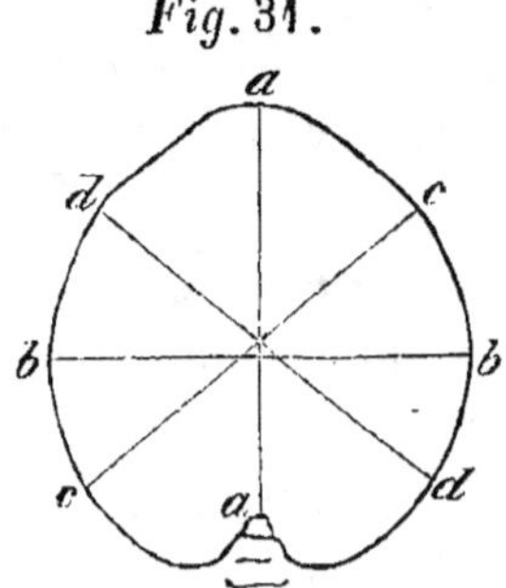

Fig. 34.

cédent. Toutefois, quand on prend le soin d'en tracer le contour sur une feuille de papier qu'on y a préa'ablement appliquée, on reconnaît qu'il représente un ovale dont la petite extrémité répond au pubis, et dont la grande extrémité dirigée en arrière est interrompue et déformée par la saillie du coccyx. Le grand diamètre de cet ovale est antero-postérieur.

La circonférence du détroit inférieur est loin de présenter comme celle du détroit supérieur une ligne régulière et plane, au contraire le contour en est très-inégal et ondulé, et l'on peut y distinguer trois saillies triangulaires et trois échancrures.

Des saillies, l'une est postérieure et formée par le coccyx, les deux autres sont latérales et représentées par les tubérosités ischiatiques. Des trois échancrures, deux sont postérieures et latérales et formées par le bord courbe des grands ligaments sacro-sciatiques, la dernière beaucoup plus profonde et plus importante est antérieure et constitue l'arcade des pubis.

On assigne à ce détroit comme au précédent quatre *diamètres*, un *antérieur* ou *coccy-pubien a a*, fig. 34, étendu de la pointe du coccyx au sommet de l'arcade pubienne. Un *transversal* ou *bis-ischiatique b b*, dirigé du milieu de la surface interne de l'une des tubérosités de l'ischion au même point de la tubérosité opposée, deux *obliques c c, d d,* qui partant du milieu de chacun des ligaments sacro-sciatiques se rendent au milieu de la hauteur de chacune des branches ischio-pubiennes du côté opposé. L'étendue commune de ces diamètres

est de onze centimètres, et le développement de la circonférence est de trente-quatre centimètres environ.

Les dimensions de ce détroit seraient en conséquence notablement inférieures à celles du détroit abdominal, si la mobilité du coccyx et l'extensibilité des ligaments ne rétablissaient
à peu près l'égalité; en effet, la rétrocession du coccyx et
l'extension des ligaments sacro-sciatiques, lorsqu'ils sont
pressés par la tête du fœtus, et qu'ils ont été préalablement
assouplis par la grossesse, comme les autres éléments fibreux
du bassin, peuvent ajouter quinze millimètres environ à
l'étendue du diamètre coccy-pubien et à celle des diamètres
obliques.

ARCADE DES PUBIS.

J'ai mentionné plus haut, sous le nom d'arcade des pubis,
la grande échancrure antérieure de ce détroit. Cette partie
a dans l'étude du bassin une importance qui sera bien
comprise plus tard, et sous ce rapport elle mérite un examen particulier. L'arcade du pubis a la forme d'un V ren-
versé Λ dont les côtés sont constitués par les branches
ischio-pubiennes et la partie la plus antérieure des tubérosités
sciatiques, et dont le sommet répond au bord inférieur du
ligament triangulaire de la symphyse des pubis. La hauteur
de cette arcade lorsqu'elle est bien conformée est de cin-
quante-cinq millimètres, sa largeur au-dessous du ligament
triangulaire est de vingt-sept millimètres, elle est de neuf
centimètres inférieurement au niveau de la partie antérieure
des tubérosités ischiatiques.

Il est presque superflu de faire remarquer que toutes les
indications de mesures qui précèdent ne sauraient être rigoureusement applicables à tous les bassins ; on conçoit en effet
qu'elles doivent offrir des différences individuelles assez nom-

breuses, et les dimensions que j'ai déjà indiquées ne doivent être considérées que comme des termes moyens.

DIRECTION DU PETIT BASSIN.

Le bassin est uni au rachis de manière à former avec cette partie un angle remarquable dont la saillie est antérieure et que j'ai déjà mentionné, c'est *l'angle sacro-vertébral*. En conséquence de cette connexion anguleuse l'excavation pelvienne non seulement ne se trouve pas régulièrement placée, dans la direction de l'axe de la cavité abdominale, lorsque la

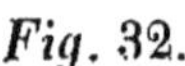

Fig. 32.

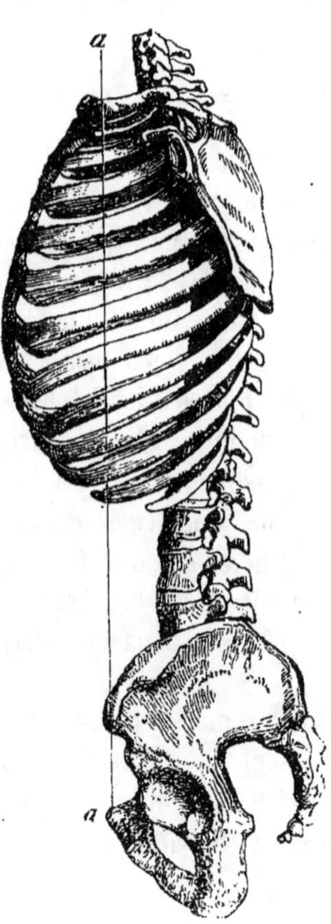

femme est debout, mais elle est même rejetée assez loin de cet axe pour que la ligne verticale qui la représente tombe à peu près sur le pubis et laisse derrière elle presque toute l'excavation du bassin, *a a*, fig. 32. Ainsi placée, cette cavité et les organes qu'elle contient échappent partiellement, dans l'état de station, à la pression des viscères mobiles qui sont au-dessus d'eux, et ce poids se trouve nécessairement partagé entre la région inférieure des parois abdominales qui en supporte une partie, et le bassin qui reçoit l'autre. Il importe maintenant de connaître avec exactitude le degré de cette inclinaison du bassin et la direction de l'axe ou plutôt des axes de ce canal osseux.

PLANS ET AXES DU BASSIN.

Si , sur le bassin placé dans l'état de station, on tire une ligne droite *a b,* fig. 34 , du milieu de l'angle sacro-vertébral à la partie supérieure de la symphyse des pubis ; cette ligne indiquera la direction du *plan du détroit supérieur,* ou si l'on veut, celle d'un corps plane qui serait appliqué sur cette ouverture et la fermerait exactement. Le plan du détroit supérieur représentera en conséquence une surface oblique, dirigée tout à la fois en avant et en haut.

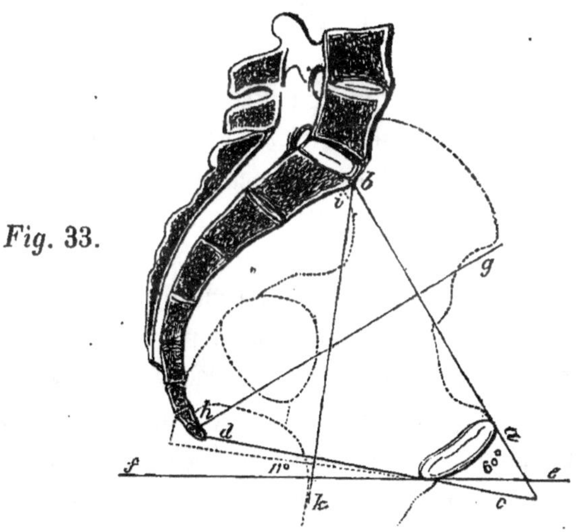

Fig. 33.

Si, d'une autre part, on mène également une ligne droite *d c* de la pointe du coccyx à la partie inférieure de la symphyse pubienne, cette ligne indiquera la direction du *plan du détroit inférieur,* et l'on reconnaîtra que celui-ci, plus élevé en arrière qu'en avant, représente une surface dirigée obliquement en bas et en arrière.

Si l'on prolonge les deux plans par leur extrémité anté-rieure, on remarquera qu'ils ne tardent pas à se rencontrer et que, s'ils tombent un peu avant leur jonction sur une ligne horizontale, *f c,* le plan prolongé du détroit supérieur formera avec cette ligne un angle de soixante degrés environ, et le plan du détroit inférieur un angle de onze degrés. On voit enfin que ces deux plans divergents en arrière où ils sont séparés par toute la longueur de la paroi postérieure du bassin, c'est-à-dire par un espace de 14 à 15 centimètres, convergent en avant, et ne sont séparés l'un de l'autre en ce point que par la symphyse pubienne, c'est-à-dire par un espace de 4 à 5 centimètres à peu près. Il résulte de cette disposition que l'angle sacro-vertébral se trouve de dix centimètres plus haut que le bord supérieur de la symphyse pubienne, et qu'une ligne tirée horizontalement de ce point vers la partie postérieure du bassin, atteindrait le coccyx vers le milieu de sa hauteur à peu près.

La direction des plans des détroits étant bien fixée, il est facile de déterminer celle de la *ligne centrale* ou *axe* de chacune de ces ouvertures. Il suffira en effet de diriger sur ces plans une ligne droite qui les atteindra perpendiculairement, et les traversera par leur centre; en conséquence, la ligne *g h* et la ligne *i k,* qui remplissent ces conditions, représenteront, la première, *l'axe du détroit supérieur,* et la seconde, *l'axe du détroit inférieur.* L'axe du détroit supérieur prolongé en avant et en haut chez un sujet vivant, irait aboutir vers l'ombilic, prolongé en arrière et en bas dans l'excavation il se terminerait sur la face antérieure du coccyx.

L'axe du détroit inférieur prolongé en haut et en avant, croiserait l'axe du détroit abdominal vers le milieu de l'excavation en formant avec cet axe un angle obtus et il irait se terminer ensuite sur l'angle sacro-vertébral, ou sur la face antérieure de la dernière vertèbre lombaire. Prolongé dans le sens opposé, sur un sujet vivant, il se dirigerait obliquement en bas et en arrière et traverserait très-près de l'anus les parties molles qui ferment le détroit inférieur et dont je parlerai plus loin.

Les deux lignes que je viens de décrire représentent l'axe de chacun des détroits, et elles indiquent la double direction suivant laquelle un corps d'un volume à peu près égal à la capacité du bassin, le fœtus par exemple, doit traverser le détroit supérieur et le détroit inférieur, c'est-à-dire entrer dans l'excavation et en sortir, mais elles ne représentent pas encore la direction qu'il doit suivre entre ces deux points, c'est-à-dire *l'axe de l'excavation* elle-même. Or celui-ci est

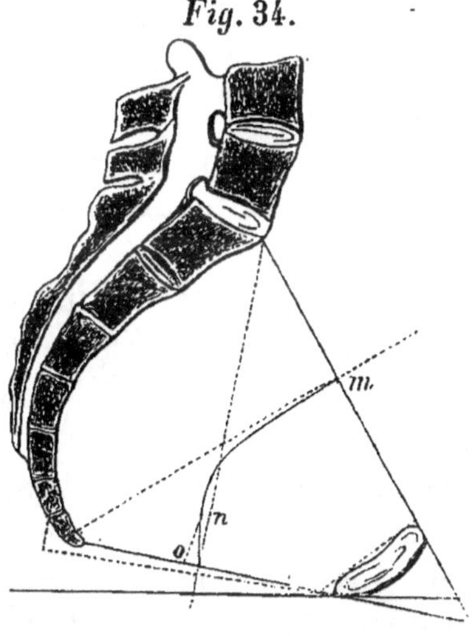

Fig. 34.

représenté par une ligne courbe, *m n,* fig. 34, qui se confondant à son extrémité supérieure *m* avec l'axe du détroit abdominal, et à son extrémité inférieure *n* avec] l'axe du détroit périnéal traverse le petit bassin en se tenant toujours à une égale distance de ses parois. Il est évident que dans les deux cinquièmes supérieurs de l'excavation cette ligne centrale sera à peu près droite et presque parallèle à l'axe du détroit abdominal, parce qu'en effet la partie supérieure du sacrum et la région supérieure opposée de la symphyse des pubis sont à peu près droites et parallèles, mais dans les trois cinquièmes inférieurs cette ligne deviendra courbe à cause de la direction curviligne de la face antérieure du sacrum et du coccyx.

Dans le dernier cinquième enfin de sa longueur l'axe de l'excavation pourra offrir deux directions différentes selon la situation du coccyx. Ainsi il continuera régulièrement la ligne courbe que je viens d'indiquer, si le coccyx est avec le sacrum dans ses rapports ordinaires, ou bien il sera incliné en arrière, dans la direction de la ligne *n o*, si le coccyx est étendu sur le sacrum. La ligne centrale de l'excavation est en effet déplacée par ce mouvement. Entre ces deux directions on comprend qu'il peut y en avoir d'intermédiaires suivant les différents degrés de rétropulsion du coccyx. Si donc le bassin restait exclusivement composé des éléments osseux et fibreux que j'ai décrits, il suffirait pour que le fœtus le traversât, qu'il s'engageât dans l'excavation selon la direction de l'axe du détroit supérieur, qu'il la parcourût selon la direction de la ligne centrale, et qu'il en sortit en suivant la direction de l'axe du détroit inférieur.

La disposition des plans et des axes n'est pas dans tous les bassins telle que je viens de la décrire ; elle offre nécessairement des nuances nombreuses qui résultent de celles que présente naturellement la conformation du bassin. Ainsi les plans des détroits peuvent être plus ou moins inclinés, et les axes de ces ouvertures peuvent offrir par conséquent des directions qui ne sont pas tout à fait celles que j'ai décrites ; d'une autre part, la ligne centrale du petit bassin peut varier en raison de la forme variable elle-même de cette cavité. Les différences que je signale ici ont peu d'importance, car elles ne sont que des nuances de l'état normal, mais elles peuvent être notables et elles résultent alors d'une conformation vicieuse du bassin ; j'en parlerai ailleurs.

La situation du bassin variant dans les diverses attitudes comme celle des autres parties du corps et ce canal étant d'ailleurs mobile sur le tronc, on comprend que les plans des détroits et les lignes qui en représentent les axes peuvent offrir des différences très-grandes : 1° *dans leur direction absolue*, c'est-à-dire dans leurs rapports avec la ligne horizontale ; 2° *dans leur direction relative au tronc*. **Sur** la connaissance et l'appréciation de ces différences sont fondés d'importants préceptes relatifs aux opérations obstétricales les plus communes, l'extraction du fœtus par exemple, soit qu'elle ait lieu par l'application de quelque instrument ou par l'emploi de la main seule, devant être dirigée par le souvenir exact de ces dispositions.

A. Chez un individu à demi couché sur le dos, comme l'est ordinairement en France une femme en travail. Il s'en faut de beaucoup que la direction des plans et des axes relativement à l'horizon soit celle que j'ai exposée, et la seule inspection

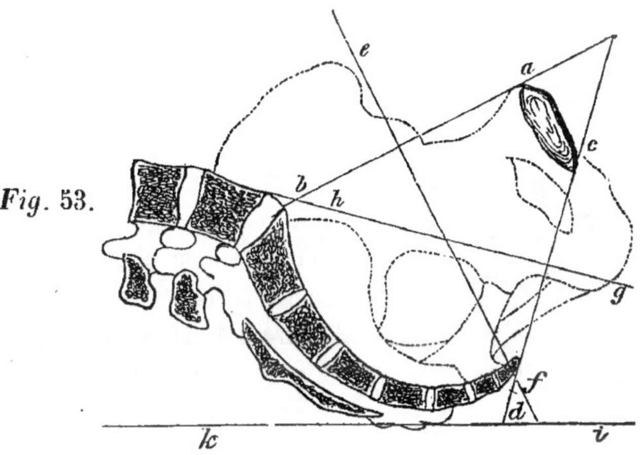

Fig. 53.

de la figure ci-jointe, comparée à celle du bassin dans l'état de station, exprime parfaitement ces différences. Le plan du détroit abdominal *a b,* au lieu d'être dirigé en avant et en haut,

regarde en haut et en arrière, et l'axe de ce détroit *e f*, au lieu
d'être dirigé d'avant en arrière et de haut en bas, est dirigé
de haut en bas et d'arrière en avant ; le plan du détroit périnéal *c d*, qui regardait en arrière et en bas, regarde en
avant, et l'axe de ce détroit *g h* qui était dirigé en arrière
se porte presque directement en avant. Il est facile d'appli-
pliquer ces notions à toute autre situation de la femme pendant l'accouchement.

B. D'une autre part les mouvements du bassin sur le tronc,
ceux du tronc sur le bassin peuvent changer la direction des
axes d'une manière relative, c'est-à-dire dans leurs rapports
avec les différentes parties du tronc. Ainsi : que dans l'état
de station le tronc soit porté en arrière, la direction des plans
et des axes changera, et ils auront avec la ligne horizontale et
avec l'axe du tronc des rapports très-différents de ceux que

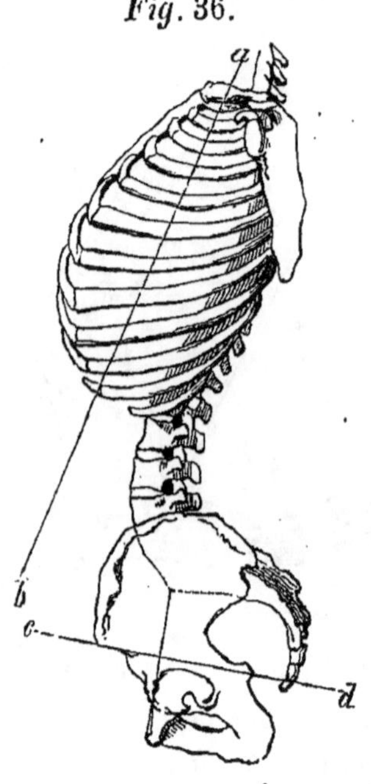

Fig. 36.

j'ai précédemment indiqués.
Dans ce cas l'extrémité de l'axe
du détroit abdominal *c d*, prolongé en avant au lieu de se rendre à l'ombilic, passerait bien
au-dessous de ce point, et s'é-
loignerait beaucoup de la direction de l'axe du tronc *a b ;* que
le tronc soit au contraire légèrement courbé sur sa région antérieure, fig. 37, la direction des
plans des détroits se rappro-
chera de celle de la ligne horizontale ; dans ce cas la prolongation de l'axe du détroit supérieur *g h* passera bien au-dessus
de l'ombilic, car elle pourra at-

teindre la région inférieure de la poitrine et se confondre même avec la ligne centrale *i k* de cette cavité. J'exposerai plus tard le parti que l'on peut tirer de ces connaissances dans l'étude des phénomènes de l'accouchement.

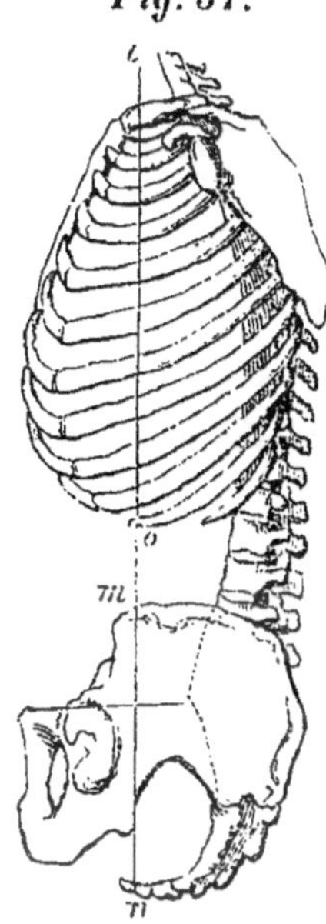

Fig. 37.

La description que je viens de donner des axes du bassin et le secours que la gravure a prêté à mes démonstrations me permettent d'établir facilement une autre proposition, c'est que : si la direction des plans et des axes des détroits peut varier dans ses rapports avec l'horizon et avec le tronc, il n'en est pas de même des rapports respectifs des diverses parties qui constituent la ligne axuelle du bassin : celle-ci en effet considérée dans son ensemble, c'est-à-dire composée de l'axe du détroit supérieur, de la ligne courbe centrale de l'excavation, et de l'axe du détroit inférieur, est invariable et sa conformation étant donnée, elle reste la même qu'elle que soit la situation absolue du tronc, ou les rapports reciproques de ses diverses parties. Ainsi, qu'un sujet soit debout, couché ou assis, que le bassin soit fléchi, étendu ou incliné latéralement sur le tronc, l'axe du détroit supérieur prolongé dans le bassin aboutira toujours à la face antérieure du coccyx et croisera toujours l'axe du détroit inférieur au centre de l'excavation, l'extrémité supérieure de ce dernier se terminera toujours au promontoire et la ligne centrale de l'excavation le traversera toujours, en se tenant à une égale distance des parois pelviennes et en conservant ses rapports avec la pro-

longation des deux axes. D'où il faut conclure que si la ligne
axuelle du bassin trace irrévocablement la marche que le fœtus doit suivre en parcourant le canal, cette marche sera
toujours la même qu'elle que soit d'ailleurs l'attitude du sujet.

L'invariabilité des axes du bassin dans leurs rapports
respectifs, parfaitement établie par le professeur Nægelé,
méritait d'être rappelée, d'abord, parce que dans la plupart
des traités d'accouchement elle n'est pas assez explicitement
indiquée, et ensuite parce qu'elle a été évidemment méconn-
ue par des auteurs estimables. Gardien (1), par exemple, a
prétendu que, chez une femme placée sur les genoux et sur les
coudes, les axes des détroits et celui de l'excavation deviennent parallèles, ou, pour me servir de ses expressions,
qu'ils coïncident, et de cette opinion erronée il a tiré une conclusion pratique qui est nécessairement inexacte.

L'étude des axes du bassin a été le sujet de travaux nombreux; il serait trop long et d'ailleurs superflu d'en donner
ici, même la plus brève analyse. Je me contenterai d'indiquer à mes lecteurs les ouvrages qui peuvent être consultés
avec fruit à cet égard (2). Ils verront que les accoucheurs qui

(1) Traité complet de l'art des accouchements, tome 1ᵉʳ, p. 23.
(2) De Venter. Operat. chirurg. novum lumen exhibentes obste-
tricantibus, chap. 3, pag. 21.

Le même ouvrage traduit par Bruhier d'Ablaincourt, in-4°, p. 20.

J. J. Muller. Dissertatio medico-chirurgica de rupto in partu
utero. Basileæ, 1745.

Cette dissertation a été réimprimée dans les disputationes chirur-
gicæ de Haller, t. 3, p. 491.

Rœderer. De axis pelvis progr. Gœtting. 1751.

Smellie. Traité de la théorie et de la pratique des accouchements.
Trad. par de Préville, t. 13, p. 75.

Levret. L'art des accouchements, 2° édit., p. 7.

ont étudié la direction des plans et des axes pelviens sont arrivés à des conclusions très-différentes, et ils jugeront sans
doute que ces investigations étant délicates et difficiles, surtout quand on a voulu les faire sur des sujets vivants, les pro-

Camper, P. Diss. de trunco et pelvi feminarum et recenter natorum capitibus, etc., 1759.

Cette dissertation et plusieurs autres firent ajoutées par Camper
à la traduction hollandaise du Traité de Mauriceau, et traduites en
allemand à Leipsick, 1777.

M. Saxtorph. Recherches sur l'art des accouchements. Copenhague, 1766, p. 29.

Bang. Tent. med. de mechanismo partus perfect. Hafn.-1774.

G. W. Stein jun. De pelvis situ ejusque inclinatione. Marburg,
1797.

Bakker. Icon. pelvis femineæ. Groningue, 1816.

Choulant. Decas secunda pelvium spinarum que deformatarum.
Lipsiæ, 1820, pag. 33.

Nægelé. Das weibliche Becken, etc., in-4°. Carlsruhe, 1825.

Carus. Lehrbuch der Gynæcologie. Leipzig, 1820.

Betschler. Rust, Magazin für die gesammte Heilkunde, t. 17.

J'ai réduit autant que je l'ai pu à leur expression la plus simple
et la plus pratique les connaissances longuement et péniblement
acquises relativement aux plans et aux axes du bassin. Des travaux
nombreux, ainsi qu'on peut le reconnaître d'après les indications
qui précèdent, ont été publiés sur ce sujet. Parmi les auteurs de
ces publications il en est plusieurs qui ayant méconnu la nature
complexe de la question qu'ils voulaient éclairer, n'ont été préoccupés que d'une partie de ses éléments. Aussi, fondant leurs recherches sur cette donnée incomplète ont-ils proposé des solutions
nécessairement inexactes au point de vue de la science, et insuffisantes ou trompeuses au point de vue de leur application pratique.
Il en est d'autres au contraire qui se sont efforcés d'apporter dans
les résultats de leurs recherches une précision mathématique, et

cédés de mensuration employés ayant été différents et souvent imparfaits, et les observateurs ayant fait leurs recherches sur des bassins qui n'ont pas été placés par chacun d'eux dans la même situation, il était à peu près impossible qu'ils fussent d'accord et qu'ils arrivassent aux mêmes résultats.

Les idées que j'ai exposées à l'égard de l'inclinaison du bassin sont celles qu'a publiées le professeur Naegelé. J'aurais pu certainement les adopter à ce titre seul, mais je ne l'ai fait cependant qu'après avoir attentivement constaté qu'elles expriment la disposition la plus commune.

Parmi les moyens artificiels auxquels on a eu recours pour donner une idée de la ligne centrale du petit bassin, il en est un employé autrefois par P. Camper, et plus récemment par M. Carus, qu'il importe de mentionner, parce qu'il a été proposé par des hommes très-distingués et parce qu'il a été adopté dans quelques ouvrages récents et par des auteurs recommandables. Il consiste à tracer dans l'excavation pelvienne un cercle dont le point central répondrait à la face postérieure de la symphyse pubienne vers l'extré-

qui, pour atteindre ce but ont, emprunté à la géométrie le secours de procédés scientifiques peu applicables à cette matière, et d'ailleurs véritablement superflus.

Une solution rigoureuse n'était guère possible, en effet, dans la seule condition où elle serait désirable, c'est-à-dire sur la femme vivante, et je puis ajouter, ainsi que l'a fait observer avec beaucoup de raison le professeur Naegelé, qu'elle n'était nullement nécessaire. Je me suis donc gardé de reproduire les opinions et les discussions nombreuses que l'étude de l'inclinaison et de la direction de la cavité pelvienne a provoquées, car cette reproduction n'aurait eu d'autre résultat que de rendre peu intelligible une question très-simple quand elle est maintenue dans ses limites rationnelles et pratiques.

mité du diamètre antéro-postérieur de l'excavation, et dont l'un des rayons serait constitué par la moitié du diamètre sacro-pubien. Les points d'intersection de ce cercle avec les diamètres des détroits et de l'excavation se rencontreraient sur le milieu de ces derniers, de telle sorte que la portion de cercle qui traverserait le petit bassin représenterait la ligne que le fœtus doit suivre en le parcourant. Cet artifice a le mérite d'être très-simple et très-ingénieux, mais il a le défaut

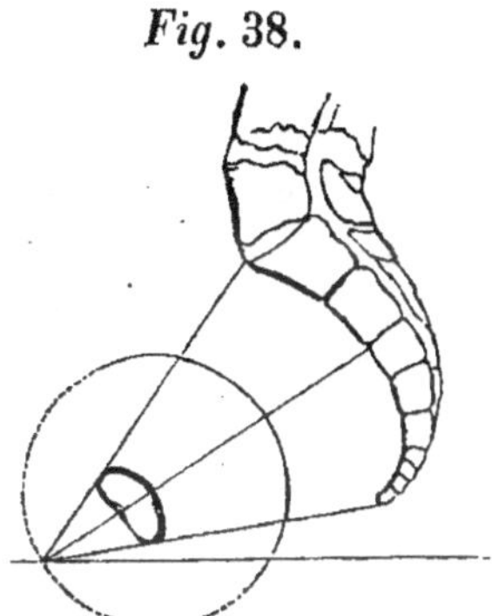

Fig. 38.

de ne pas donner une idée très-exacte de la ligne centrale du bassin. On peut s'en convaincre en comparant le cercle tracé par M. Carus, fig. 38, dans le bassin un peu exceptionnel qu'il a dessiné (1), avec le même procédé appliqué à un bassin normalement conformé.

L'importance que la plupart des accoucheurs ont attachée à la détermination exacte des axes du bassin était fondée sur la présomption que la théorie et la pratique des accouchements en tireraient plus tard un parti très-utile. Je dirai dans une autre partie de cet ouvrage, soit en parlant des procédés employés pour constater la conformation régulière ou vicieuse du bassin, soit en établissant les préceptes applicables à l'extraction du fœtus, que si ces espérances n'ont pas été complétement remplies, elles l'ont été du moins en grande partie.

PETIT BASSIN CONSIDÉRÉ EN GÉNÉRAL.

Le petit bassin considéré dans son ensemble est remar-

(1) Gynæcologie, t. 2ᵉ, pl. 1ʳᵉ, fig. 6.

quable par l'inégalité de longueur de ses parois ; la paroi postérieure constituée par le sacrum et le coccyx a une étendue de quatorze à quinze centimètres, la paroi antérieure au contraire beaucoup plus courte et formée par la symphyse et le corps des pubis ainsi que par une portion de la fosse obturatrice, n'a sur sa partie médiane, que quatre à cinq centimètres au plus de hauteur; il est vrai que celle-ci s'accroît graduellement sur les côtés. Cette paroi est placée en regard de la paroi postérieure, de manière qu'une ligne tirée du bord inférieur de la symphyse pubienne à la face antérieure du sacrum, dans une direction parallèle au diamètre sacro-pubien, atteindrait la face antérieure de cet os à peu près au bas du tiers supérieur de sa seconde fausse vertèbre, la paroi antérieure du bassin finit en conséquence au niveau de ce point, et elle présente une surface à peu près plane, comme la partie du sacrum, vis-à-vis de laquelle elle est placée. Enfin les parois latérales tiennent pour la longueur le milieu entre les deux précédentes. Elles ont une étendue de dix centimètres environ, ce qui constitue la moitié de la hauteur totale du bassin mesurée de la crête iliaque jusqu'à la tubérosité ischiatique.

Des différentes indications que j'ai données et qui sont relatives à la capacité de l'excavation pelvienne, il résulte que cette capacité n'est pas la même dans toutes les parties du canal, et celui-ci offre à cet égard une particularité qui mérite d'être spécialement signalée.

Si l'on observe les rapports réciproques des parois latérales de l'excavation pelvienne, on reconnaît qu'elles représentent deux plans obliques qui se rapprochent l'un de l'autre à mesure qu'ils deviennent plus inférieurs, de telle sorte que considéré exclusivement dans ce sens, le petit bassin aurait la forme d'une cavité conoïde, dont la base serait dirigée en

haut et le sommet tronqué en bas (1). L'étendue du diamètre transversal du détroit supérieur qui est de treize
centimètres et demi, comparée à celle du diamètre transversal du détroit inférieur qui n'en a que onze, donne la
mesure de ce rapprochement graduel des parois latérales.

Si l'on observe d'une autre part les rapports réciproques
des parois antérieure et postérieure, on reconnaît une disposition contraire : les extrémités correspondantes de ces
parois sont en effet plus rapprochées l'une de l'autre supérieurement qu'elles ne le sont inférieurement ; l'étendue du
diamètre antéro-postérieur du détroit abdominal, qui a onze
centimètres au plus, comparée à celle du diamètre antéro-
postérieur du détroit périnéal qui en acquiert au moins
douze par la mobilité du coccyx, représente clairement
les rapports inverses de capacité dans le sens antéro-
postérieur aux deux extrémités de l'excavation ; ainsi, les conditions favorables d'étendue que présente le diamètre transverse à l'entrée du petit bassin et qui disparaissent en grande
partie à mesure que l'on se rapproche du détroit inférieur, se
retrouvent cependant encore en ce point du canal, mais dans
une autre direction, c'est-à-dire dans celle du diamètre antéro-
postérieur. J'indiquerai plus loin les conséquences physiologiques et pratiques de cette disposition.

Le rétrécissement graduel de l'excavation dans le sens
transversal dépend évidemment de l'obliquité des parois, la
disposition contraire dans le sens antéro-postérieur ne dépend
pas de la même cause, mais de leur conformation et surtout
de la situation élevée et de la brièveté de la paroi antérieure ;

____

(1) La figure 25, page 46, donne par la direction oblique des
deux parois latérales du bassin une idée très-exacte de cette disposition.

en effet la direction de celle-ci, loin de favoriser l'élargissement
inférieur du canal, est souvent oblique de haut en bas et d'a-
vant en arrière, c'est-à-dire dans le sens le plus propre à en
diminuer la capacité inférieurement pour peu qu'elle se pro-
longeât ou s'abaissât au-dessous de son niveau normal.
Nous verrons en effet dans une autre partie de cet ouvrage
que ce déplacement ou cette prolongation sont possibles
et qu'ils produisent alors les conséquences que je viens
d'indiquer.

Enfin quand on regarde de haut en bas la cavité du petit
bassin, on remarque à peu près vers le milieu de sa hauteur
un resserrement qui résulte de la saillie intérieure des épines
ischiatiques et qui semble constituer un détroit médian entre
les deux autres. Le diamètre transverse de l'excavation mé-
suré précisément en ce point est d'un centimètre au moins
plus petit que le diamètre transverse correspondant du détroit
inférieur, et le contour de la cavité y présente une forme
ovalaire antéro-postérieure beaucoup mieux dessinée que
celle du détroit périnéal. A l'occasion du mécanisme de l'accouchement naturel je serai nécessairement conduit à rappeler cette disposition particulière de l'excavation.

PREMIÈRES CONSÉQUENCES DÉDUITES DE L'ÉTUDE
DU BASSIN OSSEUX.

Le bassin que je viens de décrire est la partie osseuse du
canal que le fœtus traverse pendant l'accouchement, et c'est
sous ce rapport surtout que je l'ai considéré. De nombreuses
conditions sont nécessaires à l'accomplissement de cet acte
physiologique, et nous pouvons déjà en déduire quelques-
unes des faits anatomiques que j'ai exposés.

Je vais les indiquer sous la forme de propositions qui
pourront être regardées comme l'expression des conséquences.

qui résultent 1° des dimensions du bassin ; 2° du rétrécissement graduel de l'excavation de haut en bas dans le sens transversal et de la disposition contraire dans le sens antéro-postérieur ; 3° de l'inégalité de longueur des parois du petit bassin, et surtout de la brièveté de la paroi antérieure comparée à la longueur de son opposée ; 4° de la direction particulière du bassin et de la disposition de ses axes.

1° Le fœtus ne pourra s'engager dans l'excavation et la parcourir qu'autant qu'il présentera des dimensions qui n'excèderont pas 13 centimètres au détroit supérieur et 12 centimètres au détroit inférieur, ces deux mesures représentant l'étendue des plus grands diamètres de ces détroits.

Pour qu'il en soit ainsi, il devra se présenter au détroit abdominal par l'une de ses deux extrémités, c'est-à-dire par la tête ou par l'extrémité opposée du tronc ;

2° Si la tête du fœtus s'engage dans le détroit supérieur en offrant dans le sens du diamètre transversal des dimensions équivalentes à l'étendue de ce diamètre, elle sera nécessairement arrêtée dans sa marche par le rapprochement des parois, avant de pénétrer au fond du petit bassin, et elle ne pourra franchir le détroit inférieur qu'en diminuant de volume ou en changeant de direction ; le résultat de ce changement sera la présentation de ses plus grandes dimensions dans le sens du diamètre antéro-postérieur ou de l'un des diamètres obliques ;

3° Toutes les parties d'un corps volumineux qui traverse le bassin n'ont pas un trajet égal à parcourir pour être hors de cette cavité. Quand ce corps, que nous pouvons supposer être la tête du fœtus, par exemple, sera parvenu au fond de l'excavation pelvienne, celle de ses parties qui sera dirigée en arrière se trouvera encore appliquée sur la paroi postérieure, tandis que celle qui sera en avant aura déjà franchi la paroi antérieure, beaucoup plus courte, et, répondant à l'arcade des pubis, elle sera libre de toute paroi solide.

4° Le fœtus ne pourra s'engager dans le bassin et le franchir qu'autant qu'il se présentera d'abord suivant la direction de l'axe du détroit supérieur, qu'il parcourra le petit bassin suivant celle de la ligne courbe qui en représente l'axe, et qu'il suivra, pour sortir, la direction de l'axe du détroit inférieur.

Il sera nécessaire que, dans ce trajet, le fœtus subisse une inflexion, à l'aide de laquelle ses diverses parties pourront se placer simultanément dans la direction des différents axes du bassin, et décrire, comme le canal lui-même dans lequel il sera engagé, une courbe à concavité antérieure.

Telles sont les plus simples, et je puis dire les plus rigoureuses conséquences qui se déduisent de la considération du bassin osseux, elles s'étendront et se multiplieront naturellement par l'étude du bassin, pourvu de ses parties molles.

ARTICLE IV.

DU BASSIN CONSIDÉRÉ RELATIVEMENT :

1° AUX AUTRES PARTIES DU SQUELETTE, 2° AUX INDIVIDUS, 3° AUX RACES, 4° AUX SEXES, 5° AUX AGES, 6° AUX ESPÈCES, 7° A SES USAGES.

1° AUX AUTRES PARTIES DU SQUELETTE.

Les plus grandes dimensions du bassin de la femme, dans le sens vertical, équivalent à peu près au huitième de la hauteur totale du corps. Ce n'est pas que le bassin contribue dans cette proportion à l'élévation de la stature ; effectivement, la part qu'il y prend est très-restreinte, parceque, placé entre le tronc et les extrémités abdominales, il tient à l'un et aux autres par deux points situés à peu près sur le même plan

horizontal ; ces deux points sont : la base du sacrüm et les
cavités cotyloïdes. Cette relation entre la hauteur du bassin
et celle de la stature me paraît assez uniforme, et il est permis d'en conclure que les dimensions de cette cavité sont
ordinairement moindres chez les femmes qui, sans être mal
conformées, sont cependant d'une petite taille, et plus grandes
chez les femmes d'une taille élevée. Ce fait, quoiqu'il soit
tellement conforme à la plus simple logique qu'il puisse
paraître superflu de l'exprimer, mérite néanmoins d'être mentionné, parce qu'une opinion contraire me semble être assez
généralement répandue, et a d'ailleurs été publiée (1). En
effet, il peut paraître naturel de supposer que la capacité du
bassin doit être assez grande pour livrer passage à un fœtus
à terme, quelles que soient les variétés normales de la taille,
et d'en conclure que cette capacité sera la même chez les
femmes d'une petite stature et chez celles d'une stature élevée. Il n'en est cependant pas ainsi.

Les variétés inférieures de la taille, pourvu qu'elles restent
dans de certaines limites, n'influent pas, il est vrai, sur les
dimensions du bassin, de manière à rendre la parturition
difficile ; mais cette cavité n'échappe pas à l'influence des
causes qui ont maintenu la stature au-dessous de son type
normal. Elle est réellement moins spacieuse, bien qu'elle
conserve encore l'étendue nécessaire à l'accouchement, et ce
léger inconvénient est d'ailleurs atténué par la brièveté du
canal. Dans le cas, au contraire, où le développement de la
stature dépasse ses limites communes, le bassin prend à cet
accroissement une part proportionnelle, et sa cavité acquiert en conséquence des dimensions supérieures à celles
de l'état normal. Cette dernière anomalie est beaucoup plus

____

(1) Gardien, Traité complet d'accouchement, t. 1ᵉʳ, p. 17.

fréquente qu'on ne le pense. Je démontrerai ailleurs (1) qu'elle n'a pas les conséquences fâcheuses qu'on lui attribue.

Quoique les dimensions du bassin soient proportionnées à celles de la stature, cette relation n'a pourtant pas le caractère de généralité qu'on serait. tenté de lui supposer, le développement de cette cavité étant moins lié à celui du squelette entier qu'à celui d'une fraction du squelette, je veux dire, des membres abdominaux, dont une partie du bassin, celle qui est constituée par les os coxaux, est évidemment une dépendance. Aussi, une élévation de stature étant donnée, si le développement des extrémités abdominales y contribue pour une faible part, le bassin sera peu développé, et il le sera davantage dans le cas contraire.

Les considérations qui précèdent, déjà exactes dans l'état normal, le sont bien plus encore dans l'état pathologique; j'en établirai les preuves dans une autre partie de cet ouvrage (2).

Les relations anatomiques que je viens de signaler me paraissent les seules évidentes, et les seules aussi dont la connaissance importe à l'étude des accouchements. Cependant, si l'on en croit quelques anatomistes allemands, et en particulier le Dr Weber (3), il existerait entre le développement et la conformation de la tête et du bassin une concordance beaucoup plus remarquable. Comme M. Weber a rattaché à cette question des considérations obstétricales

(1) Tome 2, Vices de conformation du bassin.   (2) *Ibid.*

(3) Sur la conformité qui existe entre la tête et le bassin. Nova acta acad. Cæsar. Leopold. Carol. Nat. Curios, t. 11, p. 410. Depuis, M. Weber a développé de nouveau sa doctrine et pense en avoir fait une théorie nouvelle dans un écrit intitulé : La doctrine des crânes et des pelvis des races primitives du genre humain. Dusseldorff, 1830. (En allemand.)

importantes, et comme d'ailleurs son opinion paraît avoir une certaine faveur en Allemagne et a trouvé place dans un de nos traités classiques d'accouchement, sans y avoir été sérieusement examinée ni même exactement rappelée (1), il ne sera pas inutile de l'exposer et de l'apprécier en peu de mots.

Il y a déjà longtemps que Walther et J.-F. Meckel avaient signalé une analogie entre les deux extrémités céphalique et pelvienne du tronc ; M. Weber a repris cette pensée et lui a donné un développement qui peut être résumé dans les propositions suivantes :

Le crâne présente, quant à sa configuration, un certain nombre de types principaux, ce sont les formes primitives, ovale, ronde, conique, oblique et carrée ; sous le rapport du volume, il y a des têtes petites et des têtes grosses.

D'une autre part, la configuration du bassin présente les mêmes types, quant à la forme et aux dimensions. Le bassin peut être en conséquence ovale, rond, conique, oblique et carré ; et de même qu'il y a des têtes petites et des têtes grosses, il y a des bassins petits et des bassins grands.

Ces formes diverses s'associent régulièrement de telle sorte, que les formes identiques se rencontrent aux deux extrémités du tronc : une tête ovale coïncide avec un bassin ovale, une tête ronde avec un bassin rond, et ainsi de suite ; une tête petite coexiste avec un bassin petit, et une tête grosse avec un grand bassin. Ce n'est pas tout : certaines parties, certains diamètres de la tête correspondent à de certaines parties et à de certains diamètres du bassin ; ainsi le crâne répond au grand bassin, et la face répond à l'excavation pelvienne.

(1) Velpeau. Traité d'accouchement, t. 1er, p. 50.

Le crâne étant fermé de toutes parts, il n'y existe pas de ligne analogue au diamètre transversal du grand bassin : il n'en est pas de même pour la face et le petit bassin ; une ligne tirée du point le plus élevé d'une arcade zygomatique au même point du côté opposé, correspond au diamètre transversal du détroit supérieur ; chacun de ces deux diamètres a en effet de 13 à 14 centimètres. Une ligne tirée de la racine du nez au menton, diamètre vertical de la face, répond au diamètre antéro-postérieur du détroit abdominal ; chacun de ces diamètres a une étendue de 11 centimètres.

Le rachitisme, qui déforme le bassin et en altère les dimensions, produit en même temps sur le crâne des effets analogues. Quoique M. Weber ne s'arrête pas là dans l'exposé de sa doctrine, ce qui précède et qui en constitue la partie essentielle, suffira complétement à son appréciation.

Il résulterait de ces faits divers, s'ils étaient exacts, que la forme et le volume facilement appréciables de la tête révéleraient la forme et la capacité générales beaucoup moins apparentes du bassin ; que de la mensuration de certains diamètres de la face on pourrait déduire les dimensions de certains diamètres de la cavité pelvienne, et qu'enfin ce jugement par induction, applicable à l'état normal, le serait également aux cas beaucoup plus importants d'altérations pathologiques.

Ainsi qu'il est facile de le reconnaître, la doctrine de M. Weber lui a été inspirée par la théorie des analogues, que quelques-anatomistes allemands ont étendue au-delà de ses limites naturelles, et pour laquelle ils ont témoigné une prédilection que la raison et la science n'ont pas toujours avouée. Si l'on juge, en effet, des intentions de M. Weber par le titre de son Mémoire, et par quelques-unes de ses premières réflexions, on est autorisé à croire qu'il a voulu établir entre la tête et le bassin une analogie anatomique dans le sens exact de cette expression. Je ne pense pas qu'elle puisse être acceptée.

En France, où l'on a été justement sobre de ces analogies, on ne les a généralement admises que quand elles ont eu pour objet des appareils ou des organes qui, sous des formes en apparence diverses, appartiennent à un même système, et ont des destinations semblables. C'est ainsi qu'à ce double titre, et pour ne parler que du squelette, on a comparé l'une de ses moitiés latérales à celle du côté opposé, les appendices supérieurs du tronc aux appendices inférieurs, et, avec un succès contestable peut-être, les éléments osseux du crâne aux éléments osseux de la colonne vertébrale.

Mais ces analogies n'ont pas été étendues à la tête et au bassin, ainsi que l'a fait M. Weber, parce que ces parties n'ont entre elles aucun rapport de structure et de destination fonctionnelle et aucune relation quant à l'importance de la place qu'elles occupent l'une et l'autre dans le système osseux, la tête appartenant en effet à la partie fondamentale du squelette, et le bassin composé d'éléments disparates, dépendant, par ceux qui le constituent essentiellement, des appendices inférieurs du tronc.

Si, contrairement au sens apparent de son Mémoire, M. Weber a eu la pensée de prouver, non une conformité de structure, mais seulement une concordance de développement entre la tête et le bassin, cette opinion ne serait pas plus admissible. Si cette concordance était réelle, elle serait une loi générale. Or, il suffit d'en rechercher les preuves dans les animaux même les plus rapprochés de l'espèce humaine, pour la voir à chaque pas formellement démentie, et, d'un autre côté, dans l'espèce animale même pour laquelle cette loi a été supposée, il serait fort étrange qu'elle ne s'appliquât qu'à un certain âge et seulement à l'un des deux sexes de cette espèce, car, évidemment, ni chez l'enfant ni chez l'homme adulte, le développement de la tête ne concorde avec celui du bassin.

La doctrine de **M.** Weber est donc une œuvre d'imagination, dans l'accomplissement de laquelle il a été servi par quelques rencontres heureuses, plutôt que par des résultats logiquement préparés et prévus. Inexacte, d'ailleurs, en principe, cette doctrine l'est aussi dans l'application. Ainsi qu'on a pu le voir, cette dernière repose sur des données arbitraires, elle n'est pas justifiée par les résultats, même dans l'état normal; et, en traitant des vices de conformation du bassin, il me sera facile de démontrer par des faits qu'elle l'est beaucoup moins encore dans l'état pathologique.

2° DU BASSIN CONSIDÉRÉ RELATIVEMENT AUX INDIVIDUS.

Le bassin ne présente pas des dispositions parfaitement semblables chez tous les sujets d'une même race, il peut offrir en conséquence des variétés individuelles, et celles-ci sont assez nombreuses : il importe de les étudier, sous le rapport : 1° de sa configuration ; 2° de sa capacité ; 3° de ses éléments constituants.

1° *Configuration*. Les fosses iliaques, dont l'inclinaison et la concavité sont en général modérées et forment le plus souvent, avec le plan du détroit supérieur, un angle de quarante degrés à peu près, peuvent être notablement plus creuses ou plus aplaties, plus redressées, ou, au contraire, plus inclinées vers l'horizon. Les épines iliaques antérosupérieures dirigées l'une vers l'autre par une incurvation à peine sensible de l'extrémité antérieure de la crête iliaque, se rapprochent quelquefois par une courbure brusque et prononcée, ou s'éloignent par un renversement en dehors.

La forme elliptique transversale du détroit supérieur, que
l'on considère comme le type parfait de l'état normal, lorsqu'elle résulte d'une courbe régulière et douce de la base du
sacrum, de la ligne innominée de l'os coxal et de la branche
horizontale des pubis, peut être exceptionnellement remplacée par la forme ronde ou par la forme ovale antéro-postérieure ; M. Weber ajoute, comme possibles, les formes conique et carrée. La face antérieure du sacrum présente, quant
à sa concavité, des nuances assez marquées. La surface
interne du corps des pubis est tantôt plus plane et tantôt
plus arquée ; et l'espèce de rétrécissement ou détroit médian
que j'ai signalé, et qui résulte en grande partie du rapprochement des épines ischiatiques, est plus ou moins prononcé.

L'arcade des pubis est tantôt plus ouverte que dans l'état
normal et tantôt plus rétrécie par un rapprochement insolite
des branches ischio-pubiennes. Cette anomalie lui donne quelque ressemblance avec les mêmes parties du bassin de
l'homme, ressemblance fortifiée par l'absence au moins partielle du renversement en dehors que présente normalement chez les femmes, le bord interne des branches ischio-
pubiennes.

La cavité pelvienne peut être et est assez souvent dépourvue de symétrie, les deux os des îles n'étant pas toujours
à la même hauteur, les fosses iliaques n'ayant pas toujours
l'une et l'autre le même degré d'inclinaison, et les deux moitiés latérales du détroit supérieur pouvant passer du sacrum
au pubis par des arcs évidemment inégaux.

2° *Dimensions.* On peut distinguer, à cet égard, des bassins grands, moyens et petits. J'ai déjà dit que ces variétés étaient liées au développement plus ou moins considérable du squelette, et surtout des membres abdominaux ; mais elles peuvent aussi en être indépendantes. Les dimensions du bassin contrastent alors avec le développement des autres parties du système osseux : c'est ainsi qu'un bassin plus petit que dans l'état normal peut se rencontrer chez un sujet d'une stature élevée, et un bassin réellement grand chez un sujet dont la stature n'est pas en rapport avec ce développement ; double circonstance qui justifierait exceptionnellement une opinion assez commune et que j'ai précédemment combattue (1). Les différences que j'ai signalées plus haut, quant à la configuration, font voir d'un autre côté que les dimensions du pelvis peuvent être exagérées ou restreintes en des points limités. C'est ainsi que le redressement, ou, au contraire, le renversement très-prononcé des fosses iliaques, le rapprochement ou l'écartement considérable des épines ischiatiques, ou des branches ischio-pubiennes, peuvent diminuer ou accroître partiellement les dimensions du grand bassin et de l'arcade pubienne.

3° *Éléments constituants.* Les variétés, à cet égard, sont également remarquables. Tantôt les os qui forment le bassin paraissent épais, solides, leurs bords libres sont marqués par des empreintes saillantes et raboteuses ; tantôt, au contraire, ils se distinguent par une extrême délicatesse, une douceur de forme, une ténuité et une légèreté remarquables. Ces particularités, qui sont le plus souvent originelles, dépendent souvent aussi des habitudes différentes de la vie. Ainsi que je le dirai plus loin, elles sont surtout sensibles et presque caractéristiques dans les races.

Les différences relatives à la forme, aux dimensions et

____

(1) V. page 72.

à la composition du bassin, et que je viens d'exposer, ne doivent nullement être confondues avec les vices de conformation de ce canal ; ce sont de simples variétés qui n'en altèrent pas les qualités essentielles et ne nuisent en rien à l'accomplissement des fonctions auxquelles il prend part.

3° DU BASSIN CONSIDÉRÉ RELATIVEMENT AUX RACES.

Le bassin dont j'ai exposé les caractères est celui de la race blanche ou caucasique : c'est aussi celui qu'il importait de décrire avant tout autre, car il est le sujet à peu près exclusif de notre étude, et la plupart de nos applications théoriques ou pratiques sont fondées sur la connaissance de ses dispositions ; cependant le bassin, comme d'autres parties du squelette, présente dans les diverses races humaines des différences dont l'étude a un assez grand intérêt. Ainsi qu'on peut aisément le pressentir, c'est surtout aux deux degrés extrêmes de l'échelle humaine qu'il est possible de trouver des différences frappantes et distinctives, c'est-à-dire dans la race blanche d'une part, et dans la race nègre ou éthiopienne de l'autre. D'ailleurs, dans l'état actuel de la science, il est difficile que cette étude soit plus étendue ; c'est donc du bassin de la race nègre ou éthiopienne que je vais exposer les caractères.

La région iliaque de l'os coxal chez la négresse a une direction presque verticale, et qui contraste avec l'inclinaison de cette partie dans la race blanche. L'extrémité postérieure de la crête iliaque est beaucoup plus élevée ; cette partie de l'os coxal est aussi manifestement moins large dans le sens antéro-postérieur, d'où résulte dans le même sens, une moindre étendue des hanches. Le diamètre antéro-postérieur du détroit abdominal est moins long, et les épines et les tubérosités ischiatiques sont plus rapprochées. Enfin selon

M. Vrolik le sacrum serait plus rétréci, et il aurait sous ce rapport chez la négresse un caractère de masculinité que l'on
n'observe pas chez la femme blanche (1). Ces diverses circonstances donnent au canal pelvien dans cette race une forme
particulièrement allongée, et un cachet évident d'infériorité
relativement au bassin de la race caucasique.

Mais la plupart des conditions anatomiques qui précèdent sont beaucoup plus prononcées encore dans une
variété de la race nègre qui, se distinguant du type primitif par les habitudes d'une vie plus sauvage, et par un
moindre développement de l'intelligence, s'en distingue aussi
par une conformation plus accentuée, je veux parler des

Fig. 39. (2)

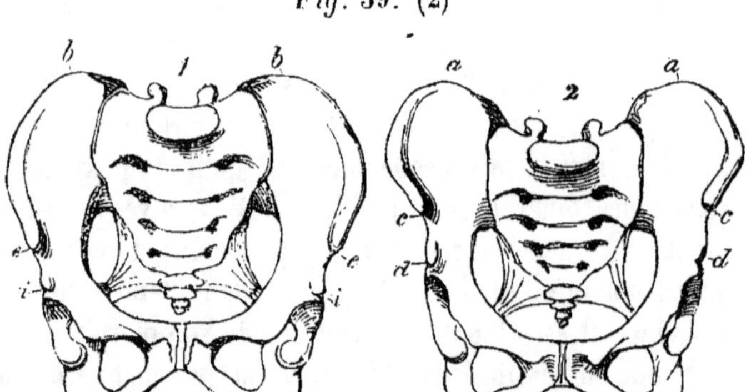

Boschismans. La hauteur des os des îles déjà remarquable
chez la négresse, l'est plus encore chez la femme boschis-

(1) Je dirai plus loin, page 87, que cette particularité indiquée
par M. Vrolik n'a pas probablement la signification qu'il lui donne.

(2) J'ai emprunté ces deux figures qui représentent, l'une, le
bassin d'une femme boschismanne, l'autre, le bassin d'une femme
européenne, à l'atlas du professeur Vrolik, et je les ai réunies sur
une même planche, afin d'en rendre les différences plus sensibles.

manne, chez elle la partie la plus elevée de la crête iliaque atteint en effet le milieu au moins du corps de la quatrième vertèbre lombaire, *a a*, n° 2, (fig. 39), au lieu de s'arrêter comme dans le bassin de la race blanche au niveau de l'articulation de la quatrième avec la cinquième vertèbre des lombes ; *b b*, n° 1, (fig. 39). Le peu de largeur de ces os dans le sens antero-postérieur, contraste comme chez la négresse avec leur étendue verticale. De même que chez celle-ci, l'os coxal plus épais ne présente pas la transparence limitée, que l'on remarque au centre de la fosse iliaque dans les bassins de la race blanche et de la race mongolique. Les épines iliaques antero-supérieures *c c*, n° 2, sont aussi plus rapprochées, et en raison de la direction presque verticale des fosses iliaques, ces épines sont presque directement placées au-dessous des épines iliaques antero-inférieures, *d d*. Cette disposition diffère manifestement de celle de ces saillies osseuses dans le bassin de la femme blanche chez laquelle, à cause de l'inclinaison des fosses iliaques, elles sont obliquement superposées, *e e*, n° 1. De ces particularités de conformation résulte une forme allongée et comme cylindrique du canal entier, beaucoup plus prononcée encore que dans le bassin de la négresse. Si l'on ajoute à ces traits, l'aplatissement antero-postérieur du fémur qui tient à ce bassin, la brièveté et la presque rectitude du col de cet os, il est impossible de n'être pas frappé du caractère d'animalité qui distingue ce bassin et celui de la négresse et qui rapproche l'un et l'autre du bassin des singes.

Le professeur Vrolik pense que cette forme particulière du pelvis de la race éthiopienne, est en rapport avec la forme du crâne fœtal qui doit le traverser ; je ne saurais ni adopter ni combattre cette opinion, car je ne suis pas en mesure de la juger par l'étude comparative de la forme du crâne fœtal de la race nègre, et de celle du bassin qu'il est destiné à parcourir. Il me paraît seulement permis de conjecturer que les dimensions générales de ces bassins, évidemment inférieures à celles du bassin de la race blanche, sont en rapport avec le volume moindre de la tête du fœtus nègre. Aussi peut-on regretter que le savant auteur du mémoire dont je viens de parler, ait fondé son opinion, bien moins sur cette comparaison nécessaire que sur l'examen insuffisant d'une tête d'Hottentot adulte, et sur la justesse très-contestable des idées de **M. Weber** (1).

A ce qui précède se bornent à peu près nos connaissances réelles sur la conformation du bassin dans les diverses races humaines. L'intervalle qui sépare la race blanche de la race nègre, est occupé seulement par la race jaune ou mongolique, si l'on adopte la classification de Cuvier, ou par un assez grand nombre de races distinctes, ou même d'espèces, si l'on adopte la classification de quelques autres naturalistes (2). Or, les caractères anatomiques distinctifs de cette race ou de ces espèces, pour ce qui concerne le système osseux en général, et le bassin en particulier, n'ont été le sujet d'aucun travail important et complet.

Un mémoire plein d'intérêt du professeur Vrolik, auquel j'ai fait allusion un peu plus haut, et dans lequel j'ai puisé une partie de ce qui est relatif au bassin de la race nègre, contient cependant une description très-exacte du bassin d'une femme de Java, mais cette description ne peut être considérée que comme remplissant très-imparfaitement la lacune que je viens

(1) Considérations sur la diversité des bassins de différentes races humaines. Traduction française. Amsterd. 1826, p. 22 et 23.

(2) Dictionnaire classique d'histoire naturelle, t. 18, 1825, in-8°, art. Homme.

de signaler. Il n'est pas certain, en effet, que les Javanais soient des représentants directs de la race mongolique; ce sont évidemment des individus d'origine malaise, et à ce titre ils constituent peut-être une race tout à fait distincte (1). De plus il n'est pas impossible que sous le nom de la race mongolique Cuvier ait compris indépendamment de la race malaise, un certain nombre d'autres types primitifs dont l'histoire anatomique, eu égard à ce qui nous concerne, fait absolument défaut; cette lacune néanmoins n'est peut-être pas trop regrettable quant au bassin, car il est bien probable que dans des races qui ne s'éloigneraient pas de la nôtre par des caractères nombreux et très-frappants, les différences ne seraient pas assez sensibles pour être parfaitement distinctives et qu'elles pourraient se confondre avec les variétés quelquefois assez notables du bassin de la race blanche.

La description du bassin de la Javanaise dont j'ai parlé plus haut en est presque la preuve ; cette partie, dit M. Vrolik, est remarquable par sa délicatesse, sa légèreté, la forme à peu près ronde du détroit supérieur, le peu de proéminence de l'angle sacro-vertébral, le rapprochement intérieur des épines ischiatiques. Ces dispositions qui, isolées et même réunies ne seraient pas difficiles à trouver exceptionnellement sur le bassin de la race blanche, coexistent dans le bassin de la Javanaise avec des dimensions à très-peu de chose près semblables à celle de nos bassins. Aussi y-a-il lieu de penser que M. Vrolik se sera trompé lorsque, se fondant sur un fait cité dans son mémoire, il dit que l'accouchement n'est laborieux chez les Javanaises que quand leur grossesse est le résultat de relations intimes avec des Européens, parce qu'alors la forme de la tête fœtale n'est pas en rapport avec celle du canal

(1) Dumeril. Zoologie analytique.

qu'elle doit franchir. Cette conclusion ne saurait être fondée ; les alliances, légitimes ou non, des femmes indigènes de Java avec des Européens sont très-communes et les accouchements qui en résultent sont presque toujours très-faciles. Le fait indiqué par M. Vrolik est sans doute très-exact, mais il doit être considéré comme une rare exception (1).

4° DU BASSIN CONSIDÉRÉ RELATIVEMENT AUX SEXES.

Le bassin de la femme ressemble au bassin de l'homme quant à la forme et aux dispositions générales ; cette similitude répond à ce que leurs usages respectifs ont de commun. Ils sont en effet destinés l'un et l'autre à contenir et à protéger des organes importants, à supporter le poids du tronc, à prêter un point d'appui solide aux membres abdominaux et à offrir des surfaces d'insertion fort étendues à des muscles puissants et nombreux, aussi se ressemblent-ils pour ces raisons essentielles. Mais le bassin de la femme diffère de celui de l'homme comme organe de sustentation et de protection spéciales et comme moyen de transmission, c'est-à-dire par des caractères qui sont en rapport avec sa destination génératrice.

Fig. 40.

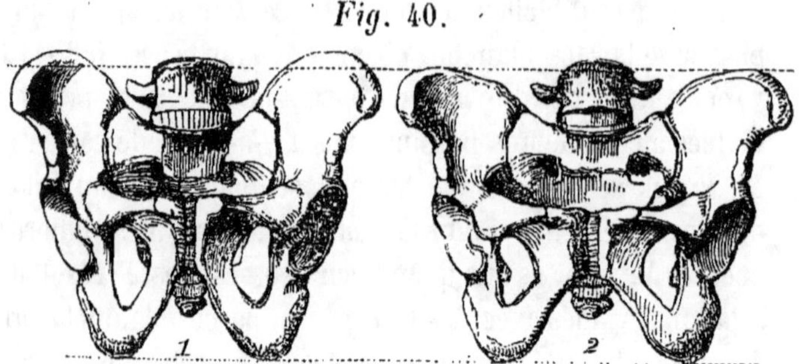

Ce qui frappe dans le bassin de la femme, fig. 40, n° 2,

(1) Vrolik, loc. cit. page 25.

comparé à celui de l'homme, c'est d'abord la prédominance de son étendue transversale et antero-postérieure sur son étendue verticale. Le bassin de la femme paraît en conséquence offrir plus de capacité horizontale et moins de profondeur ou de hauteur que celui de l'homme. L'étendue transversale la plus grande étant à la hauteur comme 9 à 5 1/2 chez la femme, tandis qu'elle est comme 9 à 7 chez l'homme. Ainsi les diamètres transversaux du grand bassin, de l'excavation et des détroits sont plus grands chez la femme, une différence semblable existe relativement aux diamètres antero-postérieurs des mêmes parties du petit bassin. C'est, en second lieu, la légèreté, la délicatesse apparente, la ténuité, le poli des surfaces et des bords osseux dans le bassin de la femme, qui contrastent avec la force, la solidité apparente, l'épaisseur, la rudesse des surfaces et des bords, et enfin la saillie des empreintes musculaires qui se font remarquer dans les éléments osseux du bassin de l'homme. A ces caractères principaux et dominants, les anatomistes en ajoutent d'autres que je vais exposer, mais qui sont beaucoup moins remarquables.

Les crêtes iliaques sont plus longues, moins élevées et moins sinueuses, cette dernière disposition dépend surtout de l'incurvation moindre de l'extrémité antérieure de ces crêtes ; elles semblent en s'élevant, s'éloigner davantage de la symphyse sacro-iliaque et se porter dans une direction un peu transversale, de sorte que les fosses iliaques externes sont plus postérieures et moins latérales que chez l'homme. De cette particularité me paraît résulter surtout la largeur évidente et un certain aplatissement caractéristique de la partie postérieure et supérieure du bassin chez la femme. L'espace compris entre les épines iliaques antero-supérieures est plus étendu. Les fosses iliaques internes sont un peu plus inclinées et plus planes, l'angle sacro-vertébral est plus

proéminent; le détroit abdominal se distingue par sa
forme elliptique du détroit abdominal presque triangulaire du bassin de l'homme. Chez la femme, le sacrum ne
constitue ordinairement qu'un
peu plus du quart de la circonférence de ce détroit, tandis
qu'il en constitue le tiers chez
l'homme. Ce rapport est loin de
confirmer l'opinion exprimée à
cet égard par quelques auteurs
recommandables (2) qui considèrent la prédominance de lar-
geur du sacrum comme un signe distinctif du bassin de la
femme; il est vrai que cette prédominance existe quelquefois, constituant, eu égard à la tenuité relative des vertèbres
lombaires, une sorte de contre-sens anatomique, mais ce
que les auteurs dont je viens de parler considèrent comme
la règle, ne me paraît être qu'une exception. Il résulte de
cette moindre largeur du sacrum lorsqu'elle existe, que
l'ampleur du détroit abdominal chez la femme dépend
essentiellement de ce que la ligne innominée de son bassin décrit un arc beaucoup plus prononcé qu'il ne l'est

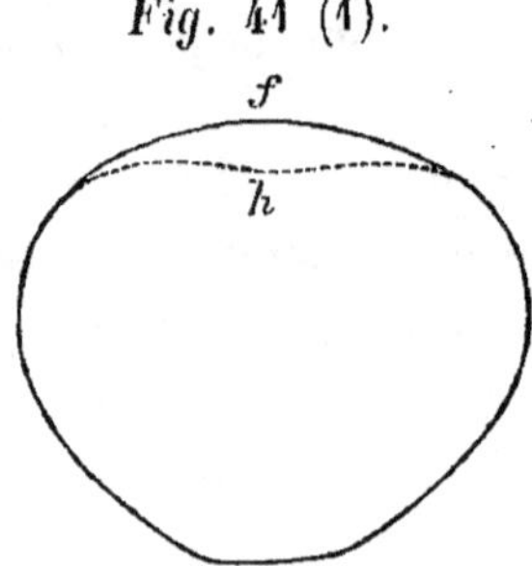

Fig. 44 (1).

(1) Cette figure représente le contour du détroit abdominal chez
la femme et chez l'homme; la ligne ponctuée indique la direction
qu'il offre chez le second. Ainsi l'on peut voir en même temps la
forme de ce détroit dans les deux sexes; forme elliptique *f* chez la
femme, triangulaire *h* chez l'homme. La partie postérieure de ces
deux traits ne répond pas à l'angle sacro-vertébral, mais plus bas,
à la face antérieure du sacrum en un point parfaitement de niveau avec la ligne innominée.

(2) Meckel. Manuel d'anatomie générale, descriptive et pathologique. Traduction de Jourdan, pag. 9. Vrolik, *Loc. cit.* p. 9.

chez l'homme. Le sacrum est plus courbe transversalement, et de haut en bas, il se distingue de celui de l'homme sous ce dernier rapport en ce qu'il est plus régulièrement concave dans une grande partie de son étendue verticale, au lieu de se terminer inférieurement comme celui de l'homme par une courbure brusque et très-prononcée. La symphyse des pubis a moins d'étendue verticale, les tubérosités ischiatiques sont plus écartées. L'arcade pubienne est plus arrondie à sa partie supérieure, où elle constitue un angle de 90 à 100 degrés tandis qu'il n'est que de 70 à 80 chez l'homme, et les branches ischio-pubiennes par lesquelles elle est surtout formée, sont plus écartées, et présentent un déjettement particulier de leur bord interne en dehors, disposition qui concourt beaucoup à augmenter l'étendue de cette arcade ; enfin les cavités coty-loïdes chez la femme sont moins profondes et moins larges que chez l'homme.

Ajoutons enfin que les symphyses du bassin chez la femme paraissent moins serrées et moins disposées à se souder que chez l'homme, et qu'en particulier, l'articulation sacro-coccy-gienne présente chez la première une mobilité beaucoup plus remarquable et aussi, plus persistante. Cette circonstance anatomique se lie intimement aux nécessités de la parturition.

Les développements qui précèdent prouvent assez que le bassin de la femme diffère de celui de l'homme. Mais cette dissemblance n'est pas aussi générale que le ferait penser la multiplicité des différences que la plupart des anatomistes ont signalées, et surtout le contraste exagéré des figures de bassin d'homme et de femme qu'ils ont souvent ajoutées à leur description. Le bassin de la femme diffère du bassin de l'homme dans les points, où il importait particulièrement qu'il en fût ainsi. Ailleurs, ces différences sont beaucoup moins constantes, moins prononcées et moins distinctives.

Le petit bassin, chez la femme, contient un plus grand nombre d'organes que celui de l'homme; et non-seulement il doit leur offrir un espace suffisant dans les conditions ordinaires de la vie, et même pendant les premières périodes de la grossesse; mais il doit pouvoir livrer passage à un fœtus parvenu au terme régulier de son développement. L'excavation, chez elle, est en conséquence appropriée à cette destination; aussi cette partie du bassin est-elle manifestement plus ample et plus courte que chez l'homme. Toutes les particularités de forme qui sont la conséquence, en quelque sorte nécessaire de cette première et essentielle disposition, sont à peu près constantes comme elle; par exemple, la forme elliptique du détroit supérieur, l'incurvation plus marquée et plus uniformément répartie dans toute la hauteur du sacrum, l'écartement plus considérable des épines et des tubérosités de l'ischion, enfin l'obliquité plus grande, et la torsion excentrique des branches ischio-pubiennes.

Quant au grand bassin, ses limites étant beaucoup moins restreintes, et l'extensibilité de sa paroi antérieure lui donnant la possibilité d'un agrandissement presque indéfini, des dispositions spéciales n'y étaient pas également nécessaires; aussi l'élévation, la longueur, les sinuosités des crêtes des ilions, l'inclinaison et la concavité des fosses iliaques, présentent-elles souvent chez la femme les mêmes caractères que chez l'homme, et il est facile d'en trouver la preuve dans les variétés individuelles nombreuses que j'ai précédemment indiquées, puisque la plupart d'entre elles consistent en des altérations qui rapprochent le bassin de la femme de celui de l'homme. L'étendue transversale, même de cette partie du bassin, à la hauteur des crêtes iliaques, signalée et figurée comme une des circonstances les plus distinctives du bassin de la

femme, l'est beaucoup moins par elle-même que par l'é-
troitesse proportionnelle du tronc au niveau de la base

Fig. 42.

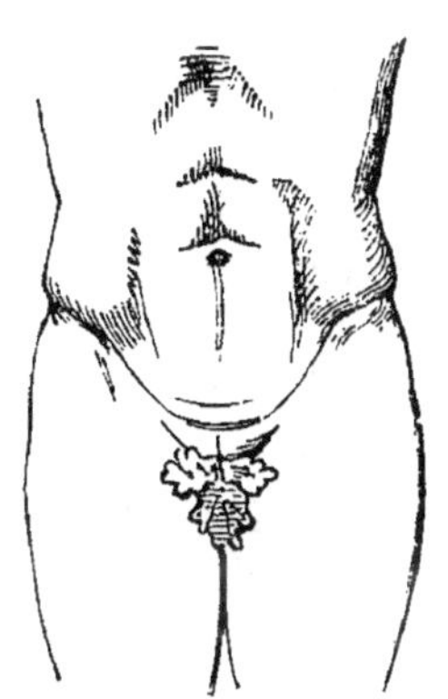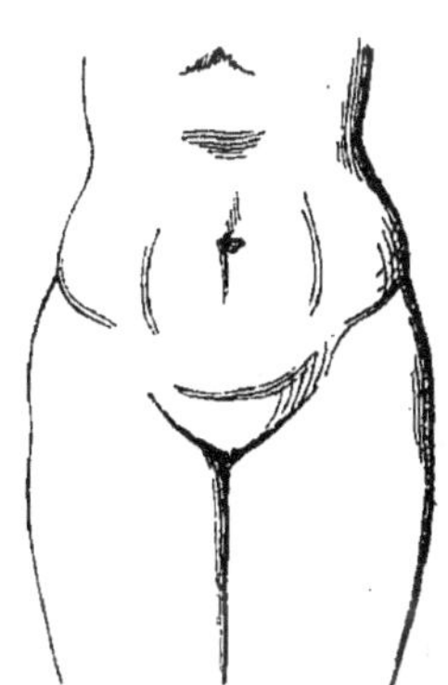

du thorax et des flancs. En effet, la saillie si apparente des
hanches sur la femme vivante, dépend beaucoup moins de la
largeur réelle du grand bassin que de la disposition particulière que je viens de rappeler ; et il en est tellement ainsi,
qu'une conformation semblable, quand elle existe exceptionnellement chez l'homme, donne à son bassin la même largeur apparente qu'à celui de la femme. L'on comprendra
d'ailleurs sans peine que cela soit, si l'on songe que la
différence de développement entre les deux cavités pelviennes
chez l'un et chez l'autre, lorsqu'elles sont régulièrement
conformées, n'est généralement que de 10 à 12 millimètres.

5° DU BASSIN CONSIDÉRÉ RELATIVEMENT AUX AGES.

Le bassin ne présente pas la même conformation à toutes
les époques de la vie, très-peu développé relativement aux
autres parties du squelette, chez l'enfant nouveau-né, il se
distingue alors et jusqu'à la puberté, par des caractères fort
remarquables ; mais comme la description du bassin dans

cette première période de la vie peut se rattacher à celles du fœtus à terme ou de l'enfant qui vient de naître, je me propose de ne le décrire qu'à l'occasion de l'histoire anatomique de ce dernier. Je me contenterai en conséquence de cette simple mention, afin de ne pas anticiper sur une étude qui me paraît devoir être mieux placée ailleurs.

6° DU BASSIN CONSIDÉRÉ RELATIVEMENT AUX ESPÈCES.

Un bassin, c'est-à-dire, ainsi que cette dénomination l'implique, un évasement osseux de l'extrémité abdominale du tronc, assez ample pour supporter, contenir et protéger des viscères importants, et pour servir de base de sustentation à la partie supérieure du corps, est l'attribut exclusif de l'homme. Le bassin des mammifères, de ceux mêmes qui, par leur conformation, se rapprochent le plus de l'espèce humaine, en diffère par des caractères essentiels et nombreux qui sont en rapport avec la différence de ses destinations. Une description minutieuse de cette partie du système osseux chez ces animaux serait déplacée dans cet ouvrage; aussi me contenterai-je de quelques considérations qui ne seront pas sans intérêt pour l'étude qui nous occupe.

Le bassin des mammifères inférieurs à l'homme est essentiellement un moyen de connexion interposé entre le tronc et les membres postérieurs, et, chez les femelles, un canal de transmission, comme il l'est chez la femme. Il contient les extrémités terminales des organes digestifs, génitaux et urinaires, mais ne supporte et ne renferme aucun des viscères abdominaux. S'il sert de soutien à l'extrémité postérieure du tronc, il ne reçoit, en raison de la direction horizontale du corps, que le poids de cette extrémité seule. De ces destinations beaucoup plus restreintes que chez l'homme, résultent des différences considérables dans la structure et l'importance de cette partie.

Le grand bassin, placé dans un direction parallèle à celle de la colonne vertébrale, et superposé aux viscères abdominaux, au lieu d'y être sous-jacent, ainsi qu'il l'est chez l'homme, ne saurait, en conséquence, leur servir de support ; aussi n'existe-t-il pas, à proprement parler, comme cavité, mais comme point d'appui et surface d'insertion étendue et solide pour les muscles moteurs des membres abdominaux. Afin de répondre à cette destination limitée, les os iliaques ne représentent, relativement aux larges ilions de l'espèce humaine, que des ailes étroites, plates et allongées. C'est exclusivement par cette partie que le bassin est uni au tronc, l'articulation sacro-coxale étant très-rapprochée de la crête iliaque, et le sacrum étroit et court, formant tout entier la paroi supérieure du grand bassin.

Fig. 43 (1).

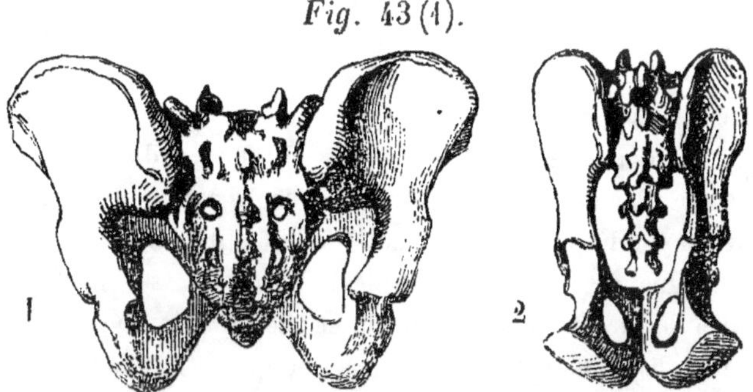

Le petit bassin, horizontal comme le précédent, est constitué, 1° par la portion des os iliaques comprise entre la

(1) Les figures 43 et 44 représentent le bassin de la femme et celui d'un mammifère vus postérieurement dans la fig. 43, et latéralement dans la fig. 44. Dans la fig. 43, n° 2, on voit la symphyse du pubis tout entière, la queue seule la cacherait si on l'avait prolongée, tandis que cette même symphyse est complète-

base des ilions et la cavité cotyloïde, portion très-courte
chez l'homme, et, au contraire, allongée, rétrécie et très-
obliquement dirigée en arrière chez les mammifères; 2° par
des os pubis et ischions, qui, réunis par une longue symphyse pubienne horizontalement dirigée en bas, forment bien
moins un canal qu'une gouttière; celle-ci, rejetée en arrière bien au-delà du sacrum, est complétement ouverte
dans sa partie supérieure et y est seulement en rapport,

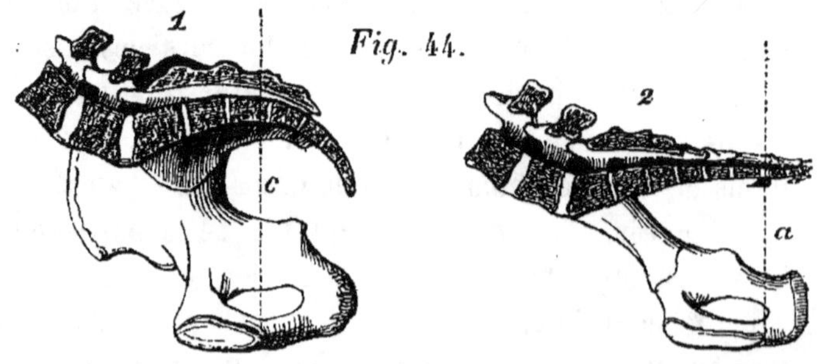

soit avec l'appendice coccygien très-mobile du sacrum,
soit avec les vertèbres, plus mobiles encore de la queue.

ment couverte par le sacrum dans le bassin de la femme n° 1.
La figure 44 présente la même disposition rendue plus évidente
encore. Une ligne verticale, c, tirée de la partie postérieure de la
symphyse du pubis sur le bassin de la femme aboutit au milieu de
la longueur du sacrum. La même ligne, a, sur l'autre bassin,
laisse le sacrum bien loin d'elle et aboutit à la queue. Il résulte
de ces dispositions très-différentes que quand la tête du fœtus humain pénètre dans le bassin, elle est nécessairement comprise entre
la résistance de la symphyse pubienne d'une part, et celle que lui
oppose d'autre part la face antérieure immobile du sacrum, et qu'au
contraire, quand la tête du fœtus d'un mammifère quadrupède, est
en rapport avec la symphyse pubienne, c'est-à-dire dès qu'elle pénètre dans le bassin, elle n'a au-dessus d'elle d'autre résistance
osseuse que celle d'une queue mobile.

A ces dispositions il faut ajouter que le sacrum de ce bassin et son appendice coccygien ou caudal sont la prolongation directe et non anguleuse, comme chez l'homme,
de la colonne vertébrale. Il résulte de cette circonstance,
ainsi que de la rectitude du sacrum, qu'un seul axe, représenté par une ligne droite, peut traverser de part en
part le bassin des mammifères, et qu'un corps étranger,
qui doit franchir un canal ainsi conformé, n'a qu'un trajet
simple et direct à parcourir. Il en résulte, de plus, que ce
corps étranger ne peut être compris entre deux parois résistantes que dans une partie très-circonscrite de ce trajet,
c'est dans le point du canal interposé entre les deux cavités cotyloïdes, et où il représente bien plutôt un anneau qu'un conduit. Plus loin, le petit bassin ne consiste plus, ainsi que je l'ai dit, qu'en une gouttière osseuse
à paroi inférieure. Cette conformation, qui réunit les deux
conditions les plus propres à diminuer les résistances, savoir,
la rectitude et la brièveté du canal, est tout à fait favorable au
part, et se lie intimement à la station quadrupède. Il ne
manque plus au bassin des mammifères, pour posséder les
dispositions les plus heureuses, que d'être complété par
des parties molles, qui n'en altèrent ni la forme ni la capacité, et d'être traversé au moment de la parturition par des
corps dont le volume proportionnel soit en rapport avec ses
dimensions : or, il en est précisément ainsi. Ce qui me reste
à dire du bassin de l'homme prouvera que l'habitude et la
nécessité de la station bipède ont des résultats très-différents.

7° DU BASSIN CONSIDÉRÉ RELATIVEMENT A SES USAGES.

Le bassin de la femme prend une part indispensable à
l'accomplissement de deux fonctions importantes, la géné-

ration et la locomotion. Il sert en outre, ainsi que je l'ai déjà dit, à supporter, à contenir et à protéger plusieurs organes essentiels. La description que j'ai déjà donnée de cette cavité, et ce que j'en dirai nécessairement encore en exposant les phénomènes de la grossesse et de l'accouchement, me dispensent de l'étudier ici sous ces différents rapports ; je me contenterai maintenant de faire connaître ses usages relativement à la locomotion, mais dans le but surtout de signaler l'influence que cette destination a exercée sur ses dispositions comme moyen de support et de protection et comme canal destiné au passage du fœtus pendant l'accouchement.

Le bassin, dans l'espèce humaine, supporte, non pas seulement une partie du tronc, comme celui des mammifères quadrupèdes, mais le tronc à peu près entier et les membres supérieurs. Il offre à ces parties une base de sustentation large et solide sans que ces qualités puissent nuire d'ailleurs à l'energie et à l'agilité des mouvements. Pour remplir cette destination le bassin est composé d'os larges et résistants disposés de manière à former un anneau complet. Celui-ci, dans les circonstances où sa plus grande solidité est requise, pendant la station par exemple, résiste à l'effort qu'il supporte à l'aide de deux conditions essentielles, savoir : la force des éléments osseux qui le constituent, et la direction selon laquelle il est interposé entre la colonne vertébrale et les membres inférieurs.

La force des os est surtout remarquable dans le sacrum qui par son épaisseur, sa largeur, sa longueur, l'étendue et la solidité de son articulation avec les os coxaux, se distingue du sacrum plat, étroit et court des mammifères. Elle ne l'est pas moins dans la portion de l'os coxal comprise entre la facette auriculaire et la cavité cotyloïde, portion qui forme la base de l'ilion et dont la brièveté et le volume, dans l'espèce humaine, contrastent avec la longueur et la ténuité qu'elle présente comparativement chez les autres animaux. Aux avantages que produit cette première disposition, s'ajoutent ceux qui résultent d'une direction convenable.

Le bassin est placé entre la colonne vertébrale et les membres abdominaux de manière à représenter, dans la station, un anneau trés-obliquément situé. Celui-ci reçoit par sa partie la plus élevée le poids du tronc et il s'appuie par ses parties latérales et antérieures sur les fémurs. Or, cet anneau osseux peut être idéalement décomposé en deux moitiés, ou en deux arcs à peu près égaux, l'un supérieur, dont la partie moyenne soutient la colonne vertébrale et dont les extrémités répondent aux cavités cotyloïdes et aux fémurs. L'autre inférieur, dont le milieu est à la symphyse pubienne, et dont les extrémités, répondant également aux cavités cotyloïdes, se confondent avec celles de l'arc opposé. Cette division fictive du bassin exprime exactement le rôle qu'il remplit dans la station. La partie supérieure représente une voûte ou une arche que complète et fortifie la moitié inférieure, laquelle constitue une arche renversée. Cette dernière, en effet, concourt puissamment à la résistance de l'arche supérieure de plusieurs manières, soit parce qu'elle forme un arc-boutant qui prévient le rapprochement ou l'écartement des extrémités de l'arc supérieur, et par conséquent son affaissement latéral ou vertical. Secondement, parce qu'elle divise et absorbe une partie de l'effort que l'arche supérieure aurait exclusivement supporté (1). D'une autre part, le bassin placé au-dessous de

______

(1) Cette comparaison appartient à Denman. Il s'en est servi pour démontrer les effets que peut produire la transmission d'une partie du poids du corps à la symphyse des pubis dans la station, transmission douloureuse quand cette symphyse est malade.

la cavité abdominale concourt à sa formation et en constitue
la partie la plus déclive; il supporte donc en partie, soit
directement, soit indirectement, le poids des viscères abdominaux; il doit résister à la pression qu'ils exercent par leur
propre pesanteur et à celle qui résulte de l'impulsion que

C'est pour lui donner une conséquence physiologique différente que
je la lui ai empruntée, et il ne sera pas inutile pour l'intelligence
même de l'influence que je prête à cette disposition, de rappeler
les propres expressions de Denman.

« Les conséquences de la séparation des os du bassin, ou de leur
disposition à se séparer, seront plus clairement comprises si l'on
considère le bassin comme une arche qui supporte le poids du corps.
Sous ce point de vue le sacrum représente la clef de la voûte, les
os coxaux depuis le sacrum jusqu'aux cavités cotyloïdes représentent les pendentifs, et les membres inférieurs les culées;

« Si l'on place sur une arche un poids supérieur à la résistance
qu'elle peut offrir, on voit se produire l'une des conséquences qui
suivent : ou bien la clef de la voûte s'échappe, ou les pendentifs
s'affaisent, ou les culées s'écartent. Afin de prévenir les deux premiers accidents on est dans l'habitude de répartir également les
corps pesants sur les diverses parties de l'arche, faute de quoi, deux
effets opposés pourront avoir lieu; si la clef est trop chargée, les
pendentifs céderont, et si au contraire la charge est excessive sur
ces derniers, la clef de la voûte sera forcée.

« Lorsque l'on veut donner à une voûte la plus grande force possible on construit ce qu'on appelle une contre-voûte (*a counter
arch*), qui, prolongeant la voûte, la convertit en un anneau circulaire ou de toute autre forme, cette disposition nouvelle change la
direction de l'effort qui aboutissait précédemment aux extrémités
de la corde de l'arc. Cet effort est conduit au milieu de la contre-
voûte et est supporté par la partie que l'on nomme le sinus de
l'arche.

« Si cette comparaison du bassin avec une arche est admissible,

leur communiquent les contractions des muscles abdominaux
et du diaphragme. Pour soutenir ces efforts, le sacrum et le
coccyx présentent une incurvation antérieure, à l'aide de
laquelle ils forment un plancher osseux partiel, que nous
verrons complété par des parties molles. Ces conséquences
naturelles et nécessaires de la part que le bassin prend à la
locomotion, et surtout à la station bipède, et qui leur sont
évidemment favorables, réagissent d'une manière moins
heureuse sur celle qu'il prend à la parturition. La longueur et
l'incurvation du sacrum et du coccyx, la situation de l'arc inférieur du bassin qui, pour soutenir et fortifier efficacement
l'arc supérieur, doit lui être directement opposé, et se trouver
par conséquent en regard de la partie supérieure du sacrum,
au lieu d'en être très-éloigné comme chez les autres mammifères, changent chez l'homme en un canal long et
courbe le bassin droit et court des mammifères quadrupèdes.
Nous verrons ultérieurement que ces dispositions donnent
aux organes génito-urinaires, chez la femme, une direction
exclusivement propre à l'espèce humaine, et que l'adjonction des parties molles en exagérant encore la longueur,
et l'incurvation du bassin, exerce sur la parturition humaine
une influence remarquable.

nous pouvons considérer toute la partie inférieure de ce canal osseux comprise entre les cavités cotyloïdes comme une contre-voûte,
ou arche renversée, ce qui expliquera l'effort que doit supporter la
symphyse du pubis lorsque le poids qui presse sur sa partie supérieure est excessif. » — Denman. Introduction tho the practice of
midwifery, 7ᵉ edition, pag. 16.

ARTICLE V.

BASSIN REVÊTU DES PARTIES MOLLES.

La charpente osseuse du bassin que je viens de décrire est tapissée à l'extérieur et à l'intérieur par des parties molles, dont la description est le complément indispensable des notions qui précèdent.

I. PARTIES MOLLES DE LA SURFACE EXTÉRIEURE.

La surface extérieure du bassin est entièrement cachée par des muscles nombreux et forts, qui y prennent des points d'appui solides et très-étendus. Presque tous ces muscles se fixent par leur extrémité inférieure aux membres abdominaux, qu'ils sont destinés à mouvoir ; une couche de tissu cellulaire graisseux plus ou moins épaisse, et la peau, recouvrent les faisceaux charnus. Si l'on excepte les muscles grands fessiers dont les relations avec le détroit périnéal ne sont pas sans quelque importance, cette enveloppe musculaire et tégumentaire du bassin n'a pas de rapports directs avec le sujet de notre étude. Il n'en est pas de même des parties molles qui occupent les ouvertures ou la surface intérieure du bassin.

II. PARTIES MOLLES DE LA SURFACE INTÉRIEURE.

La vaste échancrure que le grand bassin osseux offre en avant est remplie sur le bassin, revêtu de ses parties molles, par le tiers inférieur, à peu près, de la paroi antérieure de l'abdomen dont j'exposerai ultérieurement la structure, et qui complète ainsi cette partie du canal.

La gouttière large et profonde que j'ai fait remarquer sur chacun des côtés de la dernière vertèbre lombaire est occupée et presque comblée, à droite et à gauche, dans le bassin complet, par un faisceau musculaire allongé et à peu près arrondi, c'est le *muscle psoas*, *a*, fig. 45. Chacune des deux fosses iliaques internes est remplie par un autre faisceau charnu, *b*, aplati, triangulaire comme la surface osseuse qu'il occupe, c'est le *muscle iliaque* ;. quelques rameaux nerveux, nés des branches lombaires antérieures, descendent sur ce faisceau musculaire, et on y distingue surtout le nerf crural *c*, dans un sillon remarquable placé entre les muscles psoas et iliaque. Ces deux muscles se confondent en avant et le faisceau unique *d*, qui de chaque côté résulte de leur union, sort du bassin, en passant sur l'éminence ilio-pectinée et sur la partie voisine de la branche horizontale des pubis, et va se fixer en dedans de la cuisse au petit trochanter *e*.

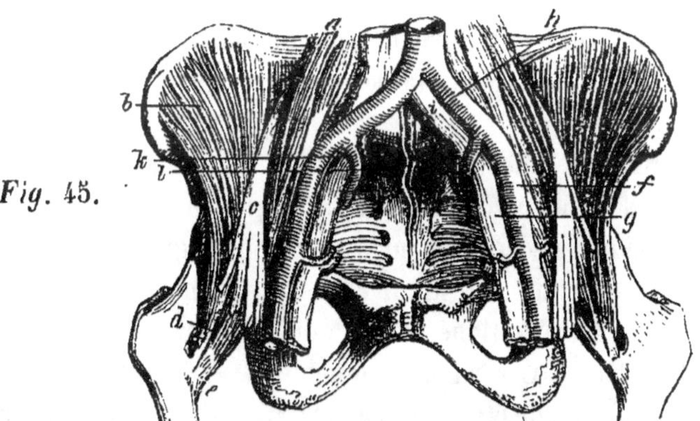

Fig. 45.

En dedans du muscle psoas se trouve l'*artère iliaque externe f*, et la veine du même nom *g* ; ces vaisseaux sont presque accollés au bord interne du muscle et le suivent pa. rallèlement depuis la symphyse sacro-iliaque jusqu'à la branche horizontale des pubis.

Les muscles iliaques et psoas sont immédiatement recouverts par une membrane fibreuse, solide, résistante, *le fascia iliaca*, aponévrose du muscle iliaque, ayant la forme et l'étendue des parties qu'elle tapisse. Cette membrane est fixée en haut et en dehors au ligament ilio-lombaire, et à la lèvre interne de la crête iliaque ; en bas elle se confond avec le tiers externe de l'arcade crurale dont je parlerai à l'occasion des parois de l'abdomen, et vers ce point elle se continue avec l'aponévrose fascia-lata de la cuisse. En dedans le fascia-iliaca se divise en deux lames, une profonde qui, après avoir tapissé le muscle psoas, s'attache à la portion correspondante du détroit supérieur, l'autre superficielle qui se porte un peu plus en dedans et enveloppe l'artère et la veine iliaques, ainsi que des ganglions lymphatiques et du tissu cellulaire adipeux voisin (1). Après avoir constitué cette gaîne des vaisseaux iliaques, le feuillet superficiel du fascia-iliaca, pénétrant dans l'excavation pelvienne, se confond avec une autre membrane fibreuse, le fascia-pelvia ou aponévrose pelvienne supérieure.

Sur cette membrane fibreuse et par conséquent sur les muscles et les cordons fibreux qu'elle recouvre, sont appliqués, à droite le cœcum, à gauche le colon iliaque. Ces deux portions du canal intestinal reposent immédiatement sur le feuillet aponévrotique, et ils y adhèrent par un tissu cellulaire assez lâche. Ces rapports immédiats n'existent toutefois que dans une petite étendue, partout ailleurs le fascia-iliaca est tapissé par le péritoine.

Il résulte des dispositions qui précèdent que le détroit supérieur est couvert latéralement par l'artère et la veine iliaques externes et par les muscles psoas, dont le bord interne domine et masque tout à fait le contour de ce détroit depuis

(1) Cette disposition a été indiquée par M. le docteur Jarjavey dans un travail que je rappellerai plus loin.

les symphyses sacro-iliaques jusqu'aux éminences ilio-pectinées.

La partie peu étendue du détroit abdominal qui est comprise entre le promontoire et la symphyse sacro-iliaque, est
recouverte et cachée par la cinquième branche des nerfs lombaires, par l'artère et la veine iliaques primitives, par l'origine
de l'artère iliaque interne *k* et la veine du même nom *l*, fig 45,
et à gauche par le commencement du rectum ; enfin la portion
antérieure du détroit comprise entre les deux éminences ilio-
pectinées est recouverte sur la ligne médiane, par la vessie et
sur les côtés par le péritoine. Elle est d'ailleurs comme embrassée par l'insertion de la paroi antérieure de l'abdomen,
laquelle y est fixée, ainsi que je l'ai indiqué déjà. Je dirai plus
loin comment le grand bassin et le détroit abdominal sont
modifiés, quant à leur étendue et à leur forme, par la présence
de ces parties molles.

Dans l'excavation, les fosses sous-pubiennes ou obtura-
trices sont occupées par les muscles obturateurs qui constituent de chaque côté un plan charnu assez mince et par les fibres les plus antérieures et les plus élevées du muscle re-leveur de l'anus.

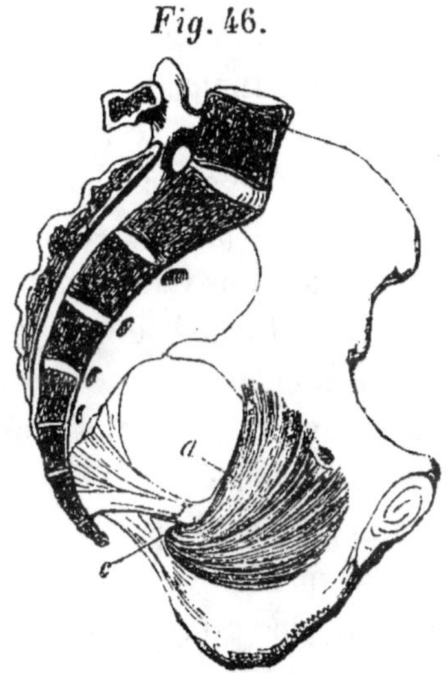

Fig. 46.

Le muscle obturateur *a*, fig. 46, de forme trian-gulaire, se fixe au con-tour et à toute la surface osseuse et membra-neuse de la fosse obturatrice ; de ces différents points les fibres qui le constituent semblent se diriger en bas et en dehors et se réunissent en un faisceau étroit et allongé, *c*. Celui-ci sort du bassin par le petit trou ischiatique et se réfléchissant sur une lame cartilagineuse dont la partie osseuse de cette ouverture est revêtue, il va se fixer à la cavité digitale du grand trochanter.

Le muscle obturateur est enveloppé comme les muscles iliaque et psoas par une membrane fibreuse spéciale. Celle-ci fixée comme le muscle même, à la circonférence de la fosse sous-pubienne s'étend sur les fibres charnues et leur fournit une enveloppe complète et solide.

La face postérieure de la symphyse et celle du corps des pubis sont recouvertes par la vessie qui adhère à ces parties à l'aide d'un feuillet du péritoine, d'un tissu cellulaire lamelleux très-lâche, sous-jacent à ce feuillet, et d'une aponévrose peu étendue, enfin de deux cordons fibreux latéraux qui sont les ligaments antérieurs de la vessie.

La face antérieure du sacrum et celle du coccyx sont en rapport avec le rectum. Cette partie terminale du gros intestin qui naît de la courbure sigenoïde du colon, est placée supérieurement au-devant de la symphyse sacro-iliaque gauche, puis elle descend en se rapprochant par dégrés de la ligne médiane qu'elle n'atteint réellement que vers le milieu de la hauteur du sacrum. Parvenu à l'extrémité du coccyx le rectum se dirige en avant, et après un trajet de 2 centimètres environ il se porte en bas, traverse les parties molles qui ferment le détroit inférieur et se termine par l'anus. Cet organe présente donc deux portions, l'une supérieure ou sacrée beaucoup plus longue et qui fait partie de la paroi pelvienne postérieure, l'autre inférieure, plus courte et qui constitue un des éléments du plancher du bassin. L'étendue des rap-

ports du rectum avec le sacrum, le coccyx et le plancher
pelvien, varie nécessairement selon le volume de cet intestin,
volume variable selon la quantité des matières fécales qu'il
contient, il en est de même de l'espace qu'il occupe dans
l'excavation et qui peut devenir très-considérable. Le rectum
est uni au sacrum et au coccyx par un repli du péritoine,
méso-rectum ; et par un tissu cellulaire lamelleux et lâche.
Ces circonstances anatomiques seront plus d'une fois rappelées dans le cours de cet ouvrage.

Les régions latérales du sacrum, en dehors des trous
sacrés antérieurs, et la grande échancrure ischiatique sont
occupées par le muscle pyramidal, *p*, fig. 47. Ce faisceau

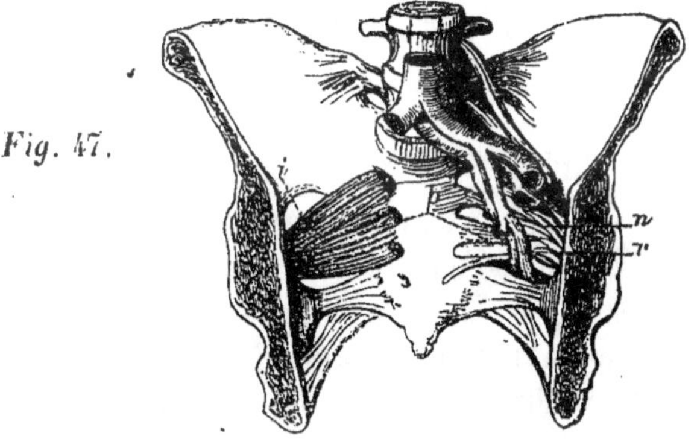

Fig. 47.

charnu se fixe par des languettes ou digitations distinctes
sur les espaces osseux qui séparent les trous sacrés antérieurs.
Celles-ci se réunissent bientôt et constituent une masse
triangulaire dont la partie moyenne couvre et ferme en
grande partie l'échancrure ischiatique et dont le sommet *i*,
après avoir traversé cette ouverture, va s'insérer à la surface
interne concave du grand trochanter. Sur la face antérieure
de ce muscle sont appliquées les branches antérieures des
nerfs sacrés qui, s'y réunissant et recevant en outre la branche

antérieure de la dernière paire de nerfs lombaires, et un rameau de la quatrième, y forment le plexus sacré *n*. Enfin l'artère et la veine iliaques internes ou hypogastriques *r* sont placées sur cette même face antérieure du muscle pyramidal.

Le muscle pyramidal de même que les muscles obturateurs et iliaques, est recouvert par une aponévrose qui lui est propre. Celle-ci, fixée à la circonférence des trous sacrés antérieurs, s'étend sur le muscle, engaîne en quelque sorte les nerfs sacrés qui y sont appliqués, et se résout en tissu cellulaire, à la naissance de son extrémité tendineuse.

Les points de l'excavation qui ne sont recouverts ni par des viscères ni par des fibres charnues, sont tapissées par des lames aponévrotiques dont je parlerai plus loin, et par le péritoine qui leur est uni à l'aide d'un tissu cellulaire adipeux très-lâche.

PLANCHER OU PAROI INFÉRIEURE DU BASSIN.

Le grand vide que l'excavation présente inférieurement, c'est-à-dire le détroit périnéal, est fermé sur le bassin pourvu de ses parties molles par un plancher ou paroi inférieure ; celle-ci est percée de trois ouvertures : ce sont l'anus ou l'extrémité terminale du rectum ; la vulve ou l'orifice externe du vagin ; et le méat urinaire ou l'orifice vulvaire de l'urètre. Elle est en conséquence traversée par ces trois conduits qui s'ouvrent à sa surface extérieure.

Le plancher du bassin est composé d'éléments divers dont la nature et la disposition offrent à beaucoup d'égards un très-grand intérêt.

Parmi ces éléments, les uns, fibreux, suppléent en quelque sorte la charpente osseuse qui manque dans cette ouverture inférieure du canal, et fournissent aux autres éléments des points d'appui ou des moyens de contention et de trans-

mission. Les autres sont musculaires, par conséquent contractiles, et le dernier enfin est cutané, c'est la peau, qui
forme la couche la plus extérieure, le plancher du bassin
est, en outre, pourvu d'une quantité plus ou moins considérable de tissu cellulaire et parcouru par des nerfs et par
des vaisseaux nombreux. Je commencerai, quoique ce ne
soit pas l'ordre descriptif ordinairement suivi, par faire connaître l'espèce de charpente fibreuse du plancher du bassin.
Il sera facile d'y ajouter ensuite les parties qu'elle renferme
ou qu'elle supporte.

APONÉVROSE PELVIENNE SUPÉRIEURE.

Le premier élément fibreux, en procédant de haut en bas,
c'est-à-dire de l'intérieur vers l'extérieur, est l'*aponévrose pelvienne supérieure* ou *fascia-pelvia ;* fig. 48, fixée en arrière,
sur la face antérieure du
sacrum et du coccyx, en
dedans des trous sacrés, et
en avant, sur la face in-
terne du corps des pubis
près de la symphyse, l'a-
ponévrose pelvienne s'é-
tend de chaque côté et
tapisse les régions anté-
rieure, latérales et postérieure de l'excavation. En
arrière et sur les côtés elle
occupe toute la hauteur des
parois, de *b* en *c* ; sur la

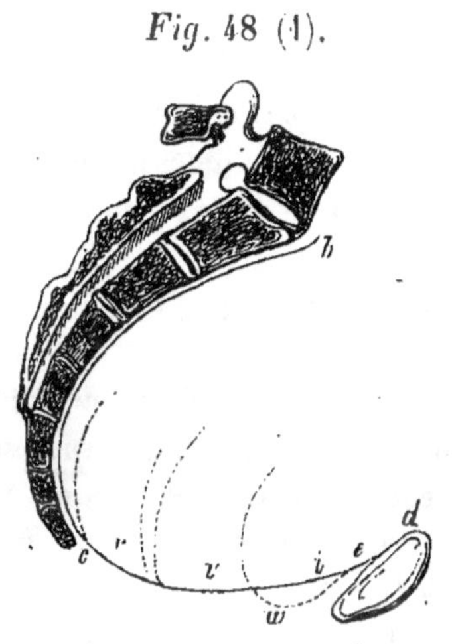

Fig. 48 (1).

demi-circonférence antérieure elle n'en tapisse que la moitié

(1) Cette figure et la suivante sont destinées à rendre plus intelligible la disposition de l'aponévrose pelvienne supérieure, qui ne

supérieure, de *d* en *e*, disposition importante et que je rappellerai un peu plus loin. Au niveau du bord du détroit abdominal, cette membrane se confond, en avant, avec l'aponévrose des parois abdominales, latéralement avec celle du muscle psoas et iliaque, *fascia-iliaca*, en arrière avec celle qui se prolonge sur la région lombaire, *aponévrose lombo-iliaque*. Inférieurement, cette membrane fibreuse s'étend comme un voile au-dessus du détroit périnéal de *c* en *i*, et le ferme en constituant dans cette dernière partie une sorte de diaphragme dont la face supérieure est concave et dont la face inférieure est convexe.

Ainsi disposée et reduite à ses caractères les plus généraux l'aponévrose pelvienne supérieure représenterait une demi-sphère creuse, dont une partie que j'appellerai pariétale, serait appliquée sur les parois du petit bassin, et l'autre que j'appellerai périnéale, couvrirait et fermerait le détroit inférieur.

Cependant l'aponévrose ne reste pas à cet état de simplicité. Au niveau du bord supérieur du grand trou ischiatique et dans la direction de deux lignes légèrement obliques de haut en bas, la partie pariétale de l'aponévrose se partage dans les deux

peut être démontrée autrement qu'à l'aide de préparations anatomiques longues et difficiles.

Les deux premières, fig. 48 et 49, sont des représentations idéales de l'aponévrose pelvienne supérieure : l'une, fig. 48, suppose une coupe verticale antéro-postérieure de cette membrane, qui est vue ainsi de profil et dégagée de toute autre partie ; l'autre, fig. 49, représente une coupe horizontale de la même aponévrose, et destinée à en faire voir les deux feuillets transversaux et leurs rapports, d'une part, avec le vagin et le rectum, et d'autre part, avec les parois latérales du bassin : cette coupe fictive, comme la précédente, est censée avoir été pratiquée, le bassin étant placé dans la situation assise.

tiers inférieurs à peu près de sa hauteur, en deux feuillets qui,
se réfléchissant à angle presque droit, se portent en dedans
vers la ligne médiane, et constituent une cloison transversale

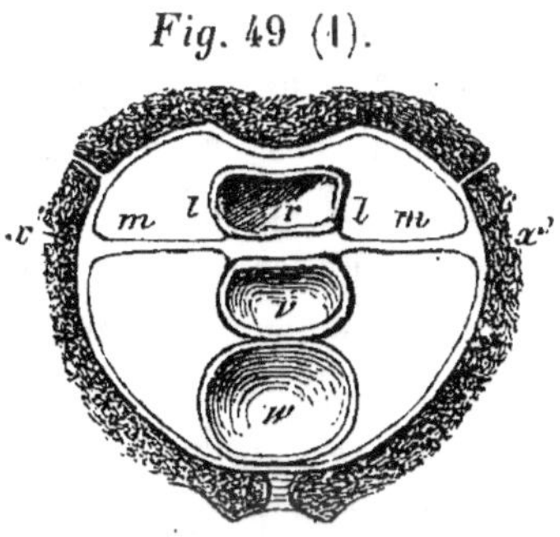

Fig. 49 (1).

m m, fig. 49, qui divise
cette cavité aponévro-
tique en deux moitiés
très-inégales, l'une an-
térieure plus grande,
l'autre postérieure plus
petite. Ces deux feuil-
lets placés de champ
sont unis l'un à l'autre
par leur bord supérieur
et séparés inférieurement de manière à laisser entre eux un
espace triangulaire dont le sommet est en haut et la base est
en bas. Celle-ci est formée par la portion périnéale de l'aponévrose, dans le point où elle tapisse le muscle ischio-coccygien. L'extrémité interne de cette cloison transversale *l l*,
fig. 49, est fermée par la présence du rectum *r*, et du vagin *v*,
aux parois desquels les feuillets aboutissent. Son extrémité
externe *x x* répond au grand trou ischiatique et n'est close que
par les parties molles qui le recouvrent. Enfin, sur le trajet de
la ligne médiane antéro-postérieure, la portion périnéale de
l'aponévrose est traversée par le rectum *r*, fig. 49, à deux ou
trois centimètres environ au-devant du sommet du coccyx.
Un peu plus en avant elle l'est par le vagin *v* et plus en
avant encore par le bas-fond de la vessie *w* qui fait une légère
saillie au-dessous du niveau de l'aponévrose *w*, fig. 48, de sorte
que la présence de ces trois organes semble constituer une
nouvelle cloison antéro-postérieure qui partage l'aponévrose

(1) Voir la note précédente.

en deux moitiés latérales. Ces deux moitiés, ainsi que nous l'avons vu, sont déjà divisées elles-mêmes par les feuillets transversaux *m m*.

Dans les points où j'ai dit que l'aponévrose pelvienne était *traversée* par le rectum, le vagin et la vessie, elle ne subit pas, comme cette expression semblerait l'impliquer, une perforation réelle, en effet les bords de ces ouvertures se replient de bas en haut et se prolongent en expansions fibreuses sur les parois de chacun des organes qui les ont traversées. Cette disposition est particulièrement remarquable sur la vessie et le vagin.

J'indiquerai ailleurs les rapports exacts du rectum, du vagin et de la vessie, avec la portion périnéale de l'aponévrose pelvienne ; quant à la portion pariétale elle tapisse en arrière le sacrum et le coccyx, les branches antérieures des nerfs sacrés et le muscle pyramidal ainsi que le feuillet dense cellulo-fibreux qui enveloppe ces parties. En avant elle couvre la partie supérieure du muscle obturateur et de l'aponévrose propre de ce muscle, enfin elle est appliquée sur le corps et sur la symphyse des pubis.

L'aponévrose pelvienne supérieure, ainsi que l'indiquent ses adhérences à la périphérie intérieure du bassin, est fort étendue puisqu'elle occupe tout à la fois l'excavation et le détroit périnéal. Celles qui constituent le reste de la charpente fibreuse du détroit inférieur sont beaucoup moins grandes, car elles n'occupent que la moitié antérieure de cette ouverture, et pour cette raison on les appelle *aponévroses périnéales ;* elles sont au nombre de trois.

APONÉVROSES PÉRINÉALES.

Les aponévroses périnéales sont placées dans l'aire de cette partie du détroit inférieur qui est formée par l'arcade des pubis.

Dans le sens vertical elles s'étendent du corps et de la symphyse des pubis, auxquels elles sont fixées, jusqu'à une ligne fictive placée transversalement entre les deux tubérosités ischiatiques et qu'elles ne dépassent point. Dans le sens transversal elles sont limitées par les branches ischio-pubiennes auxquelles elles s'insèrent. Leur forme est en conséquence à peu près triangulaire comme l'espace qu'elles occupent, et leur direction est oblique de haut en bas et d'avant en arrière, comme l'arcade des pubis. Placées les unes au-devant des autres sur des plans différents mais néanmoins parallèles $a\,b\,c$, fig. 50, elles laissent entre elles des espaces peu étendus qui peuvent être considérés comme des cavités closes ; en effet, ils sont fermés en haut par les adhérences des aponévroses aux pubis p ; sur les côtés, par leurs adhérences aux branches ischio-pubiennes ; en arrière, au niveau de la ligne bis-ischiatique, par la réunion réciproque de leurs bords postérieurs d, réunion qui a lieu

Fig. 50 (1).

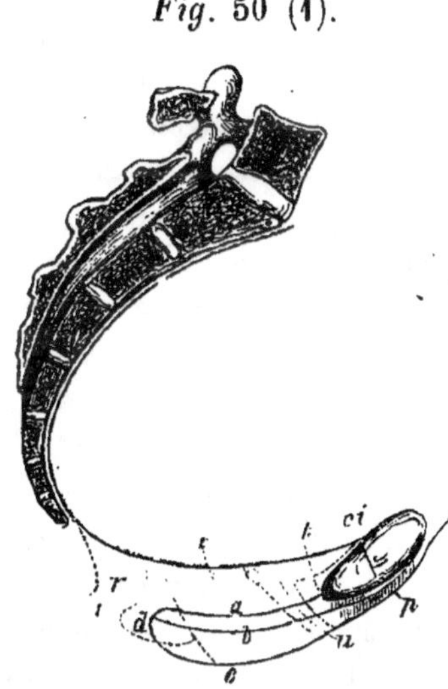

(1) Cette figure et la suivante 51, représentent les aponévroses périnéales : l'une, fig. 50, est une coupe verticale antéro-postérieure de ces trois membranes ; de même que l'aponévrose pelvienne supérieure qui y est ajoutée, elles sont vues de profil. L'autre, fig. 51, est une coupe horizontale de ces mêmes aponévroses, pratiquée, le bassin étant supposé dans la situation assise. Cette figure doit surtout servir à faire voir les insertions de ces trois membranes,

suivant un procédé que j'indiquerai plus loin. Elles sont toutes traversées par l'urètre *u* et le vagin *v*, elles ne le sont pas par le rectum *r* comme l'aponévrose pelvienne supérieure, car elles ne s'étendent pas jusqu'à cet organe.

La situation différente de ces membranes déterminera leur dénomination ; ainsi : celle qui est placée sur le plan le plus postérieur *a*, sera l'*aponévrose périnéale profonde*. Celle qui occupe le milieu *b*, sera l'*aponévrose périnéale moyenne*. Enfin celle qui est placée sur le plan le plus antérieur et par

d'une part, aux branches ischio-pubiennes, et d'autre part au vagin et aux grandes lèvres. Dans cette représentation idéale, il est évident que les proportions n'ont pas été observées, parce qu'il eût été impossible, en les observant sur une échelle aussi petite que l'aurait exigé la pagination, de faire voir clairement les dispositions à l'intelligence desquelles elle était surtout destinée. Pour plus de clarté encore, je crois utile d'ajouter l'explication de cette dernière figure.

1,1, les branches ischio-pubiennes sciées horizontalement ; 2. le vagin coupé d'avant en arrière, suivant la même direction ; *l, l*, les grandes lèvres, coupées de même ; *a*, aponévrose périnéale profonde ; *b*, aponévrose périnéale moyenne ; *c*, aponévrose périnéale superficielle ; *i p*, insertion de l'aponévrose périnéale profonde à la face postérieure des branches ischio-pubiennes ; *m*, insertion de la même aponévrose aux parties latérales du vagin ; *n*, insertion de l'aponévrose périnéale moyenne à la face interne de la branche ischio-pubienne ; *o*, division de cette même aponévrose en deux feuillets, et insertion de ceux-ci au vagin, après avoir enveloppé le bulbe et le muscle constricteur ; *i c*, division de l'aponévrose périnéale superficielle, et son insertion à la branche ischio-pubienne en enveloppant le muscle ischio-caverneux et la racine correspondante du clitoris ; *l*, insertion de la même aponévrose à la face profonde de la grande lèvre dans un point correspondant à celui où la peau de cette partie se confond à la membrane muqueuse.

conséquent la plus rapprochée de la peau *c*, sera l'*aponévrose périnéale superficielle.*

A. *L'aponévrose périnéale profonde a*, est fixée en haut, au bord inférieur du ligament triangulaire *p*, fig. 50, plus bas et latéralement à la surface interne des branches ischio-pubiennes, près du trou sous-pubien, *i p, i p,* fig. 51. Ces

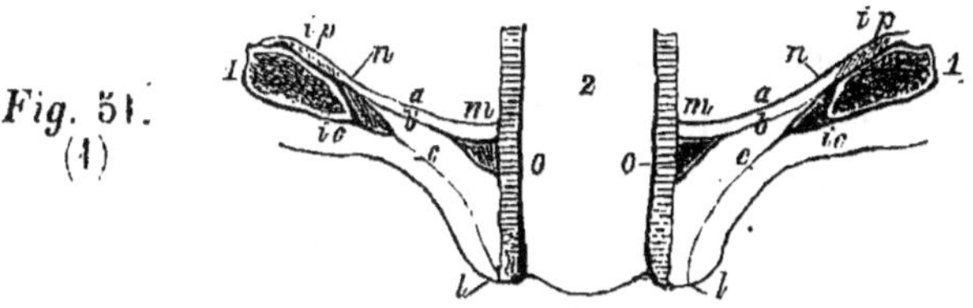

Fig. 51.
(1)

adhérences s'étendent plus bas encore jusqu'à la surface interne des tubérosités ischiatiques. Sur la ligne médiane elle se divise pour le passage de l'urètre et du vagin, et les bords de cette division adhérent aux côtés de ce dernier conduit derrière le bulbe et le muscle constricteur *m m*, fig. 51. Le bord postérieur de cette membrane se recourbe de haut en bas et d'avant en arrière pour s'unir à celui des deux aponévroses suivantes *d*, fig. 50.

B. *L'aponévrose périnéale moyenne b*, fig. 50 et 51, est fixée en haut à la face antérieure du corps des pubis derrière le corps clitoridien *c*, fig. 50. Plus bas elle est fixée à la lèvre interne des branches ischio-pubiennes *n n*, fig. 51. Comme l'aponévrose précédente elle se divise sur la ligne médiane pour livrer passage à l'urètre et au vagin. Les côtés de cette division semblent se dédoubler, ou se bifolier sur ce dernier conduit, et les deux feuillets qui résultent de cette division embrassent le bulbe et le constricteur du vagin *o o*, fig. 51, en se fixant à ce canal. Le bord postérieur de cette aponévrose *d*,

(1) Voir pour cette figure la note précédente.

fig. 50, se confond avec le bord postérieur de l'aponévrose précédente.

L'espace qui sépare l'aponévrose moyenne de la profonde est peu remarquable ; aussi pourrait-on à la rigueur les considérer comme deux feuillets d'une même aponévrose ; c'est ce que l'on a fait chez l'homme. Cependant ces feuillets sont assez distincts, et séparés par un appareil vasculaire assez important, pour qu'il y ait quelque utilité à les décrire comme deux aponévroses différentes.

C. *L'aponévrose périnéale superficielle* s'insère en haut sur la surface antérieure du corps des pubis *p*, fig. 50, en couvrant la racine du clitoris et en remontant jusqu'à l'aponévrose abdominale avec laquelle elle se confond. Plus bas elle s'insère à toute la hauteur de la lèvre externe des branches ischio-pubiennes ; en ce point l'aponévrose se divise, et les deux feuillets qui résultent de ce dédoublement, se fixent aux branches ischio-pubiennes, en enveloppant les muscles ischio-caverneux et les racines du clitoris qui sont embrassées par ces muscles, *i c*, *i c*, fig. 51. Son bord postérieur *d*, fig. 50, placé au niveau de la ligne bis-ischiatique se recourbe de bas en haut et d'avant en arrière pour se confondre avec ceux des aponévroses, périnéales profonde et moyenne.

Divisée sur la ligne médiane, comme les aponévroses précédentes pour le passage de l'urètre et du vagin, les côtés de cette division pénètrent dans l'épaisseur des grandes lèvres et s'insèrent à la face profonde de la peau de ces replis, *b b*, fig. 51, dans cette sorte d'angle correspondant au point où la peau repliée en dedans devient rosée et va se prolonger avec la membrane interne du vagin.

La peau est le dernier élément contentif que j'aie à indiquer, elle représente l'enveloppe extérieure de toutes les autres parties qui constituent le plancher du bassin, et elle con-

court avec elles à fermer l'ouverture inférieure de ce canal ;
néanmoins, de même que l'aponévrose pelvienne supérieure,
parce qu'elle couvre comme elle toute l'étendue du détroit périnéal, la peau est traversée par les trois conduits terminaux
des voies digestives, génitales et urinaires. Cette partie du
tégument externe présente quelques dispositions spéciales
dont l'indication trouvera sa place dans la description des
organes génitaux externes auxquels ces dispositions sont relatives.

Les éléments qui composent l'espèce de charpente con-
tentive qui vient d'être décrite sont en conséquence : 1° l'a-
ponévrose pelvienne supérieure ; 2° l'aponévrose périnéale
profonde; 3° l'aponévrose périnéale moyenne; 4° l'aponévrose
périnéale superficielle ; 5° j'y ai ajouté la peau. Ces diverses
parties constituent des couches membraneuses superposées,
mais laissant entre elles des intervalles qui seront successivement remplis par les organes que je vais décrire et dont
l'adjonction complétera le plancher du bassin (1).

(1) Sur mon invitation, un jeune et savant anatomiste, M. Jarjavey, a fait des aponévroses pelviennes chez la femme, le sujet de
préparations patientes et habiles et d'une dissertation remarquable.
(Thèse pour le doctorat, Paris, avril 1846.) J'ai beaucoup emprunté
à ce travail, quant au fond, mais j'en ai complétement changé la
forme, afin de l'approprier au but que je me proposais ; malgré
ces changements, toutefois, la description de M. Jarjavey et la
mienne n'en établissent pas moins les mêmes faits anatomiques,
avec des divisions et des dénominations différentes. C'est ainsi que
pour les aponévroses périnéales, par exemple, j'ai substitué aux
noms : *d'aponévrose ischio-pubio-vaginale*, celui d'aponévrose
périnéale profonde ; *d'aponévrose ischio-pubio-bulbaire* celui d'a-
ponévrose périnéale moyenne, et enfin, *d'aponévrose ischio-pubio-
vulvaire* celui d'aponévrose périnéale superficielle.

MUSCLES DU PLANCHER DU BASSIN.

Je commencerai par l'appareil musculaire de cette partie du bassin, appareil dont la description se lie physiologiquement à celle des aponévroses qui précèdent.

Immédiatement au-dessous de l'aponévrose pelvienne supérieure on voit un plan charnu, mince, orbiculaire qui de même que la portion périnéale de cette aponévrose, avec laquelle il est surtout en rapport, est étendu au-dessus du vide que laisse le détroit inférieur, fig. 52. Ce plan charnu est con-

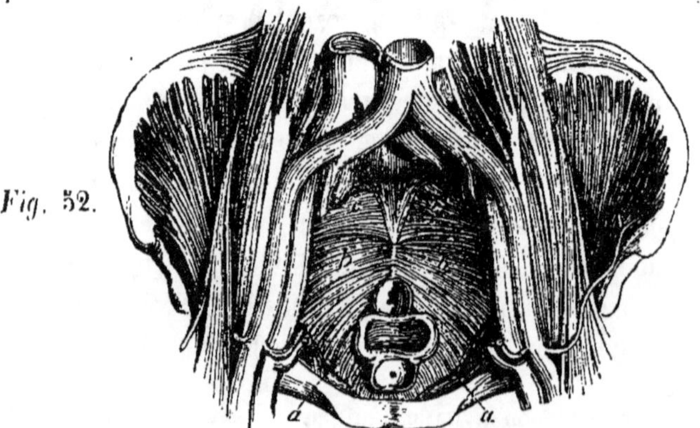

Fig. 52.

stitué par deux muscles : *le releveur de l'anus et l'ischio-coccygien*, que je confondrai dans une même description. Il offre une surface supérieure concave, une surface inférieure convexe et une circonférence ; cette dernière est fixée au contour de l'excavation, savoir : 1° en avant, à la surface interne du corps des pubis très-près de la symphyse pubienne ; 2° un peu plus en dehors, à la face postérieure de la branche horizontale des pubis et au-dessous de ce point, à une arcade tendineuse étendue de la partie postérieure du corps des pubis à la surface interne de l'épine ischiatique ; 3° au bord et au sommet de cette saillie osseuse et à la face antérieure du petit ligament sacro-sciatique.

De ces diverses origines les fibres musculaires se portent vers le centre de la ligne médiane antéro-postérieure du détroit périnéal en suivant des directions différentes.

Une partie de ces fibres, ce sont les plus antérieures, *a a*, se portent sur les côtés de la vessie, et quelques-unes se fixent à ses parois ; d'autres vont se terminer sur les parties latérales du vagin, et quelques-unes poursuivant leur trajet, se dirigent vers la partie postérieure de cet organe et s'entrecroisent dans l'espace qui le sépare du rectum. D'autres, ce sont celles qui partent des insertions latérales et antérieures, *b b*, se dirigent vers le rectum, glissent sur ses côtés ou y adhèrent, et, après avoir longé ce conduit, se rendent à sa partie postérieure où elles vont se fixer en s'entrecroisant sur le prolongement fibreux étendu du sommet du coccyx à la partie postérieure de cet organe. Ces fibres musculaires passent au-dessus des anneaux supérieurs du sphincter externe du rectum. Enfin, les fibres qui naissent de l'épine ischiatique et du petit ligament sacro-sciatique, fibres qui constituent surtout le muscle ischio-coccygien, *c c*, vont se terminer sur les côtés et sur la face antérieure du coccyx.

Le muscle releveur de l'anus est placé immédiatement au-dessous de la portion perinéale de l'aponévrose pelvienne supérieure, sa face supérieure concave est appliquée à la face inférieure convexe de cette dernière, elle y adhère, et un assez grand nombre de ses fibres en naissent. La portion de ce plan musculaire qui constitue le muscle ischio-coccygien, forme avec la partie de cette aponévrose qui le recouvre, la base de l'espace triangulaire que laissent entre elles les lames réfléchies de l'aponévrose pelvienne.

La face inférieure convexe du releveur de l'anus est tapissée par un feuillet aponévrotique qui en revêt seulement la partie antérieure et se résout ensuite en un tissu cellulaire d'une médiocre densité. Ce feuillet aponévrotique est connu sous le nom *d'aponévrose inférieure du muscle releveur de l'anus*. Le plan musculaire qui vient d'être décrit est en conséquence compris entre deux membranes fibreuses, qui sont ses aponévroses, à savoir : le feuillet aponévrotique que je viens d'indiquer, et la partie périnéale de l'aponévrose pelvienne supérieure. Ses deux tiers antérieurs constituent le muscle releveur de l'anus, et le tiers postérieur, le muscle ischio-coccygien (1).

Au-dessous de cette couche musculaire se trouvent d'autres muscles qui diffèrent des précédents en ce qu'ils sont beaucoup moins étendus et en quelque sorte disséminés dans l'aire du détroit périnéal. Ce sont, sur la ligne médiane, le sphincter de l'anus et le constricteur du vagin, et sur les parties latérales, les muscles transverses du périnée et ischiocaverneux.

Le *sphincter de l'anus a*, fig. 53, consiste en un anneau musculaire aplati latéralement et qui entoure l'extrémité inférieure du rectum ; c'est une sorte de zône elliptique très-allongée d'avant en arrière, ayant près de trois centimètres

(1) Contrairement à l'usage adopté par beaucoup d'anatomistes, j'ai cru devoir considérer comme un plan musculaire unique ce que l'on a longtemps étudié comme quatre faisceaux charnus distincts, savoir : deux muscles releveurs de l'anus et deux muscles ischiococcygiens. Au point de vue de la part qu'ils prennent à l'accomplissement des excrétions fécale et urinaire, la description collective de ces quatre muscles est déjà convenable, parce que leur action est toujours simultanée et a un but et un effet communs. Au point de vue de leurs autres usages et en particulier du rôle qu'ils remplissent eu égard à l'accouchement, cette communauté nécessaire et constante d'action est plus évidente encore, et ce motif me paraît justifier suffisamment le parti que j'ai adopté.

de hauteur et deux à trois millimètres d'épaisseur. Il est placé
immédiatement au-dessous du muscle releveur de l'anus,
dont les fibres sont en contact avec les premiers anneaux supérieurs du sphincter.

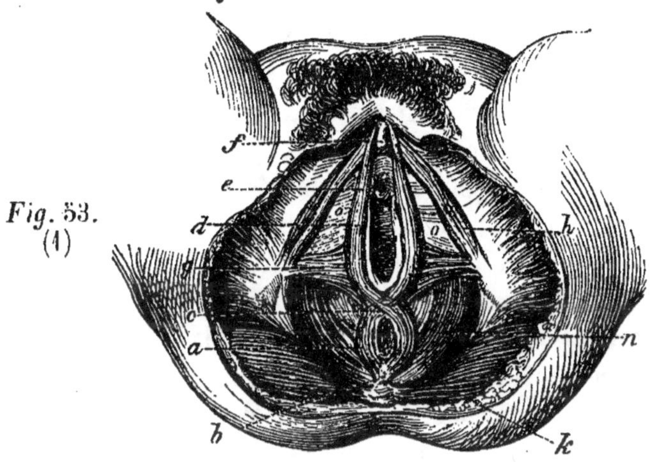

Fig. 53.
(1)

Les fibres superposées et parallèles qui constituent chacune des deux moitiés de cette éllipse charnue, naissent en

(1) Comme cette figure représente des objets nombreux et dont
la description occupe des parties du texte qui sont assez éloignées
de la figure, il ne sera pas inutile d'en donner ici une explication.

a, muscle sphincter de l'anus ; *b*, insertion postérieure des fibres
de ce muscle à un cordon fibreux qui s'étend à la pointe du coccyx ;
c, terminaison antérieure des fibres musculaires par un entre-croi-
sement d'où naissent les fibres du constricteur du vagin ; *d*, muscle constricteur du vagin (côté droit) ; *e*, méat urinaire ; *f*, clitoris,
à la partie supérieure duquel se terminent les fibres du constricteur
du vagin en s'unissant à celles des muscles ischio-caverneux ;
g, muscle transverse du périnée (le droit) ; *h*, muscle ischio-caverneux (le gauche) ; *k*, partie inférieure du muscle grand fessier (le

arrière d'un cordon fibreux *b*, étendu du sommet du coccyx à la partie postérieure du rectum ; de cette origine les fibres musculaires se portent sur chaque côté du rectum qu'elles entourent comme un anneau. Réunies au-devant de cet intestin elles s'entrecroisent, *c*, les fibres du côté droit passent du côté gauche et réciproquement, et cet entrecroisement devient l'origine d'un autre muscle que j'ai indiqué sur la ligne médiane, à savoir : du muscle constricteur du vagin. Le sphincter de l'anus et la partie inférieure du rectum, sur laquelle il est appliqué, sont placés au milieu d'une couche épaisse de tissu cellulaire adipeux qui, dans ce point, s'étend de haut en bas depuis la face inférieure du releveur de l'anus jusqu'à la peau.

Le *constructeur du vagin d*, se comporte à l'égard de l'extrémité inférieure du vagin exactement comme le précédent à l'égard du rectum. Il forme autour de ce canal un anneau contractile. Les fibres du muscle constricteur du vagin naissent de l'entrecroisement que je viens de signaler, et cette origine a une telle évidence qu'elles semblent être la simple prolongation postéro-antérieure de celles dont se compose le sphincter de l'anus. Ces fibres constituant de chaque côté un faisceau aplati latéralement, s'appliquent sur l'extrémité inférieure du vagin autour duquel elles forment une zône annulaire qui répond par sa face interne au bulbe qu'elles enveloppent. Parvenus à la partie antérieure du vagin les deux faisceaux entourent l'orifice de l'urêtre *e*, et se prolongeant encore, atteignent en se rétrécissant le clitoris *f*,

gauche) recouvrant la partie postérieure et latérale du détroit inférieur ; *n*, partie postérieure du muscle releveur de l'anus ; *o o*, partie antérieure du même muscle recouvert par son aponévrose inférieure.

sur les racines duquel elles se fixent en se confondant avec l'extrémité supérieure des muscles ischio-caverneux.

Les muscles sphincter de l'anus et constricteur du vagin, considérés ensemble, figurent en raison de leur forme et surtout de leurs rapports réciproques, un huit de chiffre dont la moitié postérieure plus petite, serait représentée par le sphincter de l'anus *a*, et dont la moitié antérieure, plus grande, le serait par le constricteur du vagin *d*. Ils sont évidemment destinés l'un et l'autre à rétrécir les orifices des conduits qu'ils entourent.

Les *muscles transverses du périnée g*, sont deux petits plans charnus de forme variable et irrégulière, transversalement placés, ainsi que leur nom l'indique, dans l'aire du détroit périnéal, l'un à droite, l'autre à gauche ; leurs fibres nées de la surface interne et antérieure des tubérosités ischiatiques au-dessous du muscle ischio-caverneux, et entre les insertions des aponévroses périnéales moyenne et superficielle, se portent vers l'axe du détroit inférieur et dans l'espace qui sépare l'anus de la vulve. Là elles se réunissent en partie aux fibres du muscle transverse opposé et en partie à celles du sphincter de l'anus et du constricteur du vagin dans le point où ces dernières s'entrecroisent.

Les *muscles ischio-caverneux h*, sont deux faisceaux musculaires, allongés, placés l'un et l'autre sur le bord inférieur et la face interne de chacune des branches ischio-pubiennes. Les fibres de ces muscles, fixées à la face interne de la tubérosité ischiatique et à la partie voisine de la branche ascendante de cet os, se portent en haut et en dedans, suivant une direction parallèle à la branche ischio-pubienne et appliquées en quelque sorte à celle-ci. Elles enveloppent dans ce trajet la racine correspondante du corps caverneux du clitoris. Ces muscles se terminent en s'insérant sur l'enveloppe fibreuse de ces corps très-près de l'attache supérieure du constricteur du vagin.

Le muscle orbiculaire constitué par le releveur de l'anus et l'ischio-coccygien est renfermé, ainsi que je l'ai dit, entre deux membranes, l'aponévrose pelvienne supérieure et l'aponévrose inférieure du muscle releveur de l'anus. L'appareil musculaire qui vient d'être décrit et qui se compose des muscles, constricteur du vagin, transverse du périnée et ischio-caverneux, est placé sur un plan plus inférieur et plus antérieur et compris comme il suit, entre deux des aponévroses périnéales, savoir : la superficielle et la moyenne. Les muscles transverses du périnée dont les fibres naissent du bord inférieur des branches ischio-pubiennes près des tubérosités, se trouvent naturellement interposés entre ces deux aponévroses périnéales, et très-rapprochés de leur extrémité postérieure.

Les deux faisceaux du muscle constricteur de la vulve, sont embrassés par le dédoublement vaginal de l'aponévrose périnéale moyenne *o o*, fig. 66, et les muscles ischio-caverneux sont compris dans le dédoublement ischio-pubien de l'aponévrose périnéale superficielle, *i c, i c*, fig. 51. Le sphincter de l'anus seul, n'a pas de rapports avec ces aponévroses au delà desquelles il est placé.

Pour terminer l'énumération des plans musculaires qui concourent à la formation du plancher du bassin, en ce sens qu'ils repondent au vide du détroit périnéal, il faut ajouter la partie inférieure des *muscles fessiers k*. En effet les fibres coccygiennes et sacrées de ces faisceaux musculaires considérables, couvrent toute la partie du détroit périnéal qui est comprise entre le bord inférieur des grands et petits ligaments sacro-sciatiques et deux lignes qui seraient étendues du sommet du coccyx au milieu des tubérosités ischiatiques.

Elles concourent ainsi à former une partie du plancher du bassin et à ce titre elles ne sont pas étrangères aux phénomènes qui s'accomplissent dans cette partie du canal pendant l'accouchement.

Des nerfs, et surtout des vaisseaux importants et nombreux se distribuent dans les parties molles qui constituent le plancher pelvien.

Appartenant à la partie des organes digestifs, urinaires et génitaux qui occupent le bassin, ils parcourent pour se rendre à leur destination les parties molles qui en constituent la paroi inférieure. Un grand nombre du moins est placé au-dessous du muscle releveur de l'anus, autour de l'extrémité inférieure du rectum. D'autres occupent l'espace triangulaire que laissent entre eux les feuillets réfléchis de l'aponévrose pelvienne supérieure et se rendent au vagin, à l'urêtre et à la vessie. D'autres peut-être plus nombreux encore, et destinés aux organes génitaux externes, sont situés dans les espaces que laissent entre elles les aponévroses périnéales, et surtout dans celui qui sépare l'aponévrose perinéale moyenne de la profonde.

Enfin du tissu cellulaire adipeux en plus ou moins grande quantité entre dans la composition du plancher du bassin, il est fort abondant en deux points principaux. Premièrement entre la peau et l'aponévrose périnéale superficielle, par conséquent au-devant de l'arcade des pubis. Ce tissu forme en ce point une couche en général assez épaisse dont la disposition lamelleuse, remarquable surtout dans sa partie profonde, lui a fait donner le nom de *fascia superficialis*.

Secondement, du tissu cellulaire graisseux est accumulé dans une partie de l'excavation pelvienne qu'il importe de bien préciser.

Le muscle releveur de l'anus et les deux aponévroses, apo-

névrose pelvienne supérieure et aponévrose inférieure du releveur de l'anus, entre lesquelles il est placé, ne tapissent
ainsi qu'il a été dit que la moitié de la hauteur de la paroi
antérieure et latérale du bassin. Ces parties l'abandonnent
pour s'étendre sur le vide du détroit périnéal, en laissant au-
dessous et au-devant d'elles presque toute la fosse obturatrice ; et d'une autre part, leur adhérence à la partie postérieure du bassin, bien qu'elle ait lieu à la circonférence même
du détroit inférieur, laisse cependant au-dessous d'elle le bord
postérieur du muscle grand fessier et une lame aponévrotique
qui remonte de ce bord au grand ligament sacro-sciatique.
Il résulte de cette disposition un espace considérable de
chaque côté, *creux ischio-rectal*, limité en dehors et en avant
par le muscle obturateur et une petite partie de la surface
interne de l'ischion, en dehors et en arrière par le bord
postérieur et l'aponévrose recourbée des muscles fessiers,
en dedans par le rectum et le vagin, en haut par la face inférieure du releveur de l'anus et son aponévrose inférieure,
en bas enfin par la peau. La quantité de tissu adipeux que
contient cet espace est plus ou moins considérable suivant les
sujets, et elle doit nécessairement augmenter beaucoup l'é-
paisseur et la résistance du plancher du bassin chez ceux qui
sont pourvus d'un embonpoint remarquable. J'en dirai plus
loin les conséquences possibles.

Maintenant, j'ajouterai pour terminer : 1° que l'aponévrose pelvienne supérieure est tapissée par une membrane
mince, le péritoine pelvien : j'en indiquerai plus loin la disposition ; 2° que le rectum s'avançant au-delà du coccix et
dans l'aire du détroit périnéal, doit être considéré, eu égard
à l'accouchement, comme faisant partie du plancher pelvien.

Les détails qui précèdent nous permettront de déterminer
avec une extrême précision quelles parties doivent être com-

primées ou distendues, quand un corps volumineux, le fœtus
par exemple, presse et distend le plancher du bassin.

Ce sera pour la moitié postérieure du détroit périnéal,
c'est-à-dire pour la partie de ce détroit placé au-delà d'une
ligne étendue d'une tubérosité ischiatique à l'autre : 1° le
péritoine pelvien ; 2° le rectum ; 3° l'aponévrose pelvienne
supérieure ; 4° le plan charnu orbiculaire constitué par les
muscles releveurs de l'anus et ischio-coccygien ; 5° le muscle
sphincter de l'anus et le tissu cellulaire adipeux qui entoure
ce muscle et l'extrémité inférieure du rectum ; 6° la partie
postérieure des muscles fessiers ; 7° des vaisseaux et des
filets nerveux interposés entre ces diverses parties ; 8° la
peau.

Ce sera pour la moitié antérieure du detroit périnéal, c'est-
à-dire pour la partie de ce détroit placée au-devant de la
ligne bis-ischiatique : 1° le péritoine pelvien ; 2° l'aponévrose pelvienne supérieure ; 3° le muscle releveur de l'anus ;
4° la vessie et l'urètre ; 5° l'aponévrose périnéale profonde
et le tissu adipeux du creux ischio-rectal ; 6° l'aponévrose
périnéale moyenne et les vaisseaux interposés entre elle et
la précédente ; 7° les muscles constricteur du vagin, transverses du périnée et ischio-caverneux, le bulbe du vagin et la
racine du clitoris ; 8° l'aponévrose périnéale superficielle ;
9° le tissu adipeux abondant placé entre cette aponévrose
et la peau ; 10° la peau.

CHANGEMENTS PRODUITS DANS LE BASSIN OSSEUX PAR LA PRÉSENCE DES PARTIES MOLLES.

La présence des parties molles produit dans le bassin des
modifications qu'il importe d'étudier.

1° Le grand bassin forme actuellement une cavité dont les
parois sont complètes : celles-ci sont osseuses et résistantes

en arrière et sur les côtés, et, au contraire, molles, élastiques, extensibles, dans leurs deux cinquièmes antérieurs.
Les muscles psoas remplissant les gouttières profondes placées sur les côtés de la dernière vertèbre des lombes, la saillie
de celle-ci paraît moindre. Les fosses iliaques internes étant
occupées par les muscles iliaques et par les portions du gros
intestin qui y reposent, offrent une obliquité moins prononn-
cée et s'inclinent vers l'excavation pelvienne par une pente
plus douce et plus régulière. Les parties anguleuses ont en
grande partie disparu.

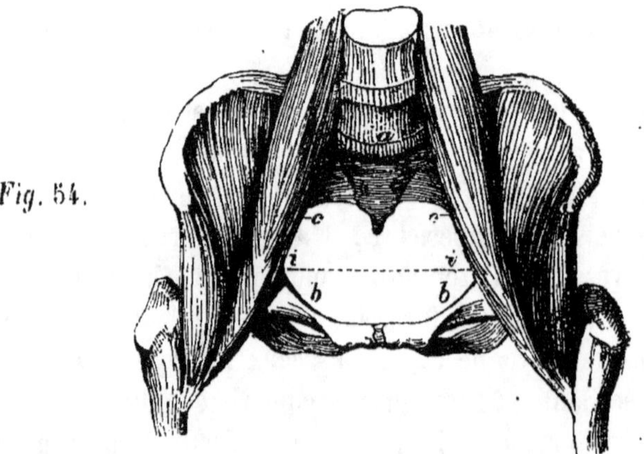

Fig. 54.

Le détroit supérieur surmonté par les muscles psoas n'est
plus elliptique ; il a pris la forme d'un triangle dont le sommet tronqué répond à l'angle sacro-vertébral *a*, fig. 54, dont
les deux côtés sont représentés par les bords internes des
muscles psoas *c c*, dont la base un peu courbe est antérieure
et formée par les branches horizontales et le corps des pubis *b b*, et par les vaisseaux qui les avoisinent.

2° L'excavation du bassin complétée par le périnée paraît
représenter une cavité close inférieurement, ouverte supé-

rieurement et contiguë dans ce sens à la cavité abdominale, et destinée comme elle à soutenir et à protéger des organes importants. Cependant, malgré ces dispositions nouvelles, le bassin, considéré dans ses rapports avec l'accouchement, n'a perdu ni les caractères ni les usages d'un canal. L'ouverture considérable du détroit périnéal est remplacée par l'orifice beaucoup moins étendu et plus antérieur du vagin *v*. L'axe de cette ouverture nouvelle, prolongé dans le bassin, aboutirait vers la partie supérieure du sacrum, après avoir croisé la direction des axes du détroit supérieur, *s s*, et celui du détroit inférieur, *i i*, vers le centre de l'excavation. Dans cet état de choses l'axe de ce détroit se terminerait sur le plancher périnéal à peu près entre l'anus et l'orifice vaginal, n'indiquant plus seulement le sens suivant lequel le fœtus doit franchir le détroit osseux, mais aussi celui suivant lequel il doit déprimer et développer le plancher périnéal.

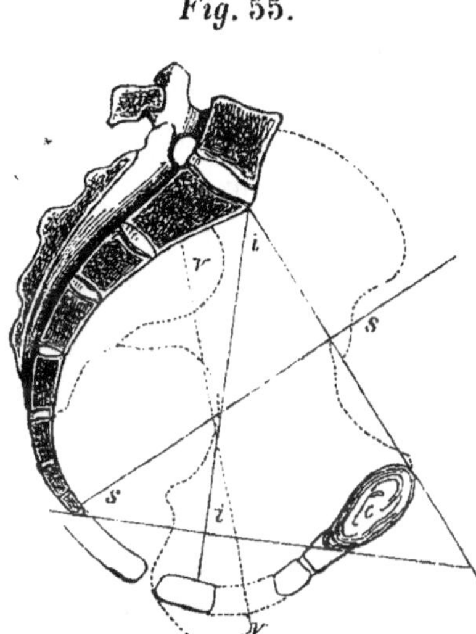

Fig. 55.

3° Le diamètre antéro-postérieur du détroit supérieur et celui de l'excavation perdent 4 ou 5 millimètres à peu près de leur étendue par la présence de la vessie qui est appliquée contre le corps des pubis et s'élève au-dessus d'eux pour peu qu'elle soit développée pendant la grossesse, et par le rectum et quelques autres parties molles qui couvrent le sacrum et le promontoire. Une autre diminution équivalente s'observe dans l'étendue des diamètres obliques de l'excavation, à cause des muscles obturateurs et pyramidaux qui tapissent les plans inclinés antérieurs et postérieurs. Mais ces modifications, peu importantes, le sont davantage pour le diamètre tranverse du détroit supérieur ; celui-ci perd par la présence des muscles psoas 15 millimètres et se trouve ainsi réduit à 12 centimètres environ. Le plus grand diamètre dans ce sens est à présent un peu plus antérieur. Il est représenté par une ligne dont les extrémités répondent aux éminences ilio-pectinées, *ii*, fig. 54, et dont les dimensions sont de 11 centimètres et demi ; les diamètres obliques, dont les extrémités ne sont pas recouvertes par les muscles psoas conservent, d'ailleurs, les dimensions qu'ils ont sur le bassin décharné.

4° Comme les muscles psoas sont placés au-dessus du détroit supérieur et constituent eux-mêmes les bords de cette ouverture, celle-ci est plus élevée, et la profondeur de l'excavation en est par conséquent accrue. Ajoutons aussi que, comme ces muscles sont plus épais en arrière qu'en avant, le plan de cette ouverture est un peu redressé et légèrement rapproché de la ligne verticale ; en sorte que l'axe du détroit abdominal, pourvu de ses parties molles, est un peu plus abaissé en avant et un peu plus élevé en arrière que celui du détroit abdominal osseux.

5° La présence des parties molles dans l'excavation du bassin n'en altère pas seulement la capacité, elle modifie aussi le trajet de la ligne centrale que nous avons étudiée sur le bassin osseux ; toutefois, cette modification a trop peu d'importance pour mériter autre chose qu'une simple indication.

Cependant le plancher du bassin est extensible, et, grâces à cette propriété, on le voit, pendant l'accouchement, se distendre, s'allonger en tous sens, se développer, en un mot, au plus haut degré, sous l'influence de la pression que le fœtus, poussé par les contractions utérines et abdominales, y exerce, et on voit en même temps la vulve se dilater, se porter en avant et offrir, quand cette dilatation est parvenue à son dernier terme, une ouverture presque équivalente à celle du détroit périnéal. C'est ainsi que le bassin reprend d'une manière très-évidente le caractère d'un canal dont l'ouverture d'entrée est toujours représentée par le détroit supérieur et dont l'ouverture de sortie ne l'est plus par le détroit inférieur, mais par la vulve très-dilatée. Ces conditions nouvelles peuvent être regardées comme représentant le dernier terme de l'évolution que doit subir le bassin de la femme, considéré comme organe de transmission du fœtus à l'extérieur. Bien que cet état ne soit que transitoire, comme il se reproduit invariablement pendant l'expulsion du fœtus, c'est-à-dire pendant l'acte pour l'intelligence duquel surtout nous étudions le bassin, et comme l'administration des secours de l'art, quand ils sont requis, doit être souvent éclairée et dirigée par la connaissance de ces dispositions, il importe qu'elles soient bien connues, et pour un instant je les supposerai permanentes.

Dans ce nouvel état, le bassin constitue un canal beaucoup plus long et plus courbe que quand il est dépourvu de ses parties molles, fig. 56 ; la paroi postérieure, dont la longueur totale est de 22 à 27 centimètres, se compose de deux parties : une, supérieure et postérieure, *i e*, étendue de l'angle sacro-vertébral à la pointe du coccyx ; et l'autre, inférieure et antérieure, *e v*, molle et extensible, qui continue assez régulièrement le plan courbe de la première, et qui est étendue de la pointe du coccyx à la commissure inférieure de la vulve. Cette dernière partie qui ajoute 14 à 15 centimètres à la longueur de la paroi postérieure osseuse de l'excavation, comprend elle-même deux portions, l'une plus grande, *c r*, étendue du sommet du coccyx au rectum, et l'autre plus petite, *r v*, étendue du rectum à la commissure inférieure de la vulve.

Fig. 56.

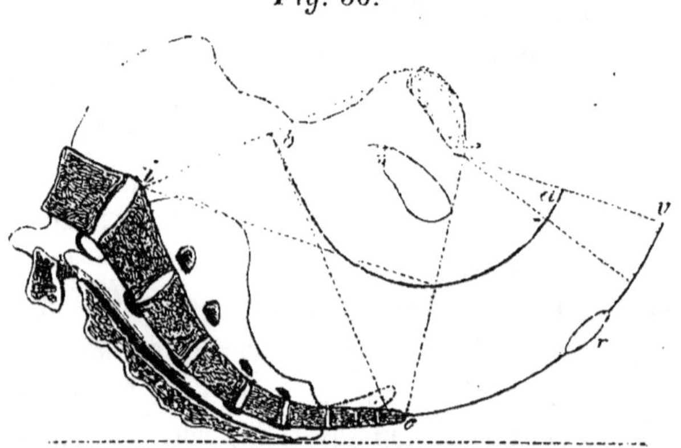

Les parois latérales sont, comme les précédentes, composées de deux parties de différente structure : l'une, supérieure et qui en forme à peu près les deux tiers, étendue de la face supérieure des muscles psoas au bord inférieur des branches ischio-pubiennes et des tubérosités ischatiques, est constituée par les bords internes des muscles psoas et par les côtés solides du bassin osseux ; la seconde, étendue des tubérosités ischiatiques et des branches ischio-pubiennes aux côtés de la vulve, est formée par les régions latérales du périnée fortement allongé. Enfin la paroi antérieure, étendue de la partie supérieure de la symphyse pubienne à la commissure supérieure de la vulve, est constituée supérieurement par la partie postérieure des corps des pubis qui en représentent les trois quarts environ, et inférieurement par quelques parties molles, savoir : l'urètre et la partie supérieure du vagin.

L'ouverture terminale de cette portion nouvelle du canal
pelvien est formée par le contour de la vulve, très-dilatée. Elle
est placée chez une femme supposée dans le décubitus dorsal
sur un plan oblique en haut et en avant, *c v*, et celui-ci
forme, avec la face antérieure du pubis, un angle obtus rentrant en avant. Une ligne droite qui traverserait perpendiculairement le centre de cette ouverture, en se dirigeant
d'avant en arrière, et qui en représenterait par conséquent
l'axe, cette ligne se terminerait un peu au-dessous de la
pointe du coccyx. Si nous voulons à présent nous représenter
la ligne centrale ou l'axe courbe de cette nouvelle partie du
canal, il nous suffira de prolonger à peu près régulièrement
la ligne centrale du bassin osseux *a b*, depuis le détroit
inférieur *e c*, où nous l'avons abandonnée, jusqu'au
centre de la vulve, *a*, au point d'incidence de l'axe de cette
ouverture.

Nous reconnaissons ainsi que la ligne centrale qui représente la direction suivie nécessairement par les corps volumineux, qui traversent dans toute son étendue le bassin
pourvu de ses parties molles, est presque demi-circulaire, et
que la symphyse des pubis est l'axe autour duquel ils doivent
tourner en franchissant ce canal, soit qu'ils y pénètrent
comme le fœtus pour le parcourir de haut en bas et de dedans
en dehors, soit qu'ils s'y introduisent comme la main de
l'accoucheur pour le parcourir de bas en haut et de dehors en
dedans ; et l'on voit ainsi se réaliser en partie, dans le bassin
complet, l'idée exprimée par le cercle de M. Carus.

6° Le bassin pourvu de ses parties molles n'est plus,
comme le bassin osseux, un canal inerte et inextensible ; les
troncs et les filets nerveux que nous y avons signalés lui
donnent une sensibilité très-vive, et dont on observe souvent
les preuves pendant la parturition.

D'une autre part, l'appareil musculaire, dont le plancher pelvien se compose en grande partie, fait du bassin un canal actif pendant l'accouchement, car il possède alors les éléments d'un antagonisme puissant, opposé pour un but dont je ferai plus tard ressortir l'importance et l'utilité, à l'action expulsive des muscles abdominaux.

Ajoutons que le contour du détroit supérieur, qui dans le bassin osseux, ne saurait exercer aucune action sur les corps qui s'y engagent, ni être modifié par eux, change de condition quand les muscles psoas forment une partie de ce détroit, car il est alors tout à la fois extensible et contractile.

Enfin, les plans inclinés couverts par les muscles obturateurs internes et pyramidaux sont, pour cela même, pourvus d'une faculté de contraction qui a paru à quelques accoucheurs, et à Flamant en particulier, exercer une certaine influence sur les mouvements que la tête du fœtus exécute pendant l'accouchement.

Considéré comme une cavité destinée à contenir et à protéger des viscères importants, le bassin que j'ai décrit est une dépendance directe de la cavité abdominale à la partie inférieure de laquelle il est placé.

Considéré comme une large voie excrétoire, purement passive par ses éléments osseux et fibreux, active au contraire par ses éléments musculaires, le bassin est encore une annexe de la cavité abdominale, car il ne représente, à ce titre, que la portion inférieure d'un appareil osseux, fibreux et musculaire dont l'abdomen constitue la portion supérieure et principale.

En raison de cette conformité d'usages et de cette participation commune à des actes physiologiques parmi lesquels l'accouchement est sans contredit l'un des plus importants, il conviendrait peut-être de faire suivre la description du bassin de celle de la cavité abdominale, comme d'un complément logique et nécessaire ; je m'en abstiendrai cependant pour me conformer à l'usage, et aussi parce que cette description pourra utilement précéder celle des phénomènes de l'accouchement.

CHAPITRE SECOND.

DES ORGANES DE LA GÉNÉRATION.

L'appareil génital de la femme se compose des *ovaires* qui produisent et contiennent les ovules, des *trompes* qui saisissent et transportent un ou plusieurs de ces ovules quand ils ont été fécondés, de *l'utérus* dans lequel cet ovule ou ces ovules sont transportés et retenus pendant un temps déterminé, du *vagin* qui transmet hors des organes maternels le produit fécondé et développé, enfin de la *vulve*, qui est tout à la fois un organe de transport et de copulation.

Fig. 57. (1)

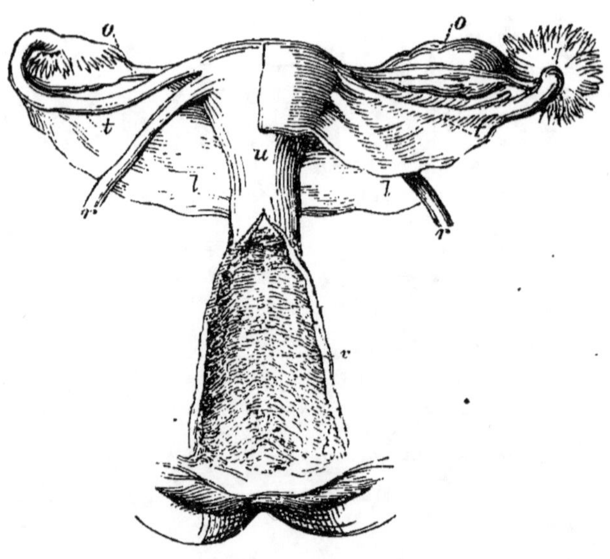

(1) Cette figure représente les organes génitaux internes; *o o* ovaires; *u,* utérus; *t t,* trompes de Fallope ; *l l,* ligaments larges ; *r r,* ligaments ronds ; *v,* vagin.

La plupart de ces organes sont contenus et cachés plus ou moins profondément dans l'excavation pelvienne, les autres sont placés et apparents à l'extérieur ; en conséquence de cette disposition ils ont été distingués par la plupart des accoucheurs en *organes génitaux internes* et en *organes génitaux externes*. Cette division, exclusivement fondée sur le siège des parties, ne saurait impliquer leur indépendance ; elles ne sont en effet que les éléments, presque partout continus, d'un même appareil, mais dont les uns sont cachés et dont les autres sont apparents.

Il résulte de l'énoncé des actes accomplis par les divers organes de l'appareil génital de la femme, qu'ils peuvent être partagés en trois catégories fondées sur trois destinations distinctes : la première comprend les ovaires, organes de formation ou de secrétion, la seconde comprend les trompes, l'utérus et le vagin, organes de dépôt temporaire et de transport ou d'excrétion, la troisième comprend la vulve, organe de transport et surtout de sensation spéciale.

Je décrirai ces différentes parties dans l'ordre systématique selon lequel je les ai indiqués, bien que cet ordre ne soit pas ordinairement suivi dans l'étude des accouchements.

ARTICLE PREMIER.

DES OVAIRES.

Les ovaires sont, ainsi que leur nom l'exprime, des organes destinés à produire et à renfermer les ovules ou œufs. Ils sont au nombre de deux, placés dans l'excavation pelvienne de chaque côté de l'utérus, au-devant du rectum dont quelques circonvolutions de l'intestin grêle les séparent assez souvent, et derrière les trompes. Les ovaires sont contenus dans les replis ou ailerons postérieurs des ligaments larges, ils adhèrent à l'utérus par un ligament connu sous le nom de *ligament de l'ovaire*, et se trouvent ainsi interposés entre les parties latérales et supérieures de l'utérus et l'extrémité externe des trompes (1).

Placés dans le bord supérieur des ligaments larges et au niveau du fond de l'utérus, ces organes occupent normalement un point assez élevé de l'excavation pelvienne, et sont plus rapprochés des parties latérales du détroit supérieur que de la région périnéale du bassin. Il en résulte qu'il doit être ordinairement plus facile de les atteindre par le palper de l'abdomen que par le toucher vaginal. Il n'est pas rare cependant, comme l'a noté M. Cruveilhier, qu'ils soient renversés en arrière ; dans ce cas ils peuvent être appliqués sur le cul-de-sac péritonéal postérieur et faciles à reconnaître par le toucher vaginal, ainsi que l'extrémité ovarique des trompes à laquelle ils adhèrent et qu'ils ont entraînée (2).

Fig. 58 (3).

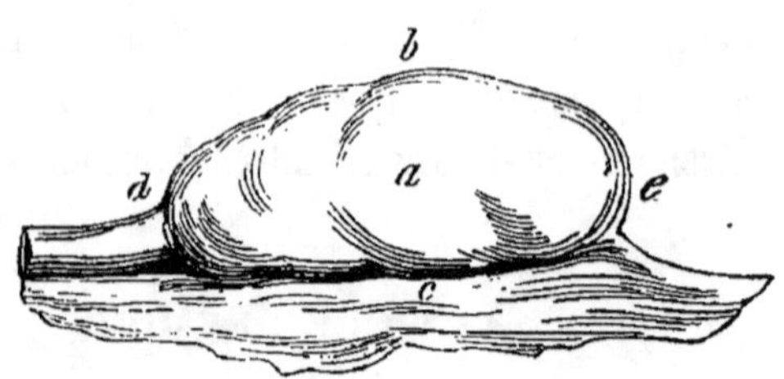

(1) La planche 57 donne une idée exacte de ces rapports.

(2) Il peut arriver aussi, et cet accident est plus fréquent qu'on ne le croit, que ces organes ainsi déplacés soient affectés d'une inflammation aiguë ou chronique, et qu'il en résulte des souffrances presque toujours attribuées à un état pathologique des organes voisins, et surtout de l'utérus.

(3) Ovaire gauche vu par sa face antérieure : *a*, face antérieure ;

Les ovaires ont la forme d'un ovoïde, horizontalement placé selon la direction de son plus grand diamètre, et légèrement comprimé d'avant en arrière. On peut diviser la surface externe de ces organes en deux faces, l'une antérieure et l'autre postérieure; deux bords, l'un supérieur et l'autre inférieur, et deux extrémités, l'une interne, l'autre externe. *Les deux faces et le bord supérieur*, très mousse, sont libres; il n'en est pas de même du bord inférieur et des deux extrémités.

Toute la surface libre de l'ovaire est d'une couleur ordinairement blanchâtre, quelquefois d'une teinte rose très prononcée, opaque presque partout, transparente et légèrement colorée dans quelques points, lisse dans une partie de son étendue, inégale et fendillée dans l'autre. La proportion relative de ces deux conditions est extrêmement variable; la portion lisse étant en général plus grande chez les jeunes femmes, et la partie rugueuse et fendillée l'emportant sur l'autre chez les femmes d'un âge mûr, et surtout chez les vieilles. Je dirai ailleurs (1) de quelles causes dépendent ces inégalités de la surface libre des ovaires.

Le *bord inférieur*, à peu près droit, est la partie de ces organes adhérente aux ligaments larges.

L'*extrémité externe*, ordinairement plus obtuse que l'autre, est dirigée vers le pavillon de la trompe et elle est fixée à l'une de ses franges. L'*extrémité interne*, plus allongée, est enveloppée par le ligament qui la fixe à l'angle correspondant de l'utérus; c'est *le ligament de l'ovaire*. Ce ligament est un cordon arrondi dont la longueur très variable est générale-

b, bord supérieur; *c*, bord inférieur et portion du ligament large; *d*, extrémité interne et ligament de l'ovaire; *e*, extrémité externe.

(1) Art. MENSTRUATION et FÉCONDATION.

ment de 2 centimètres environ ; par son extrémité externe il tient à l'ovaire, par son extrémité interne il adhère à l'utérus. Le ligament de l'ovaire contenu, comme l'organe lui-même, dans le repli postérieur du ligament large, a en conséquence un revêtement péritonéal ; il est d'ailleurs constitué par un tissu qui n'est autre que le tissu même de l'utérus ; ce ligament résulte en effet de la prolongation d'un faisceau de fibres musculaires utérines, que j'indiquerai ultérieurement avec plus de précision.

Les dimensions des ovaires diffèrent un peu, selon les individus et aussi selon que la forme de ces organes est plus ou moins allongée, ou plus ou moins arrondie. En général cependant chez les femmes adultes, l'étendue du diamètre longitudinal des ovaires est de 4 centimètres, celui du diamètre vertical de 2 centimètres et celui du diamètre antéro-postérieur de 1 centimètre et demi. Chez les mêmes sujets elles ne sont pas exactement semblables pour les deux ovaires.

Quelques anatomistes pensent que ces organes diminuent de volume en raison du nombre des accouchements. Cette observation mériterait sans doute d'être confirmée ; mais il est certain que cette altération se produit chez les femmes avancées en âge, et qu'elle est accompagnée alors d'une sorte de flétrissure et d'induration très-notable. M. J. Weber les a trouvés plus petits chez les filles continentes et dont l'hymen était intact, que chez les filles non continentes. Cette remarque est probablement fondée, et je dirai plus loin (1) qu'elle s'accorde avec une coïncidence du même genre et aussi curieuse, signalée par M. Huguier, à l'égard de deux organes glanduleux, dont les relations sympathiques avec les ovaires paraissent très-intimes.

(1) *Voyez* Organes génitaux externes, glandes vulvo-vaginales.

Les ovaires sont formés de deux enveloppes superposées, et d'un tissu propre ou parenchyme ; des deux enveloppes, l'une est séreuse, l'autre est fibreuse.

L'enveloppe extérieure, ou *tunique séreuse*, est constituée par le péritoine, c'est-à-dire par la portion de cette membrane qui forme la plus grande partie du repli ou aileron postérieur des ligaments larges, et elle est tout à fait analogue à celle que le péritoine fournit à la plupart des viscères abdominaux. Cette enveloppe est intimement unie à la capsule fibreuse sous-jacente, et n'en peut être que difficilement séparée. Le bord inférieur seul des ovaires n'y est pas renfermé, il répond au point où le revêtement séreux de la face antérieure et celui de la face postérieure se séparent, l'un, pour se continuer avec le feuillet postérieur du repli ou aileron moyen ; l'autre, avec le feuillet postérieur du ligament large lui-même. C'est par l'espace libre et très-étroit que laisse l'enveloppe séreuse des ovaires au niveau de leur bord inférieur que pénètrent les vaisseaux et les nerfs de ces organes.

La *tunique fibreuse*, dense, résistante, blanchâtre, comme toutes les capsules viscérales de la même nature, forme une enveloppe complète à chaque ovaire ; sa surface externe est, ainsi qu'il a été dit plus haut, solidement unie à la tunique séreuse. La surface interne adhère de même au parenchyme ou tissu propre, et elle y envoie des cloisons nombreuses dont j'indiquerai plus loin la disposition.

PARENCHYME ET FOLLICULES DE GRAAF.

Le tissu propre, *parenchyme* ou *stroma*, d'une couleur plus ou moins foncée selon les individus, est formé de fibres celluleuses, courtes et serrées, laissant entr'elles des vacuoles dans lesquelles est renfermé un liquide jaunâtre très-peu abondant. Il reçoit un grand nombre de vaisseaux ; cette circonstance, jointe à la structure aréolaire que je viens d'indiquer, donne au stroma l'apparence d'un corps spongieux. Dans ce tissu sont placées un grand nombre de vésicules connues sous le nom de *vésicules* ou *follicules de Graaf*. L'importance de ces vésicules, les recherches modernes et très-nombreuses dont elles ont été l'objet, donnent un très-grand intérêt à leur étude.

Les follicules de Graaf (1) renferment chacun un corps

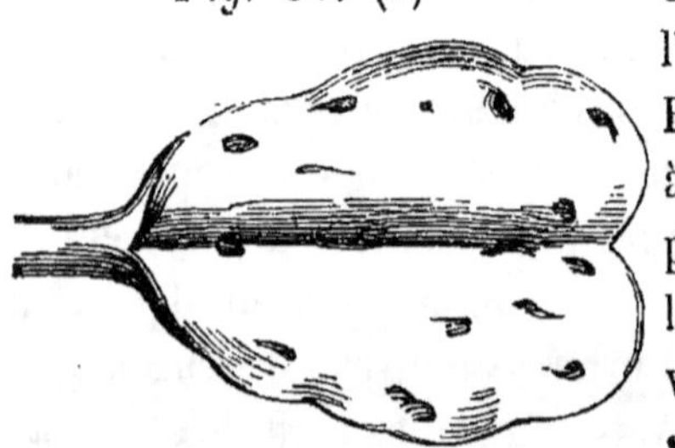

Fig. 59. (2)

ovulaire très-petit, c'est l'ovule ou vésicule de Baër, et celle-ci contient à son tour une vésicule plus petite encore, c'est la vésicule germinative ou vésicule de Purkinje, de sorte que la description d'un follicule de Graaf comprend trois objets distincts : 1° le follicule proprement dit ; 2° l'ovule ; 3° la vésicule germinative.

Les follicules de Graaf, enchâssés dans le parenchyme des ovaires, sont séparés les uns des autres par les cloisons fibreuses nées de la tunique interne, et disposées à peu près comme le sont les cloisons cellulo-fibreuses entre les lobes ou lobules des glandes conglomérées. Ces follicules diffèrent

(1) Du mot latin *folliculus*, petit sac, capsule, et du nom de l'anatomiste qui le premier les a bien décrits.

(2) Ovaire fendu de haut en bas et dans le sens de sa longueur en deux moitiés égales. Cette section permet de voir le *parenchyme* ou *stroma* et les *follicules* de *Graaf*.

entr'eux par leur situation et leur volume. Les uns sont en effet voisins de la périphérie de l'organe et rapprochés surtout du bord supérieur. En contact avec les enveloppes, ils les soulèvent parfois d'une manière remarquable, et constituent les saillies transparentes et légèrement colorées que j'ai indiquées précédemment; les autres sont plongés profondément dans le parenchyme; les dimensions des premiers, en général plus grands, varient de 2 à 8 millimètres; le diamètre beaucoup plus petit des seconds, n'excède pas 1 ou 2 millimètres, et il peut être beaucoup moindre. Il est difficile de déterminer le nombre des follicules dans chaque ovaire, à cause de leur ténuité et de leur dissémination dans toute l'épaisseur du parenchyme ovarique, et parce que ce nombre varie naturellement selon les individus.; aussi les indications des anatomistes à cet égard sont-elles très-différentes: Haller assure n'en avoir vu que deux dans un cas particulier, Rœderer en a découvert cinquante dans un autre; le terme moyen de ceux qui sont les plus apparents est en général de quinze à vingt.

Chaque follicule se compose de deux enveloppes concentriques: l'une, *tunique externe* ou *fibreuse*, élastique, résistante, rétractile, semble constituée par le tissu du stroma condensé en une ou plusieurs couches; cette tunique reçoit du tissu même qui l'environne des vaisseaux nombreux qui la traversent pour se rendre à

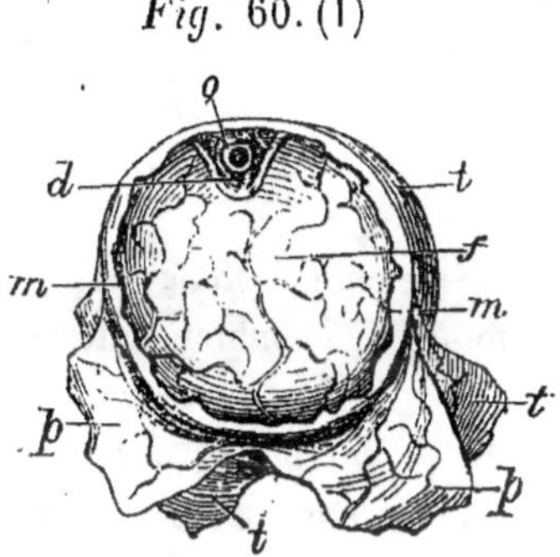

Fig. 60. (1)

(1) Cette figure que j'ai empruntée au magnifique atlas de l'ouvrage de M. Coste (*Histoire générale et particulière du dévelop-*

l'autre tunique. Celle-ci, *tunique propre*, molle, assez épaisse, à peine contractile et n'offrant qu'une résistance médiocre, est pourvue d'un nombre considérable de vaisseaux qu'une congestion sanguine accidentelle y rend très-évidents. Cette tunique diffère de la précédente par sa nature même, qui paraît plutôt muqueuse que fibreuse.

La cavité du follicule renferme un liquide visqueux, jaunâtre, coagulable par la chaleur les acides et l'alcool ; dans ce liquide se trouvent en suspension une multitude de granules, d'un blanc jaunâtre, d'une ténuité extrême, et que le microscope ne met en évidence que par un grossissement considérable. Ces corps se condensent et se réunissent à la surface interne de la tunique propre, de manière à la doubler d'une couche intérieure, qui a reçu le nom de *membrane proligère*.

pement *des corps organisés*, 1847), représente un follicule de Graaf parvenu à maturité et ouvert de manière à mettre en évidence ses enveloppes et l'ovule qu'elles renferment.

t t t, tunique externe ou *fibreuse* du follicule ; *p p, tunique interne* ou *tunique propre* très-vasculaire ; *m m, membrane proligère* ou *couche celluleuse* (Coste) ; *d, disque proligère ; o, ovule* enchâssé dans le disque proligère ; *f,* cavité du follicule, tapissée par la membrane proligère à travers laquelle se voient les vaisseaux nombreux de la tunique propre.

On remarquera sans doute que la membrane proligère (celluleuse de M. Coste) est représentée comme une membrane intérieure bien constituée, au lieu de l'être, ainsi que dans plusieurs figures bien connues et souvent reproduites, comme une couche de granules agminés mais non confondus. La préférence que j'ai accordée à la figure de l'atlas de M. Coste, est fondée sur ce qu'elle a le mérite d'être la représentation fidèle d'une pièce anatomique, que grâce à son obligeance j'ai pu examiner avec un grand soin.

Fig. 61 *et* 62 (1).

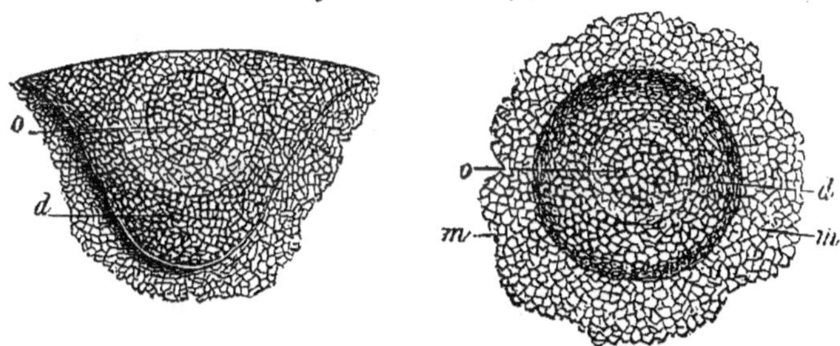

Vers la région du follicule qui est en rapport avec la périphérie de l'ovaire, la couche proligère s'épaissit et forme une
sorte de disque, *disque proligère*, dont la largeur est de 1/3ᵉ
à 1/4ᵉ de millimètre, et dans lequel est enchâssé l'ovule. La
disposition de cette couche granuleuse à l'égard de la tunique
interne de la vésicule de Graaf et surtout ses rapports avec
l'ovule, l'ont fait considérer par un anatomiste allemand
comme une membrane séreuse destinée tout à la fois à
envelopper l'œuf et à sécréter le liquide albumineux du follicule; dans cette hypothèse la cavité de celui-ci serait analogue à un sac séreux (2).

L'ovule est l'œuf proprement dit qui doit se rendre et se
développer dans la matrice et dans lequel se produira plus

(1) La fig. 61 représente le **disque proligère** vu à l'aide d'une
coupe verticale.

d, disque proligère; o, ovule.

Cette figure reproduit, à un grossissement très-considérable, les
objets figurés à la partie supérieure du follicule de Graaf, pl. 60.

La fig. 62 représente le même disque proligère vu en surface. *d,
disque proligère; o, ovule; m,* portion de la *membrane proligère*
qui tapisse la *tunique propre* du follicule et qui, s'en détachant en
même temps que l'ovule, accompagne ordinairement celui-ci quand
il est expulsé du follicule de Graaf.

(2) Huschke, *Traité de planchnologie, Encyclop. anat.*, t. 5,
pag. 420.

tard le nouvel être. Il est sphérique, quelquefois un peu oblong et remarquable par l'exiguïté de ses dimensions ; son diamètre est, en effet, d'un 6ᵉ à un 7ᵉ de millimètre et s'accroît probablement à mesure que l'ovule s'approche de la maturité, ce qui peut expliquer la différence des indications données à l'égard de son volume. La couleur de l'ovule est jaunâtre et transparente. Chez l'adulte il n'occupe pas ordinairement le centre du follicule de Graaf, il en touche au contraire les parois et surtout le point où celles-ci sont le plus rapprochées de la surface externe de l'ovaire. Je ferai connaître plus loin les conséquences naturelles de ces rapports. Selon M. Wagner (1), cependant, l'ovule serait d'abord placé au centre du follicule de Graaf ; il ne s'en éloignerait plus tard, et ne se trouverait définitivement en contact avec les parois du follicule et inséré dans le disque proligère, que quand il serait parvenu à maturité. Des observations nombreuses contredisent cette opinion et justifient au contraire celle que j'ai exprimée plus haut (2). Chaque follicule de Graaf ne renferme généralement qu'un seul ovule, il peut toutefois arriver qu'il en contienne deux ; cette circonstance explique sans doute la production de quelques grossesses gémellaires, mais ce n'en est qu'une cause exceptionnelle, ainsi que je le démontrerai ailleurs (3).

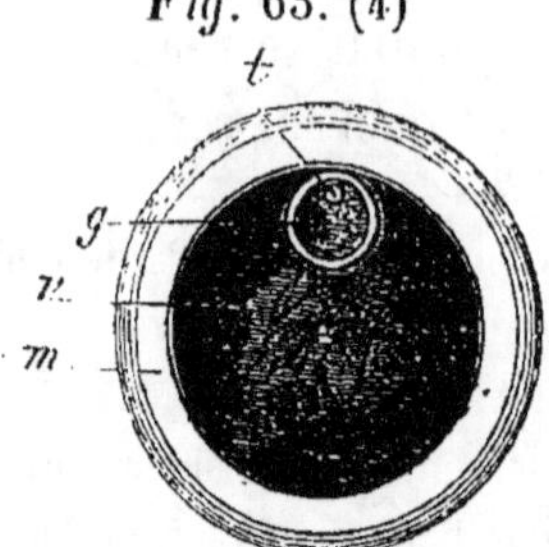

Fig. 63. (4)

L'ovule est composé de plusieurs

---

(1) *Hist. de la génération et du développement*, trad. franç., p. 49.

(2) Coste, *Histoire générale*, etc., p. 165.

(3) Art. GROSSESSE MULTIPLE.

(4) L'ovule vu à un grossissement considérable ; *m, membrane*

éléments ; ce sont : 1º une enveloppe extérieure ou *membrane vitelline ;* 2º une substance semi-liquide, ou *vitellus ;* 3º un corps vésiculaire renfermé dans cette substance : c'est la *vésicule germinative.*

La *membrane vitelline* est une capsule close, épaisse, eu égard à l'exiguïté du corps qu'elle renferme, et cependant diaphane. Elle est très-solide, si l'on en juge par la pression que dans certaines recherches microscopiques elle peut supporter sans se rompre, et elle est en apparence inorganique, dans ce sens du moins, qu'on n'y découvre aucun des éléments qui semblent inséparables de toute organisation ; cette circonstance toutefois ne saurait impliquer qu'elle est dépourvue de vitalité, ainsi que je le rappellerai. La transparence de cette membrane lui a fait donner par Baër et adopter par d'autres, le nom de *zone transparente,* expression impropre, parce qu'elle éveille l'idée d'une enveloppe annulaire, et par conséquent incomplète. Cette dénomination inexacte dépend, selon M. Coste, de ce qu'au microscope on n'en peut voir que le profil qui se dessine autour du vitellus comme un anneau de cristal.

La membrane vitelline constitue un sac parfaitement clos ; ce fait infirme par conséquent l'opinion de quelques anatomistes qui ont annoncé qu'elle présentait un pertuis circulaire ou oblong, destiné au passage de quelque corpuscule fécondant (1). Elle peut être considérée comme le rudiment fondamental de l'enveloppe extérieure de l'œuf développé, c'est-à-dire du chorion ; aussi Baër et quelques autres observateurs l'ont-ils ainsi regardée, même à son état primitif.

vitelline ou *zone transparente ; v, vitellus ; g, vésicule germinative ; t, tache germinative.*

(1) Prévost et Dumas, *Annales des sciences naturelles,* 1824. Barry, *Transactions philosophiques,* 1840.

La membrane vitelline est l'unique enveloppe extérieure de l'ovule, cependant plusieurs anatomistes ont admis et décrit une seconde membrane qui tapisserait la surface interne de la première. L'existence de cette membrane interne est justement contestée.

Le *vitellus* ou *jaune* consiste en une masse sphéroïdale, composée d'une matière visqueuse ou albumineuse, demi-fluide, et d'un grand nombre de granules de différentes grosseurs que le liquide semble réunir entre eux. Ces granules sont constitués par une substance solide parfaitement homogène, et qui offre tous les caractères apparents de la graisse ou de l'albumine coagulée. Ainsi que je l'ai dit, le vitellus renferme un corps vésiculaire d'une ténuité extrême, c'est la *vésicule germinative*, ou *vésicule de Purkinje* (1).

La vésicule germinative dont le diamètre est évalué à un 20ᵉ de millimètre environ, a la forme d'un spheroïde d'abord régulier et plus tard légèrement aplati. Elle est remarquable par sa transparence et se compose d'une enveloppe délicate et fragile et d'un liquide albumineux clair et incolore ; enveloppée par les granules du jaune, elle est plus ou moins rapprochée de la membrane vitelline, mais elle ne paraît pas être, comme le suppose M. Wagner(2), enchâssée dans un disque ou cumulus granuleux, et offrir sous ce rapport les dispositions de la vésicule germinative de l'œuf des oiseaux.

En examinant la vésicule germinative, M. Wagner a reconnu dans son intérieur un corpuscule particulier auquel il a donné le nom de *tache germinative*. Ce corpuscule paraît

____

(1) Ce nom est celui de l'observateur qui le premier a découvert la vésicule germinative dans l'œuf des oiseaux. C'est à M. Coste qu'est due la découverte de cette vésicule dans l'œuf des mammifères.

(2) *Loc. cit.*, p. 50.

être composé de granules ; comme il est plus clair au centre qu'à la circonférence, on s'est demandé s'il ne consistait pas lui-même en une autre vesicule dans laquelle une quatrième serait emboitée (1). La tache germinative est regardée par M. Wagner comme constituant la partie fondamentale de l'œuf humain, c'est-à-dire le véritable germe vivant et pré-existant à la conception. Cette opinion, adoptée par d'autres anatomistes, est rejetée par M. Coste; cet observateur n'admet l'existence de la tache germinative que comme un évènement accidentel, probablement dû à une altération de l'ovule, et il considère la vésicule germinative elle-même comme étran-gère, en tant que vésicule, au premier développement em-bryonnaire. Je serai naturellement conduit à revenir plus loin sur ce sujet.

Des vaisseaux sanguins, des vaisseaux lymphatiques et des nerfs entrent encore dans la structure des ovaires.

Les *branches artérielles* que les ovaires reçoivent, leur sont fournies par les artères ovariques nées de l'aorte, au-dessous des artères rénales, ou des artères rénales elles-mêmes. Ces branches parviennent aux ovaires par leur bord inférieur et s'y distribuent.

Les *veines* des ovaires, volumineuses et plexiformes, se rendent dans la veine cave inférieure : celles de l'ovaire droit, directement, celle de l'ovaire gauche, par l'intermédiaire de la veine rénale.

Les *vaisseaux lymphatiques* nombreux suivent le trajet des artères et des veines, et vont se rendre dans les ganglions lymphatiques de la région lombaire.

Les *nerfs* émanent du plexus rénal et par conséquent du grand sympathique.

(1) *Encyclopédie anatom.*, t. v, p. 423.

Il résulte de la description qui précède, que chaque ovaire renferme des vésicules nombreuses, *vésicules* ou *follicules de Graaf*; que ces follicules contiennent une substance liquide, albumineuse, des granules disposés en une couche et en un disque, *couche* et *disque proligères*, et enfin un *ovule* enchâssé dans ce disque ; que cet ovule contient une substance liquide grasse, ou *vitellus*, et que dans cette substance est renfermée une vésicule, *vésicule germinative* ou de *Purkinje ;* qu'enfin cette vésicule contient un corpuscule ou *tache germinative*.

Un fait doit frapper tout d'abord dans l'étude de l'œuf humain : c'est son extrême ténuité comparée aux dimensions de l'être qu'il est destiné à produire, et le contraste qui existe entre ses proportions microscopiques et le volume comparativement gigantesque, de l'œuf d'animaux beaucoup plus petits, des oiseaux par exemple.

Nous verrons plus tard que ce fait, en apparence étrange, s'explique naturellement par les conditions futures très-différentes dans lesquelles l'œuf des mammifères et celui des oiseaux seront placés. En effet, à peine échappé du follicule de Graaf, l'œuf humain sera transporté dans un milieu riche en matériaux nutritifs, c'est-à-dire, dans un organe où à l'aide de connexions rapidement établies il puisera les substances nécessaires à son développement; et jusqu'à ce que ces moyens de nutrition soient créés, la masse granuleuse, presqu'imperceptible, du vitellus suffira à la première organisation du germe fécondé.

L'œuf des oiseaux, au contraire, séparé de l'organisme maternel, soumis à une incubation extérieure, et placé par conséquent dans un milieu relativement très-pauvre en éléments nutritifs, doit renfermer non-seulement le germe, mais avec celui-ci les substances nécessaires à sa première évolution et à son accroissement ultérieur. L'énorme vitellus et l'albumen renfermés dans la coquille, ne sont donc autre chose qu'une provision qui répond à ces nécessités.

Aussi, si l'on faisait abstraction de ces éléments accessoires de l'œuf des oiseaux, pour n'en considérer que la partie fondamentale, c'est-à-dire, celle qui fournira les premiers vestiges du nouvel être, la dissemblance que j'ai signalée disparaîtrait en très-grande partie.

ARTICLE II.

DE L'UTÉRUS, DES TROMPES ET DU VAGIN.

1° DE L'UTÉRUS.

Des divers organes de la génération, l'utérus est celui qui, par la durée et l'importance de la part qu'il prend à l'accomplissement de cette fonction, doit occuper le premier rang sous le point de vue obstétrical : c'est pour ce motif, sans doute, qu'il a été considéré comme l'organe principal de la génération, tandis que les ovaires, les trompes, le vagin, et quelques autres parties que j'indiquerai plus loin, en ont été considérés comme les annexes ou les dépendances.

Appliquée aux trompes, au vagin, aux ligaments larges et aux ligaments ronds, cette expression implique une idée assez juste, car il y a entre l'utérus et ces organes analogie de structure, continuité de tissu, et, jusqu'à un certain degré, communauté de fonction ; mais elle ne saurait s'appliquer aux ovaires qui constituent des organes à part et qui n'ont, avec l'utérus, aucun rapport de structure : aussi en ai-je fait une description séparée.

L'utérus ou *matrice* est un organe creux placé dans la partie médiane et supérieure de l'excavation du bassin, entre la vessie et le rectum, au-dessous des intestins grêles et au-dessus du vagin, à l'extrémité supérieure duquel il est fixé.

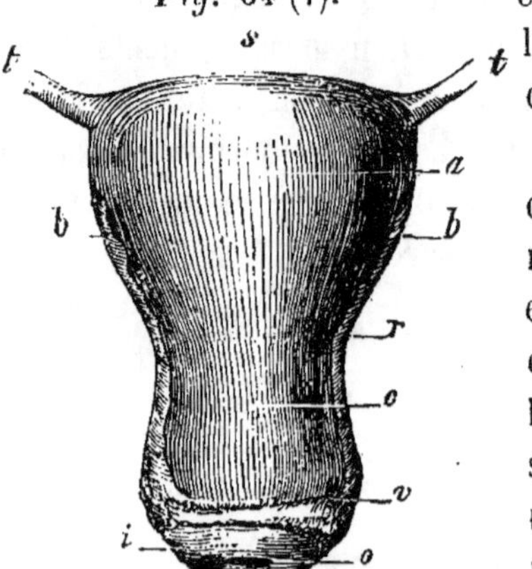

Fig. 64 (1).

La forme de cet organe est celle d'un corps conoïde comprimé d'avant en arrière, ou mieux encore, celle d'une petite calebasse aplatie dont le fond serait dirigé en haut et l'orifice en bas. L'utérus comprend deux parties principales, savoir : le *corps*, qui en représente la moitié supérieure à peu près, et le *col*, qui en représente la moitié inférieure. Un léger resserrement indique les limites respectives de ces deux parties. Le point le plus élevé du corps de l'utérus ou le bord modérément convexe par lequel il se termine en haut, a reçu le nom particulier de *fond* de l'utérus. Cette partie peut être limitée inférieurement par une ligne qui serait transversalement étendue de l'insertion d'une trompe utérine à celle du côté opposé. D'une autre part, le col peut se diviser en deux portions : l'une, supérieure, comprise entre le rétrécissement, signalé plus haut, et l'insertion du vagin, est *la portion sus-vaginale* du col ; l'autre, inférieure, placée

(1) Utérus d'une femme adulte *nullipare* (*uterus virgineus*), vu par sa face postérieure ; *a, corps de l'utérus ; c, col*, ou région *cervicale ; r*, rétrécissement indiquant la limite du corps et du col ; *s, bord supérieur*, ou *fond* de l'utérus ; *b b, bords latéraux ; t t, trompes de Fallope ; v, insertion du vagin ; i, portion vaginale du col* ou *museau de tanche ; o, orifice externe.*

au-dessous de l'insertion du vagin et saillante dans ce canal, est *la portion vaginale*. Ces divisions, tout arbitraires, et qui ont déjà quelqu'importance quand on étudie l'utérus en état de vacuité, en ont une beaucoup plus grande quand on étudie cet organe pendant la grossesse et l'accouchement.

L'utérus est à peu près placé sur la ligne médiane de l'excavation du bassin et dans la direction de l'axe du détroit supérieur; ainsi, chez une femme dans l'état de station, le fond de cet organe est légèrement incliné en avant et en haut, et le col dirigé en arrière et en bas. La première de ces deux régions est généralement située au niveau du détroit abdominal, et la seconde est à 3 ou 4 centimètres environ du plancher du bassin. Toutefois cette situation de l'utérus n'est pas constante : elle est altérée souvent et momentanément par sa mobilité même, et elle peut l'être d'ailleurs d'une manière permanente par des causes nombreuses ; aussi est-il très-commun de trouver l'utérus dans une situation qui diffère plus ou moins de celle que j'ai indiquée comme normale.

L'utérus étant un organe creux, présente deux surfaces, l'une extérieure, l'autre intérieure. Ces parties paraissent très-différentes sous le rapport de leur étendue et de leur forme, selon qu'on étudie l'utérus chez une femme jeune et qui n'a jamais été mère, ou chez une femme qui a eu un ou plusieurs enfants, et cette différence est assez remarquable pour qu'il me semble convenable de les étudier successivement dans ces deux conditions. Je supposerai d'abord la première, c'est-à-dire celle de la *nulliparité*.

a. SURFACE EXTÉRIEURE.

La surface externe offre, 1º une *face antérieure* lisse, modérément convexe, en rapport avec la face postérieure de la vessie; elle est seulement contiguë à cet organe supérieurement, et elle y adhère inférieurement, dans une étendue de 14 à 15 millimètres environ.

2º Une *face postérieure*, lisse comme la précédente, mais plus convexe, en rapport de simple contiguïté dans toute sa hauteur avec le rectum. Quelques circonvolutions d'intestins grêles descendent assez souvent dans le bassin, et s'interposent entre la matrice et les deux organes auxquels ses faces sont contiguës.

3º Un *bord supérieur* qui constitue le *fond* de l'utérus, lisse et très-légèrement convexe ; il est couvert par l'intestin grêle.

4º Deux *bords latéraux*, convexes supérieurement et inférieurement, et concaves dans la partie moyenne de leur longueur. Ces bords sont adhérents aux ligaments larges entre les deux feuillets desquels ils sont entièrement cachés, et ils tiennent par leur partie moyenne aux vaisseaux et aux nerfs qui pénètrent dans les parois utérines ainsi qu'à un tissu cellulo-fibreux dont je parlerai plus loin.

5º Deux *angles supérieurs* résultant de la réunion du bord supérieur avec les bords latéraux, et remarquables seulement parce qu'à ces angles sont fixés les *trompes utérines.* Au devant de celles-ci les *ligaments ronds*, ou *cordons sus-pubiens*, et en arrière, les *ligaments de l'ovaire.*

6º Un *angle inférieur* ou *portion vaginale* du col de l'utérus. Cette partie représente chez une femme adulte un mamelon conoïde, saillant au fond du vagin. La base de ce mamelon est circonscrite par l'adhérence circulaire du vagin, et se confond en ce point avec la portion sus-vaginale du col ; le sommet, libre, regarde en bas et un peu en arrière. En général, la base a un peu plus de largeur que le cône n'a de saillie ; l'étendue transversale de la première étant de 20 à 22 millimètres, et celle de la seconde, de 12 millim. environ.

Le sommet du cône présente une petite ouverture ou fente

transversale : c'est *l'orifice externe* de l'utérus ; celui-ci est circonscrit par deux bords lisses, réguliers, assez denses ; l'un, placé en avant, est appelé *lèvre antérieure;* l'autre, placé en arrière, est la *lèvre postérieure.* La lèvre antérieure est un peu plus épaisse et descend plus bas que la lèvre postérieure, de sorte que d'avant en arrière, elle cache entièrement cette dernière ainsi que l'orifice. C'est sans doute à cette disposition qu'est dû le nom de *museau de tanche* par lequel les anciens anatomistes désignaient cette portion vaginale du col utérin, et que quelques accoucheurs modernes lui ont encore conservé.

L'orifice externe chez une femme nullipare offre à la vue une forme circulaire, dont les diamètres, en apparence égaux d'avant en arrière et d'un côté à l'autre, peuvent être évalués à 5 ou 6 millimètres. Malgré cette apparence, l'orifice utérin n'en est pas moins constitué en réalité par une fente transversale, dont l'étendue est de 6 à 8 millimètres, et que l'on rend très évidente lorsqu'on en écarte légèrement les bords avec un stilet ; elle l'est même assez souvent sans cette petite opération. Constaté par le toucher, l'orifice utérin donne l'idée d'une dépression. Mon père comparait avec beaucoup de raison, la sensation que la pulpe du doigt éprouve en l'explorant, à celle qui résulte de son application sur le lobule du nez. Chez quelques femmes, la portion vaginale du col de l'utérus n'offre aucune saillie; dans ce cas elle est remplacée par une petite ouverture qui occupe la partie supérieure de l'espèce de cul-de-sac que forme alors le vagin. Chez quelques autres, l'orifice externe n'est qu'un pertuis très-étroit, arrondi et dans lequel on ne peut introduire qu'un stilet très menu.

J'ai dit que l'utérus placé entre la vessie et le rectum était, dans la plus grande partie de son étendue, séparé de ces deux organes par quelques circonvolutions intestinales, et qu'inférieurement il adhérait à l'un et à l'autre, directement à la vessie, indirectement au rectum. Le siége exact et l'étendue précise de ces connexions méritent d'être connus, parce que cette notion concourt à l'intelligence de plusieurs phénomènes pathologiques et de quelques procédés opératoires.

L'utérus adhère à la vessie par un tissu cellulaire assez lâche dans une étendue de 14 à 15 millimètres environ, étendue à peu près équivalente au quart de la longueur totale de l'organe; ces adhérences sont exactement comprises entre deux limites : une supérieure qui répond au point où le péritoine se réfléchit de la vessie sur l'utérus, en constituant le cul-de-sac péritonéal antérieur, ou utéro-vésical; et l'autre, inférieure, répondant au point où le vagin adhère au col de l'utérus. C'est en conséquence par la portion sus-vaginale du col que l'utérus est uni à la vessie, et par la partie la plus inférieure de sa paroi postérieure que la vessie est unie à l'utérus.

La paroi postérieure de l'utérus tient au rectum, mais indirectement, par le feuillet péritonéal, qui, après avoir tapissé la face postérieure de l'utérus et la partie supérieure du vagin, se réfléchit sur le rectum, en constituant **le** cul-de-sac péritonéal postérieur ou utéro-rectal (1).

L'étendue de la surface extérieure de l'utérus est évidemment très petite, aussi le volume de cet organe contraste-t-il d'une manière remarquable avec l'importance et. la nature des fonctions qu'il remplit. Le diamètre longitudinal, mesuré de la portion moyenne du fond à l'extrémité de la lèvre antérieure, a de 65 à 70 millimètres. La partie supérieure de ce diamètre longitudinal, comprise entre le fond de l'utérus et le point le plus rétréci de l'organe, a 32 millimètres; la portion

(1) Voyez la fig. 68, pag. 164.

inférieure comprise entre ce rétrécissement et le sommet de la lèvre antérieure, a de 35 à 37 millimètres. Enfin, l'élévation de la partie moyenne du fond de l'utérus, au-dessus d'une ligne étendue de l'insertion d'une trompe utérine à l'autre, a 5 millimètres seulement. Le diamètre transversal, mesuré au point où il est le plus long, c'est-à-dire, un peu au-dessous de l'insertion des trompes utérines, a de 44 à 48 millimètres, et au niveau de cette insertion, il a de 37 à 39 millimètres.

Le diamètre transversal, mesuré au niveau même du rétrécissement, n'a que 18 à 20 millimètres, et au niveau du point où le col est renflé il a de 23 à 25 millimètres.

Le diamètre antéro-postérieur, dans le point où l'organe est le plus épais, c'est-à-dire au niveau de la plus grande largeur de l'utérus, a 17 ou 18 millimètres ; mesuré au niveau du rétrécissement, il en a 12 ou 13, et, au niveau de la plus grande largeur du col, il en a 14 ou 15.

b. SURFACE INTÉRIEURE.

Fig. 65 (1).

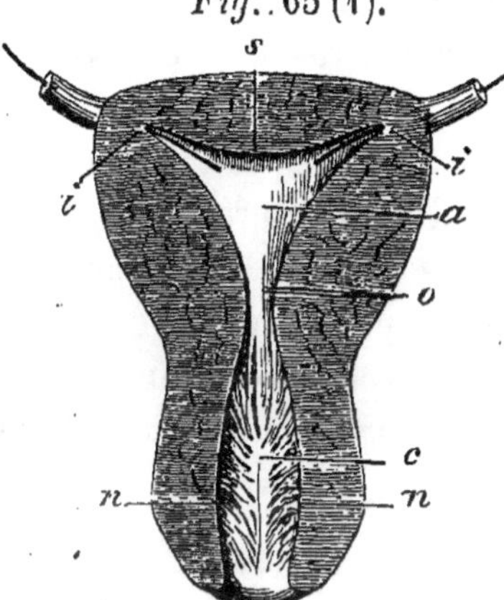

La *surface interne* de l'utérus présente une cavité dans laquelle on distingue deux parties. L'une, qui en constitue à peu près la moitié supérieure, est la *cavité du corps*; l'autre, qui en forme à peu près la moitié inférieure, est la *cavité du col*. Ces deux cavités communiquent très-librement

(1) Cavité de l'utérus d'une femme *nullipare ; a, cavité du*

l'une avec l'autre, et, à proprement parler, elles n'en constituent qu'une seule. La ligne de démarcation assez arbitraire qui les sépare est représentée par le point où la cavité est un peu plus étroite que partout ailleurs : ce point rétréci est *l'orifice interne*. Nous verrons plus loin que la distinction de ces deux cavités, déjà suffisamment indiquée par l'orifice interne, l'est bien plus encore par la différence de leur organisation.

La cavité du corps de l'utérus a la figure d'un triangle dont la base est placée en haut et le sommet en bas, c'est-à-dire à l'orifice interne. Les deux *parois* de cette cavité, dont l'une est *antérieure* et l'autre *postérieure*, sont à peu près planes ; chacune d'elles présente une ligne peu saillante, médiane, dirigée de haut en bas, et qui se continue inférieurement avec deux autres lignes plus remarquables qui appartiennent à la cavité du col. Ces deux parois sont à peu près contiguës et séparées seulement l'une de l'autre par une couche peu épaisse de mucus, en sorte que cette partie de l'organe constitue plutôt les éléments d'une cavité qu'une cavité réelle. Trois *bords* limitent la cavité du corps : l'un est *supérieur*, les deux autres sont *latéraux;* le premier forme le *fond* de la surface interne de l'utérus et la base du triangle que représente la cavité du corps, les deux autres en constituent les côtés ; chacun de ces bords a la forme d'une ligne courbe, dont la convexité plus ou moins prononcée est dirigée vers la cavité même. Le bord supérieur, en se réunissant aux bords latéraux, produit les deux *angles supérieurs* dé la ca-

corps; *s, bord supérieur* ou *fond* de la cavité du corps; *o, orifice interne; i i, orifices internes des trompes* s'ouvrant au sommet des angles latéraux et supérieurs de l'utérus; *c, cavité du col* et ses plis constituant *l'arbre de vie; n n,* bords de cette cavité.

vité du corps ; chacun de ceux-ci représente une cavité infundibuliforme, au fond de laquelle se trouve l'orifice interne de la trompe utérine correspondante.

Les deux bords latéraux aboutissent inférieurement à l'orifice interne, c'est-à-dire au point rétréci qui sert de ligne de démarcation entre les deux cavités et qui forme *l'angle inférieur* de la cavité du corps. L'étendue verticale de cette dernière, mesurée du milieu du bord supérieur à l'orifice interne, est de 28 millimètres environ ; celle des trois bords est à peu près égale, c'est-à-dire de 26 à 27 millimètres.

La cavité du col représente un petit canal alongé, aplati, fusiforme, dilaté vers sa partie moyenne et rétréci légèrement à ses extrémités. Ses deux *parois*, dont l'une est *antérieure* et l'autre *postérieure*, présentent chacune, sur la ligne médiane, une saillie ou crête longitudinale, qui semble être la continuation des saillies moins prononcées qui existent sur les parois de la cavité supérieure. De chacune de ces crêtes partent latéralement des replis nombreux, épais, régulièrement placés les uns au-dessus des autres et moins rapprochés au centre qu'aux extrémités. Ils se portent, en suivant une direction légèrement oblique, en haut et en dehors vers les bords latéraux de la cavité, où ils aboutissent à une autre ligne verticale moins apparente. Ainsi disposés, ces replis semblent former entre les deux crêtes verticales des échelons obliques et un peu concaves en haut : l'ensemble de ces rameaux, qui a quelque ressemblance avec une feuille de fougère, a été appelé *arbre de vie*.

Entre ces plis se voient des rainures assez profondes occupées par un grand nombre de follicules muqueux. Il n'est pas rare que les orifices excréteurs de quelques-uns de ces follicules s'oblitèrent accidentellement, et que le mucus, s'accumulant dans leur cavité, ils acquièrent un développement remarquable ; dans cet état, ils ont été pris, par un ancien anatomiste, *Naboth*, pour des œufs humains ; et, quoique leur véritable nature soit aujourd'hui bien connue, ils sont encore assez souvent désignés par le nom d'*œufs de Naboth*.

Les parois de la cavité du col sont contiguës l'une à l'autre comme celle de la cavité du corps, et seulement séparées par une couche de mucus un peu plus abondante dans cette partie de la cavité utérine que dans la précédente. Les bords latéraux sont légèrement concaves et présentent les lignes saillantes indiquées plus haut. L'extrémité supérieure de la cavité du col est représentée par le léger rétrécissement qui la sépare de la cavité du corps, et qui constitue l'orifice interne. Son extrémité inférieure n'est autre chose que la surface intérieure de l'orifice externe qui a été déjà décrit.

L'étendue de cette partie canaliculée de l'utérus , mesurée verticalement de l'une de ses extrémités à l'autre, est de 26 millimètres environ ; son diamètre transversal, pris au milieu de sa hauteur et dans la partie la plus large , est de 15 à 16 millimètres ; le même diamètre, mesuré au niveau de l'orifice interne, est de 9 millimètres seulement.

L'épaisseur des parois utérines, mesurée de l'extérieur à l'intérieur, est, pour le fond de l'utérus, de 8 millimètres ; pour les faces antérieure et postérieure au milieu de la cavité du corps, de 17 millimètres ; auprès de l'insertion des trompes, de 5 millimètres ; enfin , l'épaisseur de chacune des parois du col, mesurée au milieu de la longueur de cette cavité, est de 6 millimètres.

Le poids de l'utérus est ordinairement de 30 à 40 grammes.

La capacité de l'utérus est très-restreinte dans l'état de

vacuité et chez une femme nullipare, je ne pense pas qu'elle puisse être évaluée à plus de 2 ou 3 centimètres cubes, c'est-à-dire que dans cette condition on y introduirait à peine 2 ou 3 centimètres cubes de liquide; aussi Krause (1) me paraît-il avoir beaucoup exagéré cette capacité en disant qu'elle est chez la vierge, de 1 pouce et demi à 2 pouces et demi et de 4 pouces et demi à 5 pouces cubes chez la femme qui a eu des enfants, d'où il résulterait que l'utérus pourrait recevoir de 4 à 6 centimètres cubes de liquide dans le premier cas et de 12 à 13 centimètres cubes dans le second (2). J'avoue que je ne puis comprendre une telle évaluation.

C. DE L'UTÉRUS MULTIPARE.

La description qui précède est celle de l'utérus d'une femme nullipare, de l'*uterus virgineus* de Rœderer. Une grossesse, et, à plus forte raison, plusieurs grossesses, changent la plupart des dispositions anatomiques que j'ai indiquées; aussi l'utérus d'une femme qui a eu plusieurs enfants doit-il être considéré comme un organe très-différent, à beaucoup d'égards, de celui d'une femme nullipare. Les différences qu'il importe de connaître sont les suivantes :

1° Les faces antérieure et postérieure sont plus bombées,

(1) *Encyclopédie anatomique*, t. 5, p. 443.

(2) Quand j'indique la capacité de l'utérus dans l'état de vacuité il est bien entendu que je ne suppose pas la cavité de cet organe soumise à une distension artificielle ni accidentellement accrue par quelque cause anormale. De même lorsque j'indiquerai la capacité de l'utérus pendant la grossesse, je ne lui supposerai que son développement régulier.

l'élévation de la partie moyenne du bord supérieur au-dessus de l'insertion des trompes est beaucoup plus prononcée ; il en résulte que ce bord, au lieu d'être à peu près rectiligne, offre au contraire une convexité remarquable.

Fig. 66 (1).

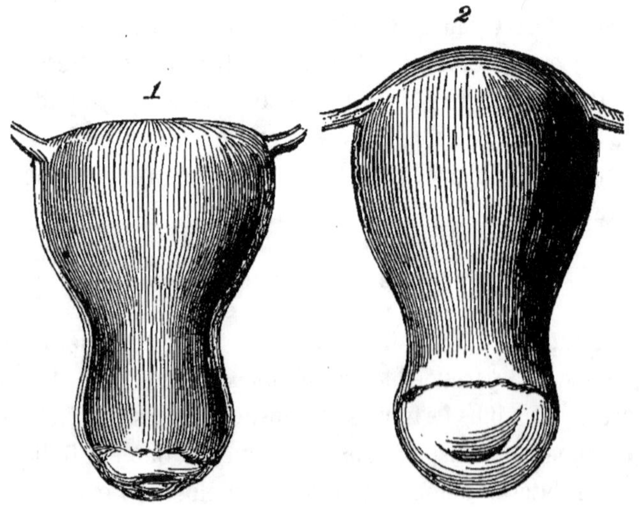

2° La portion vaginale du col est moins conique et moins alongée, et son extrémité libre est souvent comme renflée, de sorte que sa forme générale se rapproche davantage de celle d'un corps cylindroïde ; l'orifice ne présente plus l'apparence extérieure d'une dépression arrondie, c'est une fente

(1) Les deux figures 66 et 67, représentent l'utérus dans les deux conditions différentes de nulliparité et de multiparité : le n° 1 indique l'utérus nullipare, le n° 2 l'utérus multipare. En mettant en regard ces deux figures, j'ai voulu rendre sensibles par une comparaison facile, ceux des caractères distinctifs signalés dans le texte, que le dessin pouvait mettre en évidence.

transversale très évidente, dont la longueur est de 12 à 15 millimètres, et dont les lèvres inégales sont souvent échancrées vers leurs commissures, et surtout vers la gauche. Ces lèvres s'écartent ordinairement sous la pression, même modérée, du doigt et en laissent pénétrer entr'elles l'extrémité. Ces dernières conditions sont très-remarquables chez les femmes qui ont eu un grand nombre d'enfants, elles le sont moins chez celles qui n'en ont eu qu'un seul, et naturellement elles le sont moins encore chez les femmes dont les grossesses se sont constamment terminées par des avortements à une époque peu avancée ; enfin, il n'est pas extrêmement rare que le col utérin présente tous les caractères de la virginité, ou plutôt de la *nulliparité* chez des femmes qui ont eu cependant plusieurs enfants nés à terme , surtout quand un long espace de temps s'est écoulé depuis le dernier accouchement. Et d'un autre côté il n'est pas impossible de constater la dilatation de l'orifice utérin, qui est la conséquence ordinaire de la parturition, chez des femmes qui cependant ne sont jamais accouchées.

3° L'utérus est plus volumineux : le diamètre longitudinal, mesuré du bord supérieur à l'extrémité de la lèvre antérieure de l'orifice, a 75 millimètres au lieu de 60 ou 65 ; ce diamètre qui, dans l'utérus nullipare, se partageait à peu près également entre le corps et le col, se partage très-inégalement entre les mêmes parties dans l'utérus multipare. En effet, un peu plus des trois cinquièmes de ce diamètre est compris entre le fond de l'utérus et la partie rétrécie de l'organe, et un peu moins des deux cinquièmes entre le rétrécissement et la partie inférieure du col utérin. Il résulte de cette disproportion que la limite entre le corps et le col semble s'être abaissée. Quoique ce déplacement soit réel, il n'a cependant pas l'importance qu'on lui croirait au premier abord ; en effet, la différence dépend, en grande partie, de l'accroissement considérable du corps de l'utérus, pendant que le col a presque conservé ses dimensions primitives ; et pour corroborer en partie cette explication, je ferai remarquer, que la portion du diamètre longitudinal comprise entre le fond de l'utérus et une ligne transversale dirigée de l'insertion d'une trompe utérine à l'autre, est de 10 à 11 millimètres au lieu de 3 ou 4.

4° Les dimensions transversales sont aussi plus grandes, mais la différence dans ce sens est moins remarquable que dans le sens précédent ; cet accroissement n'est en effet que de 2 à 3 millimètres environ, pour chacun des diamètres transversaux que j'ai indiqués.

5° Le diamètre antéro-postérieur, mesuré au niveau du point où le corps de l'utérus offre le plus de largeur, est de 25 millimètres au lieu de 21, et au niveau du rétrécissement, il est de 17 millimètres au lieu de 14 ; enfin, au niveau de la partie renflée du col, il est de 19 millimètres au lieu de 16.

6° L'épaisseur de chaque paroi, mesurée séparément, présente naturellement en plus des changements proportionnels à ceux que j'ai indiqués pour les parois réunies.

La surface intérieure de l'utérus offre, sous le rapport de sa capacité et de sa forme, des modifications qui ne sont pas moins remarquables que celles que la surface extérieure a subies.

1° La cavité du corps de l'organe, au lieu de représenter un triangle à bords curvilignes dont la convexité est dirigée en dedans, représente une surface ovalaire dont les bords, à peu près régulièrement courbes, sont concaves, dont la grosse extrémité est formée par le fond de l'utérus, et dont la petite, dirigée en bas, répond à l'orifice interne.

2° Les angles infundibuliformes, au fond desquels sont cachés les orifices des trompes utérines dans l'utérus d'une femme nullipare, ont disparu, au moins en très-grande partie, dans l'utérus de la femme mère de plusieurs enfants, et les orifices des trompes sont apparents à la partie supérieure et latérale de la cavité ovalaire que je viens d'indiquer.

Fig. 67.

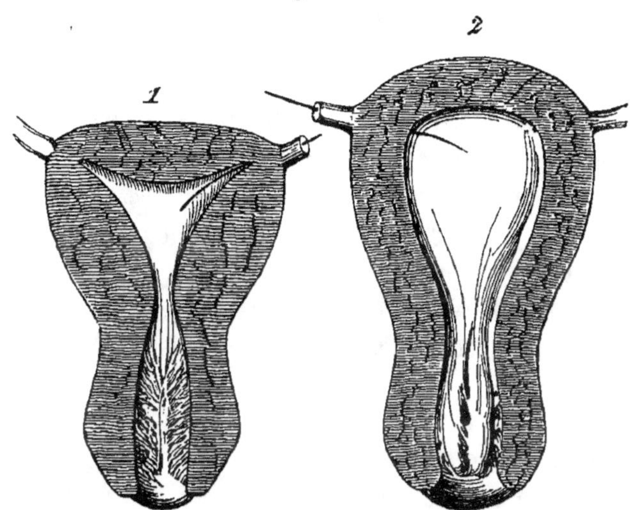

3° La cavité du col a conservé à peu près sa forme primitive : cependant l'orifice interne est un peu plus ouvert et aussi plus éloigné du fond de l'utérus. Ce changement résulte de ce qu'en effet cet orifice s'est un peu déplacé ; aussi la cavité du col, égale au moins en longueur à celle du corps, dans l'utérus virginal, a des dimensions verticales moindres dans l'utérus d'une femme multipare.

Les différences que je viens de signaler n'offrent pas, sans doute, un grand intérêt pratique ; mais, au point de vue de la médecine légale, elles ont une très-réelle importance. J'ajouterai maintenant qu'elles ne sont pas très-prononcées chez tous les sujets, mais il est rare qu'après plusieurs grossesses successives, elles ne deviennent pas évidentes. Je dirai plus loin que ces changements de forme et de dimension ne sont pas les seuls qui distinguent l'utérus lorsqu'il a subi l'influence de plusieurs gestations, et qu'il en éprouve de non moins notables quant à sa structure.

d. STRUCTURE DE L'UTÉRUS.

Des éléments remarquables par leur variété et leur importance, entrent dans la structure de l'utérus ; ce sont : une membrane ou tunique externe, un tissu propre, une membrane ou tunique interne, des vaisseaux sanguins, des vaisseaux lymphatiques et des nerfs.

La membrane externe ou *tunique péritonéale* est une partie du péritoine pelvien. Elle tapisse les trois-quarts supérieurs seulement de la face antérieure de l'utérus, puis le bord supérieur et la face postérieure dans toute son étendue ; elle descend même au-dessous de cette partie de l'organe, pour revêtir l'extrémité supérieure du vagin. La portion, très-restreinte, de la face antérieure, qui n'est pas couverte par la tunique péritonéale, est unie, ainsi que je l'ai dit plus haut, à la partie la plus déclive de la face postérieure de la vessie. La membrane externe de l'utérus présente une surface libre et une surface adhérente : la première répond à la cavité du péritoine ; elle est humectée, comme tous les autres points de la surface interne de cette membrane, par un liquide qui favorise les frottements réciproques de l'utérus et des parties avec lesquels il est en contact, et elle donne en même temps à la surface extérieure l'aspect lisse et poli qu'elle présente. La surface adhérente de la tunique péritonéale est unie au parenchyme utérin par un tissu cellulaire d'autant plus dense et résistant, qu'il est plus rapproché du fond et de la

ligne médiane des faces antérieure et postérieure, et qui est,
au contraire, plus lâche et plus extensible vers la région
inférieure et la région latérale. Il en résulte que l'adhérence
de la membrane externe de l'utérus est beaucoup moins
forte sur le col et près des bords latéraux que partout
ailleurs. Quelque différentes, au reste, que soient ces adhérences, sous le rapport de leur intimité, la tunique externe de
l'utérus n'en a pas moins partout une solidité et une force de
résistance très-remarquables, circonstance que j'aurai l'occasion de rappeler ailleurs (1).

Fig. 68 (2).

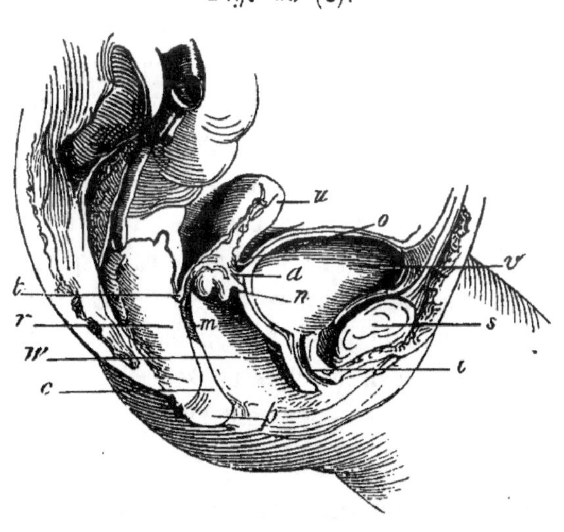

(1) A l'article des ruptures de l'utérus, 2ᵉ vol.

(2) La fig. 68 indique les rapports exacts de l'utérus et du vagin
avec les organes voisins. *u*, l'utérus ; *w*, le vagin ouvert ; *v*, la vessie ouverte ; *i*, l'urèthre ouvert ; *r*, le rectum ouvert ; *o*, le *cul-de-
sac péritonéal antérieur* ou *utéro-vésical* ; *t*, le *cul-de-sac péritonéal postérieur* ou *utéro-rectal.* Il est facile de constater que

Le feuillet de la membrane externe qui tapisse la face antérieure de l'utérus se replie d'arrière en avant à son point le plus déclive, pour recouvrir la face postérieure de la vessie ; d'un autre côté, le feuillet qui revêt la face postérieure et descend jusqu'au vagin, se replie d'avant en arrière pour tapisser la face antérieure du rectum. En passant ainsi de l'utérus à ces deux organes, la membrane péritonéale forme deux *culs-de-sac*, l'un *antérieur* ou *utéro-vésical*, l'autre *postérieur* ou *utéro-rectal*. Ces deux points, les plus inférieurs de la cavité du péritoine, ne sont pas cependant placés au même niveau ; le cul-de-sac péritonéal utéro-vésical est manifestement plus élevé que l'autre, car il est limité par les adhérences de la vessie à la face antérieure de l'utérus, et séparé de l'extrémité supérieure du vagin par toute l'étendue de ces adhérences. Le cul-de-sac utéro-rectal, au contraire, descend plus bas que le précédent, parce qu'il s'étend jusqu'à la partie postérieure et supérieure du vagin, et n'est, en conséquence, séparé de la cavité de ce canal que par l'épaisseur peu considérable des parois vaginales. Les deux feuillets péritonéaux qui ont tapissé, l'un, la face antérieure, et l'autre, la face postérieure de l'utérus, se prolongent sur les côtés de cet organe, et, s'adossant l'un à l'autre, constituent

ces culs-de-sac ne sont pas placés au même niveau, mais, au contraire, sur des plans très-différents. *n,* adhérence du vagin à l'utérus et cul-de-sac circulaire utéro-vaginal ; *a,* adhérence de la vessie à l'utérus, limitée supérieurement par le *cul-de-sac péritonéal antérieur o,* et inférieurement par l'adhérence du vagin à l'utérus *n ; c,* cloison recto-vaginale, mince en haut, *m,* où les parois du vagin et du rectum sont presque contiguës, épaisse en bas au point *p,* où elle constitue le périnée ; *s,* moitié gauche de la symphyse des pubis.

deux appendices aplatis et minces : ce sont les *ligaments larges*, que je décrirai plus loin.

Au-dessous de la tunique péritonéale est placé l'élément essentiel de l'utérus, c'est-à-dire son *parenchyme* ou *tissu propre*.

Le tissu propre de l'utérus est d'un blanc rosé et d'une densité remarquable. La teinte rose, plus ou moins prononcée selon les circonstances, est, en général, plus apparente dans la partie supérieure de l'organe que dans sa partie inférieure. La densité ne peut être mieux comparée qu'à celle des corps fibreux : très-évidente dans toutes les parties de l'organe, elle le devient surtout vers le col, et elle acquiert auprès de l'orifice vaginal à peu près les apparences d'un tissu cartilagineux. La coloration rose plus prononcée et la densité moins grande des parois dans la région supérieure que dans l'inférieure, dépendent évidemment de ce que les vaisseaux sont plus nombreux et la circulation par conséquent plus abondante dans la première de ces parties que dans la seconde. On comprend, par la même raison, que tout ce qui augmente normalement ou accidentellement l'afflux du sang dans les parois utérines, en accroît la coloration et en diminue la densité.

La nature équivoque du parenchyme utérin, quand on l'examine dans l'état de vacuité de la matrice, a provoqué de nombreuses recherches, et des opinions très-différentes ont été exprimées à son égard. Il est certain que le parenchyme est fibreux, dans ce sens, du moins, qu'il est composé de filaments ; ceux-ci sont courts, très-rapprochés, diversement entrelacés, et offrent sous ce rapport une sorte de feutrage inextricable : il est également certain que, même dans l'état de vacuité de l'utérus, ce tissu est contractile. Or, comme cette qualité appartient exclusivement, dans l'économie animale, au tissu musculaire, et, comme elle, en révèle la présence partout où il existe, lors même que ses autres caractères peuvent n'être pas aperçus, il est permis d'en conclure rigoureusement que le parenchyme utérin est musculaire. Il est vrai que sa couleur, sa densité, et la disposition inextricable de ses éléments contrastent avec la teinte rouge, la mollesse et la disposition fasciculée du tissu musculaire en général ; mais comme l'absence de ces dernières conditions se remarque dans un grand nombre d'organes dont la nature musculaire n'est pas contestée, celle du parenchyme utérin ne saurait l'être non plus.

Toutefois, en reconnaissant que ce parenchyme est constitué par du tissu musculaire, il faut reconnaître aussi que ce tissu y existe sous une forme rudimentaire, et que les parois utérines, dans l'état de vacuité, renferment un appareil contractile, dont l'évolution n'est pas accomplie. Nous verrons plus loin que la grossesse provoque cette évolution, et que les modifications qu'elle imprime au parenchyme utérin, lui donnent les caractères d'un tissu musculaire évident ; qu'ainsi, ce tissu se colore, ces éléments condensés se relâchent, et cet entrecroisement inextricable de fibres se change en un appareil fasciculé dont les diverses parties peuvent être distinguées et décrites séparément ; l'étude de ces modifications, et consécutivement la description de l'appareil musculaire de l'utérus trouveront naturellement leur place dans l'exposé des phénomènes de la grossesse.

Le tissu propre de l'utérus est tapissé par une couche ou *tunique interne*. Celle-ci est généralement considérée comme une *membrane muqueuse* et décrite comme un feuillet d'une ténuité extrême, lequel ne serait qu'un épithélium recouvrant ou réunissant un grand nombre de follicules muqueux. Réduite à ce point, la membrane muqueuse de l'utérus ne pouvait manquer d'offrir des difficultés sérieuses de démonstration matérielle, aussi plusieurs anatomistes se sont-ils appliqués à prouver l'existence de cette membrane, plutôt par le raisonnement que par la dissection, et d'autres ont-ils cru pouvoir en révoquer en doute ou même en nier positivement l'existence. Je ferai voir dans un instant que l'ignorance des véritables éléments de la membrane interne de l'utérus, la confusion qu'on a faite de ces éléments mal appréciés, avec le parenchyme utérin, et l'attention exclusivement restreinte à l'un de ceux qui sont le plus difficilement démontrés, ont été les seules causes de ces doutes et de ces négations.

Ce n'est donc pas de la tunique interne ou muqueuse, telle qu'elle est ordinairement comprise et décrite que je vais m'occuper, mais d'une couche intérieure constituant un appareil dont l'épaisseur, la nature et la destination, ont été jusqu'à ces derniers temps tout à fait méconnus.

La *membrane muqueuse* de l'utérus appartient essentiellement à la cavité du corps, ce n'est du moins que dans cette partie de l'organe qu'elle conserve son véritable caractère. Lorsque cette membrane n'est pas modifiée par la grossesse ou la menstruation, elle représente environ le cinquième ou même le quart, de l'épaisseur des parois utérines ; cette proportion n'est cependant pas exactement la même dans tous les points, car son épaisseur n'est pas égale partout ; ainsi elle est plus épaisse vers la partie moyenne du corps et du fond de l'utérus, elle s'amincit graduellement en se rapprochant en haut, des angles latéraux et supérieurs de l'utérus, et en bas de l'orifice interne ou cervico-utérin ; dans la première de ces parties, elle a de 3 à 5 millimètres environ d'épaisseur, elle n'a qu'un millimètre dans la seconde.

La densité de cette membrane est assez prononcée, mais sa consistance est médiocre ; elle se déchire, et s'écrase sans peine et l'on peut en détacher ainsi quelques lambeaux, du

tissu sous-jacent; cette séparation, surtout facile sur un utérus
un peu altéré, mérite d'autant plus d'être signalée, qu'elle a
fait prendre quelquefois la muqueuse utérine pour une membrane de nouvelle formation, et seulement juxta-posée au
parenchyme.

Cette membrane a une face adhérente et une face libre ; la
première est si intimement unie au parenchyme, qu'il n'existe
entre ses parties d'autre trace distinctive que celle qui résulte de la différence d'aspect et de structure que j'exposerai
un peu plus loin. Cette adhérence est telle qu'il est impossible
de faire glisser la muqueuse utérine sur le tissu sous-jacent,
comme on le fait pour les revêtements muqueux d'autres organes, et on peut justement en conclure qu'elle est dépourvue d'un tissu cellulaire sous-muqueux.

La face libre, au contraire, très-apparente, constitue la
surface interne de la cavité de l'utérus ; elle est lisse et présente des pertuis étroits, si nombreux et si rapprochés, que la
membrane en paraît criblée. En général, cette surface, ob-
servée à la loupe, paraît légèrement rugueuse, mais elle
n'offre pas les villosités que plusieurs anatomistes y ont indiquées ; il est probable que quand elles existent elles sont
le résultat de quelqu'altération cadavérique, telle est du
moins l'opinion de M. Coste.

La structure de cette membrane est fort remarquable.
Quand on l'examine après l'avoir divisée par une section
longitudinale de l'utérus, dans les sens antéro-postérieur ou
transversal, elle paraît composée de filaments régulièrement
superposés ou appliqués les uns contre les autres, qui sont
dans tous les cas parfaitement parallèles, et se portent vers
la surface interne de la cavité utérine, dans une direction perpendiculaire à cette cavité. Cette disposition donne à la section de la membrane interne, un aspect lisse, régulier, homo-

gène, qui contraste avec celui du tissu propre dont les fibres
sont irrégulièrement entrecroisées en tous sens, et qui est
parsemé d'un nombre considérable d'ouvertures vasculaires,
et de stries blanches et brillantes.

Fig. 69 (1).

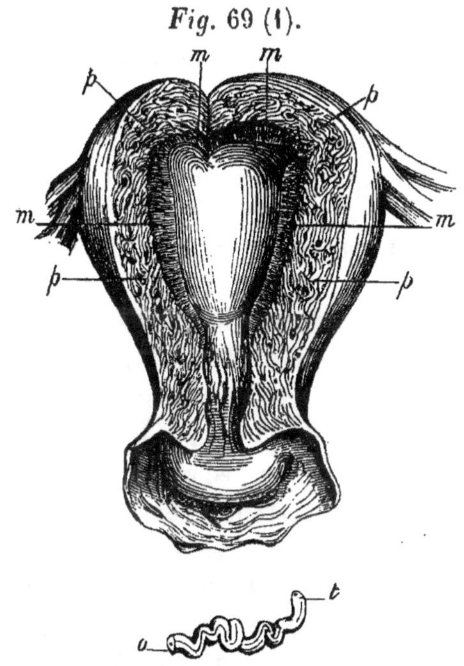

(1) La fig. 69 est destinée à faire voir la membrane interne ou
muqueuse ; elle représente un utérus ouvert de haut en bas, et dont
la paroi antérieure a été en partie enlevée.

p p, tissu propre, dans la coupe duquel on voit des ouvertures
vasculaires nombreuses résultant de la section des vaisseaux ; *m m,*
membrane muqueuse, dont l'aspect régulièrement strié et la coloration rosée sont remarquables.

Le petit corps vermiculaire placé au-dessous de l'utérus est une
glandule ; *t,* est l'extrémité initiale en cul-de-sac ; *o,* est l'extrémité
terminale offrant un étroit orifice et ouverte à la surface interne
de la cavité utérine ; le reste de la glandule en constitue la partie

La membrane interne se distingue d'ailleurs du tissu propre par une coloration rouge foncé ou rouge vif, pour peu qu'elle soit congestionnée, ou par une teinte grise, dans le cas contraire ; il ne faut pas dissimuler, toutefois, que ces différences et les caractères distinctifs de la membrane interne de l'utérus, très-facilement appréciables en général, ne sont réellement sensibles que sur des utérus que des maladies, ou le temps écoulé depuis la mort, n'ont pas altérés.

Des glandules, du tissu celluleux de différente nature, des vaisseaux, un épithélium, tels sont les éléments constituants principaux de la membrane muqueuse utérine ; les *glandules*, très-nombreuses, se présentent sous la forme de petits tubes flexueux et vermiculaires (1), dans l'examen desquels nous distinguerons trois parties : 1° une extrémité initiale ou profonde ; 2° un corps ou partie moyenne ; 3° une extrémité terminale ou superficielle. L'extrémité initiale est close et représente un cul-de-sac ; elle est en rapport avec la face profonde ou adhérente de la membrane, et touche au parenchyme utérin. Le corps de la glandule occupe la partie moyenne de la membrane : c'est cette partie du tube qui est flexueuse. L'extrémité terminale est un peu renflée et en rapport avec la surface interne ; le renflement, qui constitue une sorte de réservoir ou de godet, s'ouvre, par un orifice très-étroit, dans la cavité utérine ; ce sont ces orifices glandulaires qui constituent les pertuis si nombreux que j'ai signalés à la surface interne de la membrane muqueuse. Ordinairement les glandules sont des tubes simples : il est assez commun cependant que deux tubes se terminent à un seul réservoir ; et, dans ce cas, ce

moyenne, qui présente les circonvolutions que j'ai indiquées. J'ai emprunté cette figure à l'atlas de M. Coste.

(1) Fig. 69.

n'est pas sur son fond, mais sur ses parois, que les tubes s'insèrent en s'inclinant par une légère courbure. Simples ou bifides, les glandules rapprochées, réciproquement adossées et très-nombreuses, entrent pour une très-grande part dans la composition de la membrane interne de l'utérus.

La membrane muqueuse ne représente qu'une couche très-mince dans la cavité du col; les glandules, beaucoup plus courtes, n'y sont que de petites utricules dont les orifices répandent à sa surface un liquide filant et visqueux.

Des vaisseaux nombreux pénètrent la muqueuse utérine, mais ils y sont à l'état de capillaires très-fins; aussi la section de cette membrane ne laisse-t-elle apercevoir aucune ouverture vasculaire comparable à celles que présente le tissu propre, et la pression n'en fait-elle suinter du sang que dans les cas exceptionnels d'une congestion prononcée de cette membrane.

Entre ces éléments essentiels de la membrane interne de l'utérus, savoir : les glandules et les vaisseaux, sont interposées des substances assez nombreuses et de nature différente ; ce sont : du tissu fibro-plastique, du tissu cellulaire commun, du tissu dartoïque, et une matière amorphe. Parmi ces éléments, il en est un qui, par sa nature et la proportion considérable dans laquelle il concourt à la composition de la membrane, offre un certain intérêt : c'est le tissu fibro-plastique. Ce tissu, qui entre probablement, pour moitié à peu près, dans la formation de la muqueuse, diffère complètement du tissu cellulaire proprement dit, d'abord par ses caractères microscopiques, et ensuite parce qu'il appartient exclusivement aux tissus anormaux ou à ceux qui sont en voie de rénovation. Sa présence dans la membrane muqueuse utérine, c'est-à-dire dans un organe à l'état normal, est donc un fait très-remarquable, et le seul exemple de ce genre qu'offre l'économie. Les modifications nombreuses qu'éprouve la membrane interne de la matrice, et que je ferai connaître plus tard, sont-elles de nature à expliquer ce phénomène exceptionnel? On l'a pensé (1). Cette question sera reprise et examinée ailleurs (2).

Quant aux autres substances, une seule mérite une mention spéciale : c'est la matière amorphe, qui paraît contribuer essentiellement à condenser et à réunir les différents éléments de la muqueuse, et qui y existe en grande quantité.

La surface interne de cette membrane est revêtue et protégée par un épithélium d'une nature particulière, et que les anatomistes allemands ont décrit sous le nom d'*épithélium vibratile*, parce que les cellules dont cet épithélium se compose portent des corpuscules ciliaires incessamment agités d'un mouvement vibratoire.

La membrane interne de l'utérus, bien qu'elle possède les caractères et les attributs principaux des membranes muqueuses, s'en distingue cependant par son épaisseur, le nombre des éléments qui la constituent, la nature particulière de quelques-uns d'entre eux, le développement considérable de son appareil vasculaire, et surtout par les modifications périodiques ou irrégulières qu'elle subit et dont je parlerai plus loin. Cette différence résulte de ce que la membrane interne de l'utérus n'est pas, comme les membranes muqueuses ordinaires, destinée seulement à protéger, soit par sa présence, soit par les produits qu'elle sécrète, les parties qu'elle revêt ; elle a une autre et plus importante destination dont sa structure exceptionnelle rend compte ; nous verrons en effet

____

(1) Robin. De la membrane interne de l'utérus. *Archives génér.* de *Médecine,* juillet et août 1848.

(2) Quand je traiterai de la membrane caduque.

qu'elle constitue une sorte de gangue vivante dans laquelle l'œuf fécondé doit s'introduire, s'implanter et se développer (1).

Vaisseaux sanguins. L'appareil vasculaire de l'utérus a une importance qui s'explique par celles des fonctions qu'il remplit.

Les *artères* proviennent de deux sources différentes : les unes naissent directement de l'aorte ou de la rénale, ce sont les *artères ovariques* ou *utéro-ovariennes* ; les autres émanent de l'hypogastrique, ce sont les *artères utérines*.

Les premières descendent de leur point d'origine, sur les côtés de la région lombaire de l'épine, en décrivant de nombreuses flexuosités ; parvenues au détroit abdominal, elles se placent entre les feuillets du bord supérieur des ligaments larges ; et après avoir fourni plusieurs branches qui se rendent aux ovaires, elles poursuivent leur marche, et se distribuent au fond et à la partie supérieure du corps de l'utérus.

Les artères utérines contenues entre les deux feuillets

(1) Les connaissances que nous possédons sur la membrane muqueuse de l'utérus, et que j'ai succinctement exposées, ont été préparées, sans aucun doute, par des recherches et des opinions depuis longtemps connues; mais il est évident que, jusqu'à ces derniers temps, elles n'avaient pas pris domicile dans la science et surtout dans l'enseignement classique. Ce progrès est maintenant accompli, et la science en est redevable aux laborieuses investigations et aux importants travaux de M. le professeur Coste. Je leur ai emprunté une grande partie des développements qui précèdent; j'ai mis également à profit une thèse récemment écrite sur ce sujet (Collection de Paris, mai 1848) par un jeune et très-intelligent anatomiste, mon proche parent, M. Adolphe Richard, et un remarquable Mémoire de M. Robin, professeur agrégé à la Faculté (*Archives génér. de Médecine*, 1848).

des ligaments larges se rendent à la partie inférieure du corps et à la région cervicale de l'utérus; les unes et les autres atteignent l'organe par ses bords latéraux, et se divisent en un grand nombre de branches qui s'épandent sur la périphérie ou pénètrent dans l'épaisseur des parois. Ces artères, soit superficielles, soit profondes, sont, en général, flexueuses et communiquent entre elles par de très-fréquentes anastomoses.

Les *veines*, très-développées, suivent le trajet et la distribution des artères : les unes accompagnent les artères utéro-ovariennes et constituent les veines du même nom ; les branches, par lesquelles elles se terminent, vont se rendre, celles du côté droit, dans la veine-cave inférieure; celles du côté gauche, dans la veine rénale correspondante.

Les veines utérines accompagnent les artères de ce nom et appartiennent, comme celle-ci, à la région inférieure du corps de l'utérus et au col, leurs branches terminales se jettent dans les veines hypogastriques.

Les veines utérines, très-considérables, eu égard au volume des artères, se distinguent surtout par l'adhérence intime de leur tunique interne au tissu musculaire de l'utérus et par les innombrables et larges communications qui existent entre leurs divisions. L'adhérence de ces veines au parenchyme utérin rappelle une disposition analogue des vaisseaux du foie. La conséquence est la même : c'est que la section des parois utérines, comme celle du parenchyme hépatique, laisse béants les vaisseaux divisés. Mais il existe une différence importante que les fonctions de l'utérus rendaient nécessaire, c'est que la faculté contractile des parois utérines concourt puissamment à clore ces ouvertures béantes, tandis que la structure du foie ne se prête nullement au même résultat. Les communications des veines entre elles sont si multipliées , que , même dans l'état de vacuité, l'appareil vasculaire veineux de l'utérus présente tous les caractères du tissu érectile. Ces caractères deviennent beaucoup plus évidents pendant la grossesse ; et nous verrons ultérieurement que ce tissu acquiert alors un développement presque prodigieux.

Vaisseaux lymphatiques. Les vaisseaux lymphatiques de l'utérus sont nombreux et remarquables : les uns, superficiels, occupent la surface externe de l'organe et sont placés immédiatement au-dessous du revêtement péritonéal ; les autres, profonds, se distribuent dans l'épaisseur des parois et y constituent plusieurs couches interposées entre les éléments musculaires du parenchyme utérin. Les lymphatiques superficiels, plus apparents, à cause de leur siége et de leur volume, se partagent, eu égard aux points qu'ils occupent et à leur destination, en deux catégories. La première comprend les vaisseaux lymphatiques du corps et de la partie la plus élevée du col de l'utérus ; ceux-ci convergent vers les parties latérales et supérieures de l'organe, suivent le trajet des vaisseaux ovariques et se réunissant aux vaisseaux lymphatiques des ovaires des trompes et des ligaments larges, vont se rendre dans les ganglions lymphatiques lombaires, placés au-devant de la veine cave et de l'aorte.

La seconde catégorie comprend les lymphatiques du col de l'utérus : ces derniers gagnent pour la plupart les ganglions pelviens, quelques-uns se rendent à un ganglion placé près du canal sous-pubien.

Les *nerfs* de l'utérus proviennent les uns, des plexus rénaux, et les autres des plexus hypogastriques, double dépendance du système nerveux ganglionnaire. Les premiers, suivant le trajet des artères ovariques, sont destinés comme celles-ci, au fond et à la partie supérieure du corps de l'utérus.

Les seconds, accompagnant les artères utérines, parviennent à cet organe par ses deux régions latérales, et se distribuent dans ses parois à peu près de même que les vaisseaux qu'ils accompagnent ; ainsi, ils se divisent en filets superficiels qui s'étendent sur les faces antérieure et postérieure, et en filets profonds qui pénètrent dans le parenchyme de l'organe et jusqu'à la membrane muqueuse. Enfin, plusieurs de ces rameaux remontent parallèlement à chacun des bords latéraux, atteignent la partie supérieure de l'utérus, et rencontrant en ce point les divisions nombreuses des nerfs ovariques, s'anastomosent avec elles.

Comme les plexus hypogastriques sont tout à la fois constitués, d'abord et essentiellement, par des branches nerveuses du grand sympathique, et secondairement par des filets nerveux émanés des plexus sacrés, il en résulte que l'utérus reçoit des nerfs, tout à la fois du système nerveux ganglionnaire et du système nerveux cérébro-spinal. On a pensé que les rameaux nerveux de ce dernier système, après s'être détachés des plexus hypogastriques, se rendaient surtout au col de l'utérus, et on a expliqué par cette disposition anatomique la sensibilité dont la portion vaginale du col utérin serait douée (1), propriété qui contrasterait avec l'insensibilité de la partie supérieure de l'organe, exclusivement pourvue de rameaux nerveux du grand sympathique.

Cette distribution est contestée par M. Jobert (2). Il affirme d'abord que, contrairement à ce que présentent ailleurs les anastomoses des filets nerveux spinaux avec des filets du grand sympathique, aucun caractère différentiel appréciable

____

(1) Velpeau. *Traité d'accouchement*, t. 1ᵉʳ, p. 89.

(2) *Recherches sur la disposition des nerfs de l'utérus.* — Mémoires de l'Académie des sciences. T. 8, des savants étrangers.

n'existe entre les rameaux nerveux du grand sympathique et ceux du système nerveux cérébro-spinal, lorsqu'ils se sont confondus. Qu'ainsi dans le cas même où des filets nerveux émanés des plexus hypogastriques se rendraient à la portion vaginale du col utérin, il serait impossible de savoir s'ils appartiennent à la portion ganglionnaire ou à la portion spinale de ces plexus. Il tranche ensuite la question, en ajoutant que ses recherches anatomiques lui permettent d'assurer que la portion vaginale du col utérin est complètement dépourvue de filets nerveux.

L'opinion de M. Jobert ne me paraît pas avoir été jusqu'à présent contredite ni même contrôlée par d'autres observateurs. Il est vrai que les travaux de M. Robert Lee (1), antérieurs à ceux de M. Jobert, et une publication beaucoup plus récente de M. Snow Beck(2), démontrent soit par une description minutieuse, soit par des figures d'une exécution remarquable, que le col utérin reçoit des branches nerveuses ; mais ainsi que nous l'avons indiqué, la région cervicale de l'utérus comprend deux parties, l'une supérieure ou sus-vaginale, l'autre inférieure ou vaginale. La première est pourvue de filets nerveux, personne ne le conteste ; en est-il de même de la seconde, et les rameaux nerveux qui se distribuent dans la partie sus-vaginale du col s'étendent-ils ou non, jusqu'à la portion saillante dans le vagin? le mémoire de M. Lee et celui de M. Beck ne me semblent pas assez explicites pour qu'on puisse y trouver des notions précises à cet égard. Dans l'école de Paris même, où l'opinion exprimée par M. Jobert devait produire plus de sensation, aucune critique sérieuse ne

_____

(1) *The anatomy of the nerves of the uterus.* London 1841.

(2) *On the nerves of the uterus.* By T. Snow Beck. *Philosophical Transactions*, 1846, part. 2.

s'est élevée. Le traité d'anatomie et de physiologie du système nerveux de M. Longet (1), la thèse inaugurale de M. Rendu, sur les nerfs des organes génitaux chez la femme (2), le traité du système nerveux de M. Froment (3), œuvres dont les auteurs se sont distingués par des recherches anatomiques nombreuses, patientes et habiles, n'ont, pas plus que les mémoires de MM. Lee et Beck, éclairé la question relative à la présence ou à l'absence des nerfs dans la portion vaginale du col de l'utérus ; cette question offre cependant un assez grand intérêt au double point de vue de la physiologie et de la pathologie, pour justifier de nouvelles et décisives investigations.

L'utérus est assujetti par des liens nombreux : ce sont, sur les côtés, les *ligaments larges* ; en haut et latéralement, les *ligaments ronds* ; en bas et en arrière, les *ligaments utérosacrés* ou *ligaments de Douglas* ; et en bas et en avant, les *ligaments vésico-utérins*.

(1) *Anatomie et physiologie du système nerveux*, t. 2, p. 550.

(2) *Recherches sur la disposition des nerfs du grand sympathique dans les organes génitaux de la femme*. Collection des thèses de la Faculté de Paris. Décembre 1842.

(3) *Traité d'anatomie humaine ou description méthodique de toutes les parties du corps humain (névrologie)*. Paris. —J'ajouterai à cette indication la réponse de M. Froment à quelques questions que je lui avais adressées : « En relisant mes notes relatives à quelques dissections des nerfs de l'utérus, j'ose affirmer qu'on peut suivre jusque dans le tissu du corps de cet organe des divisions qui, provenant surtout du troisième nerf sacré, concourent à la formation du plexus hypogastrique dans lequel elles conservent très-évidemment les caractères des nerfs cérébro-spinaux ; mais je ne saurais affirmer que ces divisions puissent être suivies jusqu'à la portion vaginale du col utérin vers lequel elles deviennent toutes

e. DES LIGAMENTS LARGES.

Les deux feuillets péritonéaux qui tapissent la face antérieure, le fond et la face postérieure de l'utérus se prolongent sur les côtés de cet organe et constituent en s'adossant l'un à l'autre, deux appendices aplatis et minces que d'anciens anatomistes ont comparés à deux ailes membraneuses (*alæ vespertilionis, ailes de chauve-souris*); ce sont les *ligaments larges*. Ces ligaments, étendus des bords latéraux et des angles de la matrice aux parties latérales de l'excavation pelvienne, forment avec l'utérus une cloison transversale qui divise le bassin en deux cavités: l'une, antérieure, plus petite, qui contient la vessie; et l'autre, postérieure, plus grande, dans laquelle sont placés le rectum et quelques circonvolutions intestinales.

Les ligaments larges ont une forme à peu près quadrilatère; ils offrent deux faces, dont l'une, antérieure, répond à la vessie et à la région antérieure et latérale de l'excavation pelvienne, et l'autre, postérieure, est en rapport avec le rectum la paroi correspondante du bassin et quelques anses de l'intestin grêle.

Le *bord supérieur* étendu transversalement de chacun des angles supérieurs de la matrice, au milieu de la ligne inno-

d'une ténuité extrême. Cette ténuité, jointe à une densité plus grande dans le tissu du col, m'a fait admettre *à priori* et malgré l'opinion opposée d'anatomistes recommandables, des nerfs dans le col de l'utérus. Je n'ai pas noté si les divisions du troisième nerf sacré que j'ai suivies jusque dans le tissu de l'utérus y conservaient distinctement les caractères des nerfs de la vie animale. J'ai donc à regretter, Monsieur, de n'avoir pas plus ni mieux observé sur ce point, cependant si intéressant et si important, » minée du détroit supérieur, est divisé en trois plis ou *trois ailerons*, un *antérieur*, un *moyen* et un *postérieur*. Le premier enveloppe le ligament rond, dans le second est contenue la trompe, et dans le dernier sont enveloppés l'ovaire et son ligament. De ces plis, le plus considérable et le plus élevé est celui qui engaîne la trompe.

Le *bord inférieur* des ligaments larges, beaucoup plus court que le précédent, repose sur le plancher du bassin. Les deux feuillets dont ce bord est composé, ne sont pas placés au même niveau, le feuillet antérieur descendant beaucoup moins bas dans l'excavation pelvienne que le feuillet postérieur, disposition qui résulte évidemment de ce qu'en avant, la réflexion du péritoine est plus élevée qu'en arrière.

Le *bord latéral interne* est fixé au bord correspondant de l'utérus, et descend jusqu'à la partie supérieure du vagin. Les deux feuillets qui le composent sont légèrement écartés l'un de l'autre en ce point, cet espace est occupé par le bord même de l'utérus, et surtout par un tissu cellulo-fibreux dense, que l'on peut considérer comme une prolongation un peu raréfiée du parenchyme utérin. Dans ce tissu pénètrent les vaisseaux et les filets nerveux qui se rendent aux parois utérines.

Le *bord externe* des ligaments larges est fixé au côté correspondant du petit bassin et se confond avec la portion du péritoine qui tapisse les régions latérales de l'excavation.

Les deux feuillets des ligaments larges sont réciproquement unis par un tissu cellulaire peu abondant; ils renferment les vaisseaux et les nerfs utérins, et ils contiennent enfin dans leur partie inférieure les feuillets transversaux de l'aponévrose pelvienne supérieure. Ces replis du péritoine fixent l'utérus aux parois du bassin, ils servent d'enveloppe et de soutien aux trompes, aux ovaires, aux ligaments ronds, ainsi qu'aux nerfs et aux vaisseaux qui se rendent à la matrice.

Ils ont en conséquence une grande analogie avec d'autres replis du péritoine, le mésentère, et les méso-colons, par
exemple, et ils peuvent être considérés comme remplissant à
·l'égard de l'utérus le même office que ces derniers à l'égard
des différentes parties du tube digestif.

f. DES LIGAMENTS RONDS.

Les *ligaments ronds*, cordons sus-pubiens, sont deux faisceaux arrondis qui s'étendent des parties latérales et supérieures de l'utérus à la face antérieure du corps des pubis.
Nés des côtés et de la face antérieure de l'utérus, très-près
des angles supérieurs de cet organe, et enveloppés dans les
replis antérieurs des ligaments larges, ces cordons se portent
presque transversalement, en dehors, en avant et en haut,
vers l'orifice interne du canal inguinal ; parvenus à ce point,
ils s'engagent dans ce canal en décrivant une courbe presque anguleuse, ils le parcourent, franchissent l'anneau inguinal externe, et vont se terminer en s'épanouissant dans le
tissu cellulaire des régions inguinale et pubienne et des
grandes lèvres.

Les ligaments ronds n'ont pas, en général, exactement les
mêmes dimensions ; le droit est presque toujours un peu plus
court et plus gros que le gauche ; cette différence, ainsi que je
le dirai ailleurs, devient beaucoup plus remarquable pendant
la grossesse. Ils sont composés d'une *enveloppe extérieure* et
d'un *tissu propre*. L'enveloppe est formée par le repli antérieur des ligaments larges ; elle est naturellement restreinte
à la partie de ce ligament qui est contenue dans la cavité abdominale. Le tissu propre consiste en un faisceau de fibres
longitudinales ; celles-ci sont, ainsi que je le démontrerai plus
loin, une prolongation du tissu musculaire de l'utérus, de

sorte que les ligaments ronds sont une dépendance très-réelle de cet organe.

Les ligaments ronds contiennent en outre un certain nombre de vaisseaux ; M. Cruveilhier les indique particulièrement, parce qu'ils deviennent parfois variqueux. Haller les avait signalés déjà comme un diverticule à l'aide duquel le sang dont la matrice est surchargée peut se rendre dans les vaisseaux fémoraux.

g. DES LIGAMENTS UTÉRO-SACRÉS ET VÉSICO-UTÉRINS.

Le péritoine, en se réfléchissant de la face antérieure de la matrice sur la vessie, forme un cul-de-sac, et il en produit également un autre en arrière en passant de la face postérieure du vagin sur le rectum. De chaque côté de ces cul-de-sacs, le feuillet péritonéal qui les constitue, présente deux plis falciformes que l'on rend plus saillants quand on écarte avec la main les deux organes l'un de l'autre ; entre la vessie et l'utérus ces deux plis sont peu prononcés, ils le sont beaucoup plus entre l'utérus et le rectum. On a donné aux premiers le nom de ligaments vésico-utérins, et aux seconds le nom de ligaments utéro-sacrés. S'il n'étaient formés que par le péritoine, ces plis mériteraient à peine une description spéciale ; mais le soulèvement péritonéal dont je viens de parler résulte de la présence de faisceaux fibreux qui, nés du tissu propre de l'utérus, vont se fixer, en avant. à la face postérieure de la vessie, et en arrière, aux parois latérales du rectum et à la face antérieure du sacrum ; ces derniers faisceaux, déjà indiqués par Douglas, l'ont été avec plus de précision par Mme Boivin qui leur a donné le nom sous lequel je les ai désignés, et qui les regarde comme résultant de la bifurcation et du prolongement d'une bande musculaire médiane et verticale de la face postérieure de la matrice. L'opinion de Mme Boivin est très-fondée, et ne pèche qu'en un point, c'est que les ligaments utéro-sacrés sont loin d'être toujours aussi apparents que le ferait penser la description qu'elle en a donnée.

Les liens que je viens de décrire ne sont pas les seuls qui assujettissent l'utérus; cet organe, adhérant à l'extrémité supérieure du vagin, doit nécessairement une partie de sa fixité aux connexions solides établies entre ce dernier canal et les organes qui l'avoisinent, c'est-à-dire la vessie et le rectum.

h. PROPRIÉTÉS DE L'UTÉRUS.

L'utérus dans l'état de vacuité (1) est doué de propriétés qui sont naturellement en rapport avec sa structure.

Essentiellement constitué par un tissu dont l'épaisseur et la densité sont remarquables, il a une *extensibilité* très-restreinte; ses parois ne se développent et sa cavité ne peut s'agrandir que lentement et graduellement sous l'influence d'une pression mécanique intérieure, c'est ainsi en effet que la cavité utérine se dilate, lorsque des substances solides, liquides ou gazeuses s'y produisent accidentellement.

La présence de ces corps étrangers, quand elle a lieu, provoque le plus souvent un resserrement plus ou moins énergique des parois utérines, resserrement dont le but est l'expulsion de ces corps. Les parois de l'utérus sont en conséquence douées de la *contractilité organique*, c'est-à-dire

(1) Par cette expression j'entends, non pas que la cavité utérine n'est occupée par aucun corps étranger, mais qu'elle ne l'est pas par un produit de conception et qu'elle n'est soumise à aucun des changements que lui imprime une grossesse.

d'une propriété en vertu de laquelle les corps étrangers contenus accidentellement ou naturellement dans la cavité utérine, en sont expulsés.

Quand l'expulsion ou l'extraction artificielle de ces corps, dont la présence dilatait les parois utérines, ont eu lieu, ces parois reviennent sur elles-mêmes, elles se rétractent, et la cavité reprend peu à peu ses dimensions primitives. Cette rétraction des parois s'opère en vertu, non de leur *élasticité*, mais d'une propriété toute vitale, c'est la *contractilité de tissu*, propriété commune d'ailleurs à tous les réservoirs organiques.

Si un instrument d'un volume tel qu'il puisse pénétrer dans la cavité utérine y est introduit, et mis en contact avec la surface interne de cette cavité, une sensation pénible est instantanément provoquée. Cette sensation devient très-vive et très-douloureuse si le corps introduit frotte rudement, et à plus forte raison, s'il entame la membrane interne de l'utérus ; cet organe est en conséquence pourvu de la faculté de transmettre au sensorium les impressions qui y sont produites, il est donc doué d'une *sensibilité* incontestable.

Cependant si la même cause agit sur la portion du col utérin saillante dans le vagin, aucune sensation notable n'en est ordinairement la conséquence. Cette partie de l'organe peut être piquée même profondément, incisée, brûlée, sans que, dans la très-grande majorité des cas, aucune douleur résulte, du moins instantanément, de ces opérations ; la portion vaginale du col utérin, *dans son état normal*, paraît donc dépourvue, ainsi que l'a justement signalé M. Jobert, de la sensibilité si manifeste dans les autres parties. Est-il certain pourtant que dans l'orgasme naturel que provoquent des incitations voluptueuses, la portion vaginale du col utérin n'acquiert aucune sensibilité spéciale ? Je n'oserais l'affirmer.

On sait que les viscères dans lesquels se distribuent essentiellement, ou exclusivement des filets nerveux du grand sympathique, exercent selon les états particuliers dans lesquels ils se trouvent, une influence remarquable sur le système nerveux cérébro-spinal, et que cette influence se révèle par des phénomènes significatifs et bien connus ; personne n'ignore par exemple les accidents convulsifs provoqués parfois par la présence de vers dans l'intestin grêle. Cette faculté de réaction sur le système nerveux de la vie animale, l'utérus paraît en être pourvu à un degré plus marqué encore que les autres viscères, et les témoignages de cette influence sont aussi plus nombreux et plus prononcés.

En résumé : *l'extensibilité* dans des limites très-restreintes, la *contractilité organique,* la *contractilité de tissu,* la *sensibilité* évidente dans la plus grande partie de l'organe, très-obtuse ou nulle dans la portion vaginale du col, une *faculté prononcée de réaction* sur le système nerveux cérébro-spinal, telles sont les propriétés de l'utérus en état de vacuité, ou pour parler plus exactement, hors l'état de grossesse. Ces propriétés déjà remarquables dans la condition particulière dans laquelle elles viennent d'être étudiées, ne sont cependant encore que rudimentaires, comme le sont les éléments mêmes qui constituent alors l'utérus ; mais l'étude des phénomènes de la grossesse nous montrera ultérieurement que ces propriétés doivent subir des modifications importantes proportionnées à celles qu'éprouveront les éléments qui entrent dans la structure de la matrice ; qu'en un mot, elles doivent comme ces derniers, prendre part à l'évolution à laquelle cet organe est naturellement prédestiné.

2° DES TROMPES UTÉRINES.

Les trompes utérines, trompes de Fallope, du nom de l'anatomiste qui, le premier, les a bien décrites, sont deux

conduits placés dans le bord supérieur des ligaments larges
et interposés entre les angles supérieurs de l'utérus et l'extrémité externe des ovaires.

Fixés aux angles latéraux de l'utérus, dont ils semblent
être une prolongation rétrécie, ces canaux flexueux se portent transversalement en dehors vers la partie opposée du
détroit supérieur du bassin ; parvenus à ce point, ils s'inflé-
chissent en arrière et en dedans, pour se rapprocher de
l'extrémité externe de l'ovaire correspondant, à laquelle ils
tiennent par un prolongement membraneux.

Ainsi disposées, les trompes sont contenues dans le repli
moyen du bord supérieur des ligaments larges et placées au-
devant des ovaires et derrière les ligaments ronds ; presque
rectilignes dans leur partie voisine de l'utérus, les trompes
offrent dans le reste de leur trajet des flexuosités toujours
remarquables, mais qui sont plus ou moins prononcées. Le
calibre de ces conduits, plus petit à leur origine, s'accroît
manifestement à mesure qu'ils se rapprochent des ovaires :
leur longueur est de 10 à 12 centimètres environ.

L'*extrémité interne* des trompes est fixée aux angles supérieurs de l'utérus : cette insertion n'est pas tout à fait au
niveau du fond de l'organe, elle est plus ou moins au-dessous,
selon que l'utérus, ainsi que je l'ai déjà fait remarquer, a ou
n'a pas été développé par la grossesse. Il n'y a, en ce point,
d'autre trace distinctive des deux organes que celle qui résulte de la différence de leurs dimensions : d'ailleurs, leur
continuité apparente est complète ; nous verrons plus loin,
en indiquant la structure des trompes, que cette continuité
est en effet très-réelle. La *partie moyenne*, presque rectiligne
auprès de l'utérus, présente un peu plus loin des flexuosités
toujours notables, mais qui sont plus ou moins prononcées ;
ces inflexions semblent résulter de la brièveté relative du

repli moyen du ligament large. En effet, la base de ce repli, moins étendue que la partie libre et flottante dans laquelle la trompe est contenue, produit à l'égard de ce conduit, l'office et la disposition du mésentère à l'égard de l'intestin grêle, les flexuosités des trompes seraient donc analogues quant à leur cause aux circonvolutions intestinales.

L'*extrémité externe* des trompes présente un évasement infundibuliforme, auquel ces organes doivent certainement leur nom ; c'est le *pavillon de la trompe*. Au fond de cet évasement se voit une ouverture assez large et assez dilatable pour recevoir l'extrémité d'une plume à écrire d'un moyen calibre: c'est l'*orifice externe* ou *abdominal* de la trompe ; le pavillon lui-même est découpé en plusieurs pièces linguiformes, dont les bords sont frangés ou dentelés. Plongé et flottant dans un liquide, le pavillon de la trompe a quelque ressemblance avec une corolle polypétale, au fond de laquelle se voit l'orifice externe. La plupart des découpures du pavillon sont libres; une seule plus longue que les autres s'étend jusqu'à l'extrémité externe de l'ovaire, et y est fixée. Celle-ci, selon M. Deville, est recourbée en gouttière dont la concavité regarde en arrière et en bas. C'est sans doute la même disposition qu'indique Huschke, lorsqu'il dit que l'orifice tubaire se prolonge jusqu'à l'ovaire, sous la forme d'un sillon qui devient de plus en plus superficiel (1).

La *surface interne* de la trompe représente un conduit dont le calibre varie selon le point où on l'examine ; il s'ouvre dans les angles latéraux et supérieurs de la cavité de l'utérus, par un orifice d'une ténuité telle qu'il reçoit à peine une soie de sanglier ; toute la partie du conduit qui traverse l'épaisseur des parois utérines, et dont la longueur est d'un centimètre

(1) *Encyclopédie anatomique*, t. 5, p. 436.

à peu près, a presque l'étroitesse d'un tube capillaire. En se rapprochant du pavillon, le conduit devient plus large et surtout plus extensible, parce qu'il n'est entouré dans cette partie de son trajet que par les parois minces et molles de la trompe ; il se dilate un peu avant l'orifice externe, lequel est relativement un peu plus étroit. Ce conduit n'offre aucune valvule, ni à son orifice, ni dans aucun point de sa longueur.

Structure. Les trompes sont constituées par une tunique extérieure, un tissu propre et une membrane muqueuse.

La *tunique extérieure*, séreuse, est formée par le repli moyen du ligament large. Ce repli enveloppe la trompe exactement comme le péritoine enveloppe les intestins, c'est-à-dire qu'il lui fournit un revêtement complet, si ce n'est à sa partie inférieure où les deux lames du repli moyen laissent en s'adossant un espace très-restreint par lequel les vaisseaux et les nerfs se rendent à la trompe.

La *tunique moyenne* ou *musculeuse,* placée au-dessous de la précédente, se compose de deux plans de fibres, l'un externe, l'autre interne ; le premier est formé de fibres longitudinales qui entourent le canal, et sont dirigées d'une extrémité à l'autre de la trompe. Le plan interne est formé de fibres circulaires ; ces deux plans fibreux, pâles, lisses, peu marqués, ne sont, ainsi que je le démontrerai plus loin, quand je traiterai des modifications que la grossesse imprime au parenchyme utérin, qu'une prolongation de l'appareil musculaire de l'utérus.

La membrane muqueuse présente dans sa moitié externe, des plis longitudinaux d'une largeur inégale, et qui se touchent par leur bord libre. L'épithélium de cette membrane est *vibratile* comme celui de l'utérus. Quelques anatomistes allemands ont pensé que de la direction des mouvements vibratoires dont il est agité, pouvait dépendre celle que suivent certains corps engagés dans les trompes (1). Je discuterai ailleurs cette opinion.

La muqueuse des trompes se prolonge jusque sur les divisions du pavillon, et elle se continue avec la tunique péritonéale, seul exemple dans l'économie, ainsi que l'ont fait remarquer presque tous les anatomistes, d'une communication directe entre une cavité muqueuse et une cavité séreuse.

Les *vaisseaux* des trompes sont des branches de l'artère et de la veine ovariques.

Les *nerfs* émanent des plexus rénaux.

3° DU VAGIN.

Le *vagin* est un canal membraneux, étendu de l'extrémité inférieure de l'utérus aux parties génitales externes. Il constitue la voie naturelle par laquelle la cavité utérine communique avec l'extérieur, celle que suivent les corps solides, liquides ou gazeux qui pénètrent jusqu'à cet organe, ou qui en sont exclus.

Ce canal, en raison des connexions que je viens d'indiquer, est nécessairement placé, au moins en très-grande partie, dans l'excavation du bassin, et interposé entre la vessie et le rectum.

Sa direction est oblique de haut en bas, et d'arrière en avant, et dans les conditions ordinaires, elle croise l'axe du détroit périnéal, de telle sorte que l'extrémité inférieure du vagin est placée sur un plan plus antérieur que l'axe de ce détroit (2). Ce que j'ai dit des rapports de cet axe avec le plan-

---

(1) *Encyclopédie anatomique*, t. 5, pag. 437.

(2) Il n'est pas exact de dire comme M. Cruveilhier que l'axe du vagin se confond avec l'axe du détroit inférieur.

cher du bassin (1), ne peut laisser aucun doute à cet égard. Il résulte de cette disposition que le vagin forme avec l'utérus placé à peu près dans la direction de l'axe du détroit supérieur, un angle dont la concavité est antérieure.

Le vagin étant placé entre deux organes creux, dont les dimensions, et par conséquent les rapports, varient selon leur état de vacuité ou de réplétion, sa forme doit offrir des variétés accidentelles; en général cependant, il représente un cylindre creux aplati dans le sens antéro-postérieur, et dont les parois se touchent au moins en un grand nombre de points, lorsqu'aucun corps étranger ne les tient écartées.

La longueur ordinaire du vagin, mesurée selon la direction d'une ligne qui en représenterait l'axe, est de 12 centimètres environ ; elle peut être anormalement beaucoup moins considérable. L'étendue de ses diamètres est difficile à déterminer en raison de la mollesse, de la flaccidité et de la contiguïté habituelle des parois ; on peut dire néanmoins que quand celles-ci sont doucement écartées dans tous les sens sans être distendues, le vagin représente un canal dont les diamètres transverses et antéro-postérieur sont de 3 à 4 centimètres chez les femmes qui n'ont pas eu d'enfants, et un peu plus étendus chez les autres. Il importe toutefois de faire observer que la partie inférieure de ce conduit, dans le point surtout où elle est embrassée par le muscle constricteur, est beaucoup plus étroite.

Les dimensions qui précèdent peuvent être considérablement accrues en raison de l'extensibilité du canal ; cette propriété est telle, que ses parois peuvent sous l'influence expansive d'un corps étranger liquide ou solide, s'écarter au point

____
(1) Page 57 et 58.

de s'appliquer de toutes parts contre les parties résistantes du bassin. Les phénomènes de l'accouchement, le développement de tumeurs solides, ou l'accumulation accidentelle de liquides dans le vagin, offrent des preuves incontestables de cette extensibilité, et des limites extrêmes qu'elle peut atteindre. Cette propriété toutefois ne paraît pas permettre un accroissement aussi considérable des dimensions du vagin dans le sens de sa longueur ; il peut bien par son extrémité supérieure atteindre le détroit abdominal, mais il ne saurait le dépasser notablement. La connaissance de ce fait a une grande importance pratique, et je le rappellerai dans une autre partie de cet ouvrage (1).

Le vagin offre une *surface externe* et une *surface interne*, une *extrémité supérieure utérine* et une *extrémité inférieure* ou *vulvaire*. La surface externe présente une paroi antérieure, une paroi postérieure et deux parois latérales.

La *paroi antérieure*, plus courte que la postérieure, est légèrement concave ; elle est en rapport en haut avec la paroi inférieure de la vessie, et en avant avec l'urèthre. Le vagin est uni à ces deux organes par un tissu cellulaire filamenteux de nature dartoïque ; ses adhérences à la vessie occupent un espace de 3 centimètres à peu près d'avant en arrière, et d'un côté à l'autre, c'est-à-dire toute la partie du bas-fond de la vessie correspondante au trigone vésical, et dont les limites en avant s'étendent même de chaque côté en dehors de ce trigone. La précision avec laquelle j'indique ces rapports sera justifiée, je l'espère, par l'intérêt que des lésions graves, et les procédés opératoires qu'elles réclament, prêtent à cette question anatomique ; elle le sera sans doute aussi, par le laconisme avec lequel ces connexions importantes ont été in-

____

(1) Version du fœtus.

diquécs dans un des ouvrages classiques les plus répandus (1).

Fig. 70 (2).

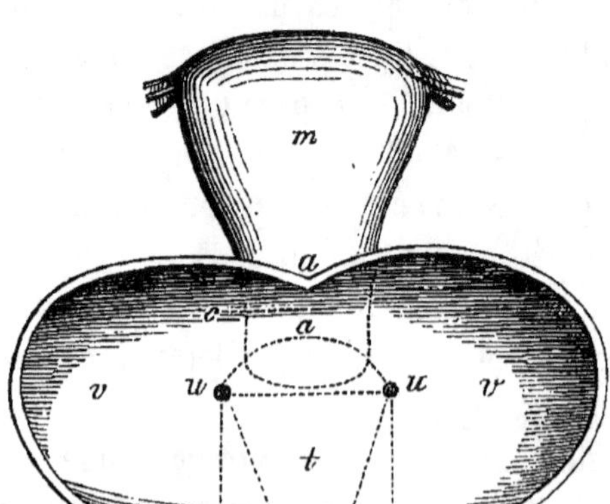

(1) En avant le vagin répond au bas fond de la vessie auquel il
est uni par un tissu cellulaire filamenteux. — Cruveilhier. *Traité
d'anatomie*, t. 3, p. 678.

(2) La figure 70 représente l'utérus vu par sa face antérieure et
la vessie, ouverte par une section antéro-postérieure sur la ligne
médiane ; elle est destinée à faire voir les rapports exacts de la vessie
avec l'utérus et le vagin.

m, matrice; *v v*, cavité de la vessie ; *c*, col de l'utérus placé derrière la vessie et représenté par un trait ponctué ; *u u*, orifices terminaux des uretères dans la vessie; *i*, orifice vésical de l'urèthre;
t, trigone vésical indiqué par la ligne ponctuée étendue transversalement d'un orifice de l'uretère à celui du côté opposé et par les
deux lignes ponctuées obliques étendues de chaque orifice des
uretères à l'orifice vésical de l'urèthre ; d'*a* en *a* adhérence de la
vessie au col utérin dans l'étendue de 14 millimètres. Les lignes
ponctuées, *u r*, *u r*, indiquent les limites externes des adhérences du
vagin à la vessie. On voit que ces adhérences comprennent toute la

Dans le reste de son étendue, la paroi antérieure du vagin adhère à l'urètre, et semble même se creuser en gouttière pour le contenir.

La *paroi postérieure*, plus longue que la précédente, convexe et tapissée dans son quart supérieur par le péritoine, répond au cul-de-sac péritonéal postérieur, et est contiguë en ce point au rectum ; dans ses trois quarts inférieurs elle est unie à cet organe par une couche de tissu cellulaire graisseux plus ou moins épaisse ; cette couche, et les parois des deux organes entre lesquels elle est interposée et qu'elle unit, constituent la *cloison recto-vaginale.* Celle-ci, très-mince supérieurement où elle est presque réduite à l'adossement des deux parois viscérales, devient graduellement plus épaisse par l'accroissement de la couche cellulo-graisseuse et l'éloignement réciproque des deux organes ; il en résulte qu'inférieurement le vagin est séparé du rectum par un espace de 3 à 4 centimètres ; cet espace représente la partie la plus épaisse de la cloison recto-vaginale, et la base d'un triangle dont le sommet répondrait au point où les parois du vagin et celles du rectum sont presque adossées l'une à l'autre, et dont les côtés seraient formés par les parois opposées du rectum et du vagin (1).

Les parois latérales du vagin ne sont à proprement parler que des bords quand aucun corps étranger ne développe ce canal ; ils répondent en haut à la partie inférieure du bord

surface extérieure du trigone vésical et une partie des parois vésicales en dehors et au-delà du trigone, c'est-à-dire à peu près tout le *bas fond* de la vessie, et toute la largeur de la paroi antérieure du vagin ; un espace enfin de forme à peu près quadrilatère et d'une étendue de 27 à 30 millimètres en tous sens.

(1) Voyez la figure 68, et l'explication de cette figure, pag. 164.

interne des ligaments larges ; plus bas, et successivement
en procédant de haut en bas, à l'aponévrose pelvienne
supérieure, au muscle releveur de l'anus, aux aponévroses périnéale profonde et périnéale moyenne, au constricteur du vagin, au bulbe et à la glande vulvo-vaginale.
Toute cette partie d'ailleurs est en rapport avec un plexus
vasculaire important et avec le tissu cellulaire graisseux
très-abondant du creux ischio-rectal (1).

La *surface interne* du vagin présente sur la ligne médiane
de ses parois antérieure et postérieure deux éminences
longitudinales, qui en occupent toute la hauteur : ces éminences ont reçu le nom de *colonnes du vagin*. Leur largeur
est de 12 à 13 millimètres environ, et leur relief de 8 à 10. Ces
indications s'appliquent surtout à la colonne antérieure qui
est beaucoup plus prononcée que l'autre, et à la partie inférieure de cette colonne dont la saillie est particulièrement
remarquable près de l'orifice vulvaire.

Les parois de la cavité vaginale se distinguent en outre
par des plis transversaux qui entourent à peu près le canal
et qui ont quelque ressemblance avec ceux qui existent à la
partie antérieure de la voûte palatine. Ces plis sont les *rides
du vagin;* plus nombreuses et plus prononcées sur les parties inférieures du conduit, elles deviennent plus rares et
plus minces sur la partie supérieure, mais nulle part elles
ne sont plus multipliées, plus serrées et plus saillantes que
sur la colonne antérieure près de la vulve.

Les caractères qui précèdent s'affaiblissent par tout ce
qui tend à dilater le vagin, aussi sont-ils moins prononcés
chez la femme mariée que chez la fille vierge. Ils le sont
bien moins encore chez les femmes qui ont eu de nombreux

(1) Page 123.

enfants. Ces rides, selon M. Cruveilhier, constitueraient
de grosses papilles extrêmement saillantes et disposées
en séries linéaires; elles seraient donc des organes de sensation et non des plis destinés à favoriser l'ampliation du
vagin, ainsi que le pensent un grand nombre d'anatomistes.
Le siège particulier de ces rides, l'impossibilité de les effacer
par l'extension forcée des parois, leur persistance même
après l'extension du canal, enfin la destination spéciale du
vagin, rendent cette opinion très-plausible. Elle avait été
d'ailleurs proposée déjà par quelques auteurs anciens (1).

L'*extrémité supérieure* du vagin est fixée au contour du
col de l'utérus, précisément sur la limite posée par cette
connexion même, entre les portions vaginale et sus-vaginale. De cette disposition résultent : 1º une proéminence
notable et déjà signalée de l'extrémité inférieure de l'utérus
dans le vagin, et 2º une rainure circulaire (*cul-de-sac utéro-
vaginal*) formée par la portion saillante de l'utérus et les
parois correspondantes du vagin. Cette rainure est plus profonde en arrière, parce que l'adhérence du vagin en ce sens
est plus élevée, et par une raison contraire, la rainure est
moins profonde en avant.

Je rappellerai que la partie postérieure du cul-de-sac utéro-
vaginal n'est séparée de la cavité du péritoine que par l'é-
paisseur même des parois du vagin, que la partie antérieure
de ce cul-de-sac en est séparée au contraire par les con-

(1) Utilitas elegantis fabricæ vix nota est. — Voluptatem et ad-
tritum augere crederes nisi in uteri cervice similes valvulæ redi-
rent. Arctant tamen eminendo vaginam et inferior columna parti
glandis frenulo vicinæ occurrit. Sensilem etiam vaginam facere
credas quæ ob has valvulas et ipsa magis confricetur. Haller. *Elem.
Phys.* MULIEBRIA. *Vaginæ plicæ.*

nexions de la vessie avec l'utérus, et que latéralement enfin il répond à la partie inférieure des ligaments larges.

L'*extrémité inférieure* du vagin est située au-dessous de la symphyse des pubis, elle se termine par une ouverture décrite sous les noms divers d'*orifice*, d'*anneau*, de *fente vulvaire*. Un peu au-dessous et très-près de cette ouverture terminale, le vagin est extérieurement embrassé par un corps vasculaire spongieux, c'est le *bulbe du vagin*. Le bulbe constitue un anneau incomplet, étroit et mince en avant, et en haut, large, épais et renflé sur les parties latérales et inférieures. La partie étroite de l'anneau répond à la portion antérieure et supérieure du vagin au-dessus de l'extrémité antérieure de l'urèthre. De ce point le bulbe descend de chaque côté en augmentant de volume, et se termine par un renflement remarquable : ces deux renflements ne se réunissent pas en arrière et laissent entre eux, en ce point, un espace où le vagin est libre. Le bulbe est constitué par un tissu érectile qu'enveloppe une membrane fibreuse ; il est embrassé par le muscle constricteur du vagin et le dédoublement de l'aponévrose périnéale moyenne. Ce corps spongieux était autrefois décrit sous le nom de plexus restiforme et considéré comme un épaississement des parois vaginales (1).

Les éléments divers qui concourent à la formation du vagin sont : un tissu propre, une tunique externe, une tunique interne, des vaisseaux et des nerfs.

Le *tissu propre* consiste essentiellement en une couche qui offre les caractères d'un tissu érectile ; cette couche, mince dans la paroi postérieure et dans la partie la plus élevée de la paroi antérieure, s'épaissit dans la partie inférieure

____

(1) Voyez la figure 72, pag. 208.

de cette dernière, là où elle constitue une sorte de gouttière dans laquelle l'urèthre est contenu, et elle forme à la partie supérieure de l'orifice vulvaire, un renflement rugueux dont je parlerai plus loin. Cette couche érectile est interposée entre deux feuillets fibreux qui lui servent d'enveloppe solide.

En dehors de ces derniers, le vagin est entouré d'un tissu celluleux, comparé par M. Cruveilhier au tissu *dartoïque*, c'est-à-dire qu'il est de nature musculaire et par conséquent *contractile;* ce tissu constitue sa *membrane externe.*

La surface interne est tapissée par une *membrane muqueuse;* celle-ci est très-intimement unie au tissu propre, elle est couverte d'un épithélium pavimenteux, et pourvue, ainsi que je l'ai dit plus haut, de papilles fort développées; cette membrane se réfléchit sur la portion vaginale du col de l'utérus et pénètre dans l'orifice utérin où elle s'unit à celle qui revêt la cavité du col. La membrane muqueuse vaginale est également pourvue de follicules mucipares; selon Huschke (1), ces follicules seraient surtout multipliés et très-rapprochés dans la partie supérieure du canal, là où la membrane est presque dépourvue de rides papillaires, et il assure avoir pu constater les dimensions de leurs orifices et les intervalles qui les séparent. Un anatomiste habile et instruit, M. Giraldès, assure de son côté qu'il n'a pu découvrir de follicules muqueux dans cette portion du vagin (2); mais leur présence n'est pas plus douteuse dans la partie inférieure du canal que ne l'est en ce point le produit abondant de leur sécrétion.

Les *artères du vagin* sont des branches des artères hypogastriques; elles se rendent à ce canal sous le nom d'*artères*

____

(1) *Encyclopédie anatomique,* t. 5, p. 463.

(2) *De la vaginite granuleuse,* par M. Deville. *Archives de Médecine.* Juillet et août 1844.

raginales, et à celles-ci s'ajoutent quelques rameaux des artères utérines.

Les *veines* multipliées et fréquemment anastomosées entre elles, vont se jeter dans les veines hypogastriques.

Les *vaisseaux lymphatiques* se portent dans les ganglions
lymphatiques pelviens.

Les *nerfs* viennent des plexus hypogastriques.

ARTICLE III.

DE LA VULVE DU PÉNIL ET DU PÉRINÉE.

(ORGANES GÉNITAUX EXTERNES.)

Les parties qui me restent à décrire sont celles que l'on
réunit sous le nom collectif d'*organes génitaux externes*.
Quoique prenant nécessairement part comme moyen de
transport ou d'excrétion aux fonctions des organes précédemment décrits, leur destination essentielle est néanmoins d'établir entre les deux sexes les connexions indispensables à la reproduction : ce sont en conséquence des
organes de copulation. Pour cette fin, elles consistent en un
appareil de sensation spéciale qui remplit dans l'acte générateur un rôle très-important.

La *vulve* ou *pudendum* constitue presque seule les organes
génitaux externes; elle est limitée en haut et en avant par le
pénil ou *mont de Vénus*, elle l'est en arrière et en bas par le
périnée.

1° DU PÉNIL OU MONT DE VÉNUS.

Le pénil ou *mont de Vénus*, est une éminence arrondie
placée au devant et un peu au dessus de la symphyse et du
corps des pubis. Le pénil est constitué par la peau et par une

couche en général épaisse de tissu cellulo-adipeux; au dessous de celle-ci se trouvent une partie des extrémités épanouies des ligaments ronds de la matrice, et la portion supérieure de l'aponévrose superficielle du périnée que j'ai décrite précédemment. Le relief du mont de Vénus varie selon la saillie naturelle des pubis et la maigreur ou l'embonpoint des sujets; à l'époque de la puberté il se couvre de poils plus ou moins nombreux, ordinairement courts et plus ou moins colorés.

2° DU PÉRINÉE.

Le périnée est cet espace musculo-cutané qui sépare la vulve du rectum et qui représente, ainsi que je l'ai dit, la base de la cloison recto-vaginale. Le périnée n'a en général, chez une femme adulte et nullipare, que 25 millimètres environ d'avant en arrière. Ces dimensions peuvent être cependant plus étendues, ou beaucoup moindres, et ce dernier cas est commun chez les femmes qui ont eu un ou plusieurs enfants. Épais en arrière, le périnée s'amincit en se rapprochant de la vulve, et à l'extrémité inférieure de celle-ci il est réduit à un pli cutané très mince, généralement désigné par le nom de *fourchette;* la rupture très fréquente de ce pli lors d'un premier accouchement est une des causes de la brièveté du périnée, signalée plus haut.

Le périnée est essentiellement formé par la peau et par l'entrecroisement des fibres musculaires du constricteur du vagin et du sphincter de l'anus. Une couche de tissu adipeux est interposée entre les deux plans, cutané et musculaire; l'épaisseur variable de cette couche mérite d'être signalée et je la rappellerai à l'occasion de l'accouchement même, et de quelques opérations obstétricales. Peu étendu, ainsi qu'il vient d'être dit, le périnée est très-extensible; aussi ses dimensions peuvent-elles être considérablement accrues pendant la parturition (1). Le périnée ne renferme pas de vaisseaux importants. La longueur ou la brièveté de cette partie ont dans l'étude des phénomènes de l'accouchement une véritable importance, parce que ces circonstances influent sur la situation de la vulve, et consécutivement sur la forme et l'étendue du canal que le fœtus doit parcourir.

3° DE LA VULVE.

La *vulve* ou *pudendum*, considérée comme appareil de copulation et de sensation spéciale, est constituée par un certain nombre d'organes réunis ou simplement rapprochés. Ce sont : les grandes lèvres, les petites lèvres ou nymphes, le clitoris, et l'orifice vaginal ou vulvaire ; j'y ajouterai le méat urinaire ou *orifice* externe de l'urèthre.

Fig. 71 (2).

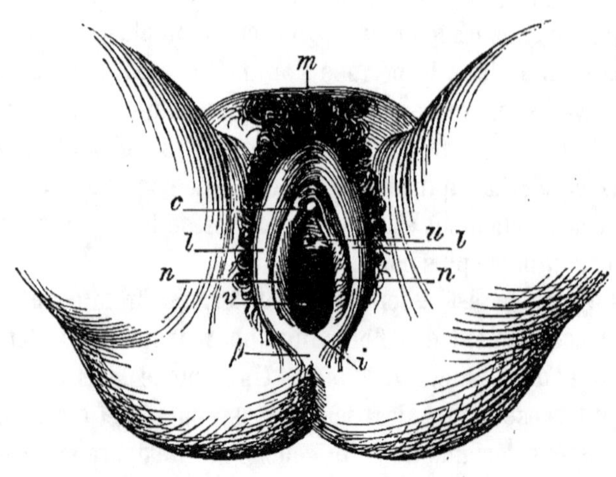

(1) *Voyez* pages 128 et 129. La planche 56, *r v,* indique une étendue plus que doublée.

(2) Fig. 71. Organes génitaux externes : *m,* mont de Vénus ; *p,*

a. DES GRANDES LÈVRES.

Les grandes lèvres sont deux replis cutanés symétriques, placés l'un à droite, l'autre à gauche, et formant la partie la plus apparente du pudendum et les côtés de la fente vulvaire; dans l'état ordinaire ils sont contigus par leur face interne. Les grandes lèvres se présentent sous la forme de deux parties renflées, plus épaisses supérieurement qu'inférieurement. Elles offrent deux faces, dont l'une est externe et l'autre interne, un bord libre et deux extrémités, l'une supérieure et l'autre inférieure.

La *face externe* est convexe, dirigée en avant et en dehors; elle est formée par la peau, couverte de poils peu nombreux et en contact avec la partie interne et supérieure des cuisses. Les grandes lèvres s'unissent à ces dernières en constituant un pli profond, *pli génito-crural*, pourvu de nombreux follicules sébacés.

La *face interne* est muqueuse, plane, humide, lisse et d'une couleur rose plus ou moins foncée ; cette face est ordinairement en contact avec celle de la grande lèvre opposée; elle en est toutefois séparée par les petites lèvres dans une étendue qui varie selon le développement de ces dernières.

Le *bord libre*, placé sur la limite des deux faces, est convexe et ordinairement pourvu de poils nombreux, beaucoup plus longs et plus droits que ceux du pénil; en général, ces poils couvrent complètement la fente vulvaire quand les grandes lèvres sont rapprochées.

périnée, *l l,* grandes lèvres; *i,* fourchette, ou commissure inférieure de la vulve; *n n,* nymphes ou petites lèvres; *c,* clitoris; *u,* orifice de l'urèthre, ou méat urinaire; l'espace compris entre cet orifice et le clitoris, est le vestibule; *v,* orifice vaginal.

L'*extrémité supérieure* se perd dans le mont de Vénus et est séparée de celle du côté opposé par un espace étroit et lisse. La plupart des anatomistes admettent cependant que les grandes lèvres se réunissent en formant une *commissure supérieure*. M. Cruveilhier fait observer avec raison, qu'un examen attentif ne permet pas de révoquer en doute l'indépendance des grandes lèvres à leur extrémité supérieure.

Il n'en est pas de même de l'*extrémité inférieure* : celle d'un côté s'unit évidemment à celle du côté opposé pour former la *commissure inférieure* ou *postérieure* de la vulve. En ce point, les extrémités confondues des grandes lèvres sont extrêmement amincies et réduites à un feuillet membraneux, muqueux par sa face interne, cutané par l'externe, et commun aux grandes lèvres et au bord antérieur du périnée. C'est ce repli qu'en décrivant le périnée j'ai indiqué sous le nom de *fourchette*. Derrière celle-ci et au devant de l'orifice vulvaire on voit un enfoncement, c'est la *fosse naviculaire*, que l'on rend très-apparente en écartant les extrémités inférieures des grandes lèvres.

Structure. Les grandes lèvres sont composées d'une enveloppe extérieure cutanée et muqueuse, d'une couche de tissu dartoïque sous-jacente à cette enveloppe extérieure ; d'un tissu cellulo-adipeux à larges cellules, d'un appareil vasculaire important et de glandes sébacées nombreuses. Je rappellerai que les grandes lèvres sont en quelque sorte divisées intérieurement par la cloison fibreuse qu'y constitue la partie interne de l'aponévrose superficielle du périnée (1).

Les *artères* de ces organes proviennent de l'une des deux branches terminales de la honteuse interne, et de l'une des

____

(1) *Voyez* page 113, ligne 26, et corrigez l'erreur de lettres qui y a été commise : au lieu du renvoi, *b b,* lisez, *l l.*

branches terminales de l'obturatrice ; d'autres sont fournies par la honteuse externe.

Les *veines* dont plusieurs branches sont superficielles, et dont j'aurai, plus d'une fois, l'occasion de signaler les dilatations variqueuses, se rendent à la veine iliaque interne.

Les *vaisseaux lymphatiques* sont afférents aux ganglions inguinaux.

Les *nerfs* des grandes lèvres émanent de l'une des branches inguinales du plexus lombaire et des branches périnéale et clitoridienne du nerf honteux interne.

Les grandes lèvres sont pourvues de follicules sébacés nombreux, destinés à secréter une matière onctueuse blanchâtre et d'une odeur pénétrante ; ils abondent surtout, ainsi que je l'ai dit, dans les plis génito-cruraux, et il n'est pas rare qu'en ce point leur produit s'altère et devienne une cause d'irritation, de rougeur et d'excoriation. Les grandes lèvres contiennent en outre des follicules sébacés et pilifères, dont la secrétion est destinée sans doute à entretenir la souplesse des poils, lesquels semblent sortir du centre même des follicules.

b. DES NYMPHES OU PETITES LÈVRES.

Les nymphes ou petites lèvres sont deux replis muqueux symétriques placés entre les grandes lèvres et cachés par elles. Lorsque ces dernières sont écartées, les petites lèvres apparaissent comme deux corps aplatis présentant une face interne, une face externe, un bord antérieur libre et deux extrémités, l'une supérieure et l'autre inférieure.

Les *deux faces* sont planes et d'une couleur rosée plus ou moins prononcée selon les individus et selon l'époque à laquelle on les examine. Ces différences qui dépendent de l'état variable de congestion de ces organes et qui peuvent être également signalées pour les grandes lèvres, sont plus remarquables encore dans les nymphes. La *face externe* est contiguë à la face interne de la grande lèvre voisine, et qu'elle couvre seulement en partie. La *face interne* est appliquée contre la face correspondante de la petite lèvre opposée : cette face couvre ordinairement le clitoris, le méat urinaire et une partie de l'orifice vaginal.

Le bord antérieur, inégal et comme déchiqueté, a généralement la forme d'une ligne courbe à convexité antérieure ; il est couvert et caché quand les grandes lèvres sont rapprochées. Souvent ce bord libre se prolonge en avant, dépasse le niveau des grandes lèvres et forme à l'extérieur une saillie plus ou moins considérable et permanente. Cette partie des petites lèvres acquiert alors une consistance notable et une couleur brune ou noire que je ne puis mieux comparer qu'à celle de l'aréole des seins pendant la grossesse.

L'*extrémité supérieure* des petites lèvres s'élève jusqu'au clitoris, en se rapprochant de ce corps même et de la petite lèvre opposée. Au niveau du clitoris, chaque extrémité des nymphes se divise en deux branches: une inférieure qui se fixe à la partie inférieure de ce corps, et une supérieure qui, s'unissant à celle du côté opposé, s'étale sur le gland du clitoris et lui forme un revêtement supérieur, c'est le *prépuce* du clitoris. Cette branche supérieure de la bifurcation des nymphes qui semble être surtout un prolongement de leur surface externe, est plus cutanée et moins pourvue que la branche inférieure, de l'organisation vasculaire propre aux petites lèvres. La branche inférieure au contraire, dans la structure de laquelle entre du tissu érectile, paraît mettre en communication le tissu propre aux nymphes avec celui du clitoris.

L'*extrémité inférieure* est adhérente à la surface interne des grandes lèvres, à peu près au niveau du point où les deux tiers supérieurs de ces organes se réunissent au tiers inférieur ; elle est séparée de l'autre nymphe en cet endroit, par toute la largeur de l'orifice vaginal.

Structure. Une enveloppe extérieure, un tissu particulier, des follicules muqueux en grand nombre, des vaisseaux et des nerfs entrent dans la structure des petites lèvres.

L'enveloppe extérieure consiste en un double feuillet de la membrane muqueuse; ce revêtement est fin, dépourvu de poils et, selon M. Cruveilhier, hérissé de papilles. Entre les deux lames de la muqueuse est renfermé un tissu cellulo-vasculaire de nature érectile et que l'on peut considérer comme le tissu propre des nymphes.

Ces organes contiennent en outre un grand nombre de follicules sébacés qui, placés dans l'épaisseur même des nymphes, ont pour la plupart le volume d'un grain de millet. Chez les femmes dont les petites lèvres sont minces et saillantes, ils peuvent être aperçus par transparence. Indépendamment de ces follicules, MM. Wendt et Burkhardt ont décrit et figuré des glandes agrégées rameuses qui seraient contenues dans l'épaisseur des nymphes, et qui s'ouvriraient à leur surface par un orifice étroit perceptible à l'aide de la loupe (1).

L'humeur très odorante que secrètent ces divers organes donne à la surface des petites lèvres l'aspect humide qu'elles offrent en général.

Les *vaisseaux* et les *nerfs* nombreux des nymphes proviennent des mêmes sources que ceux des grandes lèvres.

J'ai dit plus haut, qu'en général les nymphes interposées entre les grandes lèvres étaient cachées par elles, et que

____

(1) *Archives de Müller*, 1834, t. 4; *Froriep's neue Notizen*, t. 6, pag. 117 ; et *Encyclopédie anatomique*, t. 5, p. 470.

chez un certain nombre d'individus toutefois elles étaient apparentes Cette saillie des petites lèvres, exceptionnelle chez les femmes blanches, prend naturellement chez les femmes des Boschismans des proportions considérables. Il produit chez elles ce singulier appendice connu sous le nom de tablier des Hottentotes qui a excité l'attention d'un grand nombre de voyageurs, et qui a été en partie le sujet d'un intéressant mémoire de Cuvier relatif à la femme Boschismanne, connue à Paris sous le nom de *Vénus Hottentote* (1).

Moindre chez les femmes du Nord de l'Afrique et d'une partie de l'Asie, cette proéminence y est néanmoins remarquable encore. Elle résulte tantôt de l'hypertrophie du bord libre des petites lèvres, et tantôt de celle de l'extrémité de ces organes qui constitue le prépuce du clitoris. L'allongement très-considérable des nymphes chez les Hottentotes ne paraît être corrigé, dans leur pays du moins, par aucune opération; elles le tiennent caché avec soin, entre leurs cuisses rapprochées. Quoique moins prononcée chez les femmes du nord de l'Afrique et de l'Asie, cette difformité y a des inconvénients sérieux. Le produit secrétoire très-odorant fourni par les follicules mucipares, dont la face interne de l'organe prolongé est abondamment pourvue, s'y accumule et s'y altère promptement dans ces climats chauds, et il donne lieu à des irritations fréquentes; aussi l'usage s'y est-il établi de faire la résection des nymphes et de pratiquer en conséquence, au moins chez un grand nombre de femmes, la circoncision à laquelle sont soumis les hommes dans ces contrées.

(1) *Mémoires du Muséum*, t. 3, p. 259.

c. DU CLITORIS.

Le clitoris est un organe spongieux érectile placé au devant
de la symphyse du pubis, et au dessous de la commissure
supérieure des nymphes. Lorsqu'on écarte ces dernières, il
paraît à leur extrémité supérieure sous la forme d'un petit
mamelon médian et conoïde. La saillie de six à sept millimètres qu'il forme en ce point et qui semble au premier abord
constituer tout l'organe, n'en représente cependant que la
moindre partie ; les autres, plus profondément situées, sont
cachées par l'extrémité supérieure des petites lèvres, la
membrane muqueuse de vestibule et par d'autres parties que
j'indiquerai plus loin.

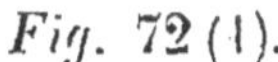

Fig. 72 (1).

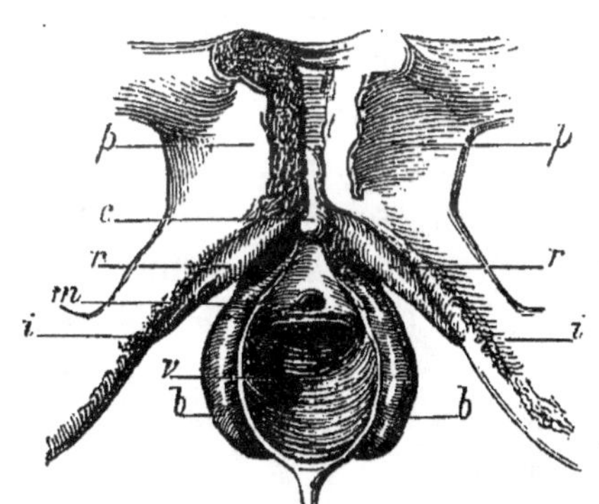

Le mamelon
extérieur, qui a
reçu le nom de
*gland du clito-
ris*, se prolonge
en arrière et
en bas jusqu'au
bord inférieur de
la symphyse pu-
bienne ; ce pro-
longement con-
stitue le *corps
caverneux* du clitoris, unique, selon M. Cruveilhier, double

(1) Fig. 72. Le clitoris et le bulbe du vagin.

Cette figure, dessinée d'après une pièce du musée d'anatomie de
la Faculté de Paris, ne représente que le gland et les racines du
clitoris, le corps caverneux n'a pas été disposé dans cette préparation, de manière a être mis en évidence par le dessin.

pp, corps des pubis ; *c* gland du clitoris ; *r r,* racines du clitoris selon d'autres anatomistes. Cette première portion encore simple, du clitoris, peut être distinguée en deux, l'une supérieure, modérément saillante, dirigée d'avant en arrière, est le gland du clitoris ; l'autre, plus considérable, dirigée de haut en bas et d'avant en arrière, presque parallèle à la symphyse du pubis, tandis que la précédente y est perpendiculaire, est le corps caverneux du clitoris.

Parvenu au sommet de l'arcade pubienne, le corps caverneux se divise en deux racines, lesquelles appliquées et adhérentes aux bords des branches ischio-pubiennes, descendent en se renflant d'abord, puis en s'amincissant. Ce sont les *racines* du clitoris dont la longueur est de 27 à 30 millimètres.

Structure. Couvert par les extrémités réunies des petites lèvres qui lui forment un *prépuce*, le gland du clitoris est essentiellement constitué par un *tissu spongieux* et *érectile*. Ce tissu est enveloppé par une *membrane extérieure* riche en nerfs, très délicate et très sensible. Un tissu tout à fait semblable forme le corps caverneux et les racines du clitoris ; il y est enveloppé par une double *tunique fibreuse* ; celle-ci est embrassée elle-même, ainsi que je l'ai dit ailleurs (1), par le muscle ischio-caverneux et par le dédoublement de l'aponévrose périnéale superficielle.

Les *artères* du clitoris sont la dorsale et la caverneuse du clitoris, deux branches terminales de la honteuse interne. Les *veines* vont aboutir dans le plexus vésico-uréthral. Quelques-unes établissent des communications remarquables

appliquées sur le bord des branches ischio-pubiennes *i i* ; *m*, méat urinaire ; *v*, orifice vaginal ; *b b*, bulbe du vagin.

(1) Page 113.

entre le corps caverneux clitoridien et le bulbe du vagin (1). Les *nerfs* naissent, sous le nom de branche clitoridienne, du nerf honteux interne.

La disposition des éléments vasculaires dont le clitoris est essentiellement composé, en fait un organe érectile ; il peut en conséquence, sous l'influence d'une congestion rapide, augmenter de volume et de longueur ; cette augmentation toutefois n'est jamais très remarquable, et quoiqu'elle puisse avoir lieu sous l'influence d'incitations d'une nature spéciale, cependant l'allongement naturel de la partie libre du clitoris ne saurait ajouter que quelques millimètres à ses dimensions ordinaires ; aussi ne dépasse-t-il jamais, pour cette cause, le bord antérieur des grandes lèvres entre lesquelles il est habituellement caché. Il n'est cependant pas impossible que le clitoris soit assez long pour apparaître au delà des grandes lèvres, mais ce fait exceptionnel est le résultat d'un développement anormal et il est alors assez souvent associé à d'autres vices de conformation des organes génitaux voisins.

d. DE L'ORIFICE VAGINAL.

Quand les grandes lèvres et les nymphes sont écartées, l'on voit, situé un peu plus profondément, *l'orifice vaginal* ou *vulvaire*, dont les bords sont ordinairement rapprochés, mais qui est quelquefois aussi entr'ouvert à sa partie inférieure : supérieurement cet orifice est occupé et comme partiellement obturé par une saillie rugueuse, que forme l'extré-

(1) Une pièce anatomique de M. Deville, déposée dans le musée d'Anatomie comparée de la Faculté de Paris, prouve ces communications, et je les indique, comme l'a fait M. Cruveilhier, sur la foi irrécusable de cette pièce. Mais ces communications sont-elles la règle ou bien un fait exceptionnel ?

mité de la colonne antérieure de ce conduit, c'est le *tubercule médian du vagin*. Les rugosités de ce tubercule ne sont elles-mêmes que les rides transversales ou *papilles linéaires* que j'ai indiquées et qui sont en ce point très-développées et très-nombreuses ; d'ailleurs, le reste du contour de l'orifice présente des inégalités tuberculeuses dont je parlerai plus loin. Les bords de l'orifice vulvaire, même quand ils sont légèrement écartés, présentent cependant une ouverture évidemment rétrécie par un organe contractile, c'est le *constricteur* du vagin déjà décrit (1), il en résulte que l'ouverture ou *l'anneau vulvaire* est beaucoup plus étroit que tous les autres points du vagin et qu'il doit offrir à l'introduction et à la sortie des corps étrangers, une résistance plus ou moins forte selon les individus, et qui ne se rencontre pas dans les autres parties du canal.

e. DE L'HYMEN.

Chez les vierges, l'orifice vaginal est pourvu d'un diaphragme membraneux incomplet : c'est l'*hymen*. Cette membrane ferme en partie l'entrée du vagin et elle est placée sur la limite qui sépare l'extrémité de ce conduit des organes génitaux externes.

Chez la fille adulte, l'hymen a, en général, la forme d'un croissant, situé presque horizontalement et offrant un bord convexe, ou grande circonférence, un bord concave et deux faces.

Le *bord convexe*, dirigé en arrière, est fixé à la partie postérieure et aux côtés de l'orifice vaginal.

(1) Page 119.

Fig. 73. (1)

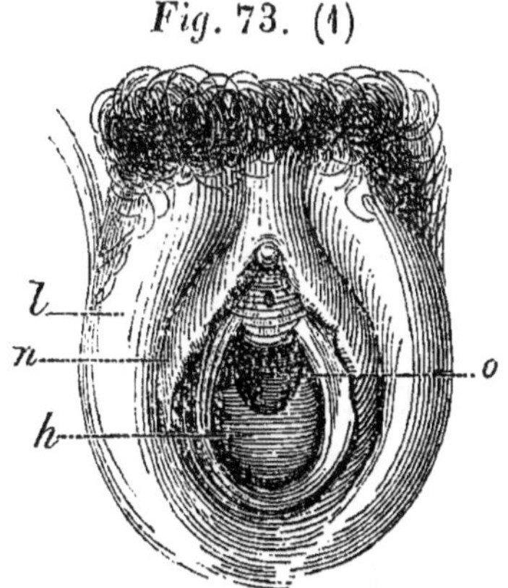

Le *bord concave*, libre, dirigé en avant, regarde le méat urinaire,

Des deux *faces*, l'une, *inférieure*, regarde obliquement en bas, elle est externe; l'autre, *supérieure*, est dirigée vers la cavité du vagin et, par conséquent, interne.

Lorsque les cuisses et les bords de la vulve sont rapprochés, l'hymen est plié sur lui-même de manière que sa face inférieure est convexe et sa face supérieure concave; lorsqu'au contraire les mêmes parties sont fortement écartées, l'hymen représente une membrane tendue dont les deux faces sont planes. La présence de cette membrane restreint l'orifice vaginal à une ouverture portée en avant et dont le diamètre est tel qu'elle peut admettre au plus l'extrémité du petit doigt.

L'hymen n'a pas toujours la forme semi-lunaire, il constitue quelquefois un diaphragme circulaire percé d'une ouverture plus ou moins rapprochée du centre; dans certains cas beaucoup plus rares et anormaux, ce diaphragme est imperforé et l'oblitération de l'orifice vulvaire, au lieu de n'être que partielle, est alors complète.

Structure. L'hymen est formé par un repli de la muqueuse. Il se compose de deux feuillets superposés, l'un supérieur, l'autre inférieur, entre lesquels se trouve du tissu cellulaire, des vaisseaux dont le nombre et les di-

(1) **Fig. 73.** L'orifice vaginal et la membrane hymen: *l*, grandes lèvres; *n*, petites lèvres; *h*, membrane hymen, *o*, orifice vaginal.

mensions sont fort variables, des filets nerveux et quelquefois des fibres rougeâtres, que quelques observateurs ont cru être de nature musculaire. Le bord convexe et adhérent de cette membrane se confond souvent avec les rides du vagin qui y sont contiguës, et cette confusion, au moins apparente, est telle que plusieurs anatomistes ont regardé l'hymen comme une des rides vaginales dont la saillie serait exagérée (1). Quoi qu'il en soit, ce bord et la partie la plus voisine de sa face supérieure en sont renforcées et comme doublées. Il résulte de cette disposition une épaisseur plus considérable de l'hymen en ce point ; circonstance qui, selon M. C. Devilliers, explique comment on a pu croire que les caroncules existaient primitivement dans l'épaisseur de l'hymen, et comment, en conséquence de cette opinion, on a voulu leur assigner un nombre et un siége constants et déterminés.

La solidité de l'hymen est ordinairement médiocre ; néanmoins sa situation profonde le garantit de tractions assez fortes pour qu'on puisse facilement admettre sur la foi de quelques médecins légistes, que l'écartement des cuisses, l'équitation, les sauts, la danse, peuvent en produire la rupture. Mais celle-ci peut être le résultat d'une pression directe, et il n'est même pas nécessaire qu'elle soit très-énergique. C'est ainsi que cette membrane est généralement rompue pendant les premiers rapports sexuels, et comme elle est pourvue de nerfs et parcourue par quelques vaisseaux,

______

(1) En général, l'hymen tout entier est un prolongement des plis rugueux des colonnes vaginales et à proprement parler le plus grand, le plus inférieur de ces plis, etc. Huschke, *Splanchnologie encyclopédie anatomique*, t. 5, p. 473. — *Hymen est ipsa continuata vaginæ natura*. Haller. *Elem. phys.*, liv. 28, sect. 2, § 26.

cette rupture est ordinairement douloureuse et suivie d'une légère effusion sanguine. Il n'est pas impossible toutefois qu'un certain degré de mollesse et d'extensibilité lui permette de prêter sans déchirure, et il ne l'est pas non plus qu'elle offre une solidité assez grande pour résister aux efforts naturels qui devraient la rompre.

L'existence de l'hymen est considérée aujourd'hui comme un fait normal et constant, et trop de témoignages scientifiques déposent en faveur de cette assertion pour que le mien puisse y ajouter une nouvelle autorité ; aussi l'absence de cette membrane, quand elle est constatée, doit-elle être attribuée à quelque cause accidentelle ou à une très-rare anomalie d'organisation. Il est, en conséquence, naturel que l'on ait regardé de tout temps sa présence comme un témoignage de virginité, et les signes évidents de sa rupture pendant le premier acte du mariage, comme une preuve irrécusable de la chasteté de celle qui les présentait (1).

Néanmoins, l'existence de cette membrane comme fait constant, ou même comme fait général, a été vivement contestée par des auteurs nombreux et recommandables, parmi lesquels je signalerai surtout A. Paré et Buffon. L'opinion de ces auteurs, laquelle condamnait nécessairement comme un préjugé injuste et ridicule, le prix qu'attachaient la plupart des hommes à l'intégrité de l'hymen, a inspiré à Buffon, bien que le motif scientifique n'en fût pas fondé, une de ses

______

(1) *In universum debet prima venus cruenta esse, eo que signo pudor virgineus adseri cum vix possit plena venus obtineri quin superior margo partis majoris hymenis laceretur. Quare et Mosaïcæ leges et multorum populorum consuetudo hoc signum servatæ castitatis et requirunt et ostentant.* Haller. *Elementa physiologiæ,* liv. 28, sect. 2, § 27.

pages les plus remarquables d'éloquence et de haute raison (1).

f. DES CARONCULES HYMÉNALES OU MYRTIFORMES.

Lorsque l'hymen a été rompu, ses lambeaux, d'abord irréguliers et saignants, se rétractent, deviennent plus épais et plus consistants, prennent par degré la couleur et l'aspect lisse et poli des parties voisines, et constituent plusieurs saillies ou tubercules charnus, qui sont généralement décrits sous le nom très impropre de *caroncules myrtiformes* et mieux sous celui de *caroncules hyménales*. Ces tubercules, naturellement répartis sur le contour de l'orifice vaginal, sont placés sur les points mêmes auxquels adhérait la circonférence de l'hymen. Leur nombre, leur volume, leur forme, leur situation précise sont très variables.

En général on trouve des caroncules postérieures et latérales ; elles sont indiquées par presque tous les auteurs, et le siège primitif de l'hymen en explique suffisamment la présence ; néanmoins il n'est pas rare de trouver des caroncules antérieures qui résultent des débris des extrémités anté-

(1) «Les hommes, jaloux des primautés en tout genre, ont toujours fait grand cas de tout ce qu'ils ont cru pouvoir posséder exclusivement et les premiers ; c'est cette espèce de folie qui a fait un être réel de la virginité des filles. La virginité qui est un être moral, une vertu qui ne consiste que dans la pureté du cœur, est devenue un objet physique dont tous les hommes se sont occupés ; ils ont établi sur cela des opinions, des usages, des superstitions et même des jugements et des peines ; les abus les plus illicites, les coutumes les plus déshonnêtes ont été autorisées ; on a soumis à l'examen de matrones ignorantes et exposé aux yeux de médecins prévenus, les parties les plus secrètes de la nature, sans songer qu'une pareille indécence est un attentat contre la virginité, que c'est la violer que de chercher

rieures de la membrane, dans le cas où elle a sa forme la plus commune, et des vestiges de sa partie antérieure dans le cas où elle est circulaire. Le nombre des caroncules varie nécessairement en raison du mode selon lequel la rupture de l'hymen s'est produite ; il est communément de trois, quatre ou cinq. A peine remarquables chez quelques femmes, elles sont très-développées et très-apparentes chez d'autres; la nulliparité ou la multiparité ne sont pas étrangères à ces différences, car la distension répétée de l'orifice vaginal efface en partie ou aplatit les caroncules. Leur forme n'a le plus souvent aucun rapport avec le nom qui leur a été donné ; cependant elles sont parfois plates, allongées, et elles peuvent se présenter, ainsi que le dit M. Devilliers, sous la forme de *petites langues*; cette configuration, réelle en effet dans quelques cas, me paraît assez bien expliquer le nom de *myrtiformes* qu'elles ont reçu, à une époque où l'on était peu difficile sur le choix des comparaisons anatomiques; mais leur forme la plus commune, est celle de tubercules dont la surface inégale fendillée, anfractueuse et rosée, est

à la reconnaître ; que toute situation honteuse, tout état indécent dont une fille est obligée de rougir intérieurement, est une vraie défloration. Je n'espère pas réussir à détruire les préjugés ridicules qu'on s'est formés sur ce sujet ; les choses qui font plaisir à croire seront toujours crues, quelque vaines et quelque déraisonnables qu'elles puissent être. Cependant, comme dans une histoire on rapporte non seulement la suite des évènements et les circonstances des faits, mais aussi l'origine des opinions et des erreurs dominantes, j'ai cru que dans l'histoire de l'homme je ne pouvais me dispenser de parler de l'idole favorite à laquelle il sacrifie, d'examiner quelles peuvent être les raisons de son culte et de rechercher si la virginité est un être réel ou si ce n'est qu'une divinité fabuleuse » (1).

(1) *Histoire naturelle de l'homme.* PUBERTÉ.

ordinairement dirigée vers la vulve. Leur base, presque toujours large, est quelquefois étroite et comme pédiculée. Il n'est pas rare enfin de voir de petits replis muqueux étendus d'une caroncule à l'autre, les unir entre elles et représenter en quelque sorte la trace de l'hymen primitif.

Les caroncules myrtiformes ont été considérées par plusieurs anatomistes comme indépendantes de l'hymen et tout à fait étrangères aux débris de cette membrane. La présence de tubercules charnus constatés sur l'orifice vaginal chez des filles vierges, et leur siège reconnu chez d'autres, plus ou moins longtemps après la destruction de l'hymen, en des points étrangers à l'insertion de cette membrane, leur ont paru des raisons suffisantes pour combattre ou pour rejeter l'opinion généralement adoptée relativement à l'origine des caroncules myrtiformes. On ne saurait nier que le contour de l'orifice vulvaire présente parfois des productions charnues étrangères à l'hymen et qui résultent, soit d'une altération morbide de la muqueuse, soit de petits prolongements tuberculeux des extrémités antérieures des colonnes vaginales; mais ces productions exceptionnelles, placées sur un plan antérieur ou postérieur à l'insertion de l'hymen, différant d'ailleurs souvent des véritables caroncules par leur forme, leur volume et leur structure, ne doivent pas être confondues avec les débris réels de l'hymen.

Tout en admettant les rapports des caroncules avec l'hymen, d'autres anatomistes ont pensé qu'elles n'étaient pas la conséquence de sa rupture, mais bien celle de modifications graduelles que cette membrane avait subies; dans cette hypothèse les caroncules représentaient l'hymen, mais effacé en partie, et transformé par l'âge. Cette opinion était évidemment erronnée et n'avait sans doute d'autre origine que des observations dont les unes étaient intéressées peut-être, et dont les autres étaient assurément inexactes ou incomplètes.

En résumé les caroncules hyménales sont les lambeaux rétractés, cicatrisés et épaissis de l'hymen ; ils sont situés sur un même plan et occupent le demi-cercle correspondant à l'insertion de cette membrane.

Des productions charnues , morbides ou non, peuvent exister sur le contour de l'orifice vaginal en des points plus ou moins éloignés de l'insertion primitive de l'hymen, et sur différents plans ; ces productions ne doivent pas être confondues avec les caroncules hyménales, elles s'en distinguent tout à la fois par leur aspect et par leur siège.

L'étude de ces caroncules, considérées comme l'une des conséquences de la destruction de l'hymen, et dans quelques circonstances, comme un signe de défloration, offre un certain intérêt au point de vue de la médecine légale. Pour cette raison j'ai cru devoir donner à ce sujet, en apparence fort peu important, des développements qui ne se trouvent pas dans la plupart des traités d'accouchement (1).

g. DU MÉAT URINAIRE.

Sur la ligne médiane et immédiatement au-dessus du tubercule rugueux qui obture partiellement l'entrée du vagin, entre les deux nymphes et couvert par leur face interne, se trouve le *méat urinaire* ou orifice vulvaire de l'urèthre. Cette ouverture, dont les bords sont ordinairement rapprochés, est

(1) M. Devilliers fils , que je me félicite d'avoir compté au nombre des chefs de clinique qui ont été associés à mon enseignement, a publié sur l'hymen et les caroncules hyménales un mémoire plein d'intérêt et que j'ai consulté avec fruit. *Nouvelles recherches sur la membrane hymen et les caroncules hyménales.* Paris, 1840.

le plus souvent placée au centre d'un petit bourrelet arrondi et saillant, qui en indique la présence. Quelquefois, au contraire, cet orifice est placé au niveau même de la surface du tubercule médian; dans ce cas il n'est pas rare que ses bords, légèrement écartés, laissent apercevoir l'orifice uréthral et un liséré rose qui indique la partie la plus superficielle de la membrane interne de l'urèthre. Mais assez souvent les bords sont tout-à-fait rapprochés, l'orifice est alors comme perdu dans les inégalités supérieures du tubercule vaginal et beaucoup moins facile à découvrir.

h. DU VESTIBULE.

Au-dessous du clitoris se voit le *vestibule ;* on décrit sous ce nom un espace de forme triangulaire, limité en haut par cet organe même, en bas par le méat urinaire, latéralement par la face interne des nymphes. Le vestibule est placé au-devant de la partie antérieure et inférieure de la symphyse pubienne, et formé par la membrane muqueuse vulvaire. Quelques anatomistes donnent le nom de vestibule à toute la surface étendue de haut en bas depuis le clitoris jusqu'à la fosse naviculaire, qui en ferait elle-même partie, et transversalement de la surface interne de l'une des nymphes et des grandes lèvres aux mêmes parties du côté opposé. Dans ce sens la fosse naviculaire, la face antérieure de l'hymen, quand il existe, le méat urinaire, en un mot, toute la surface périphérique la plus rapprochée de l'orifice vaginal, contribuerait à former le vestibule (1). On ne peut nier que cette extension ne s'accorde mieux avec le sens métaphorique de la dénomination généralement adoptée, que la signification

(1) Huschke. *Splanchnologie, Encyclopédique anatomique ,* t. 5, pag. 470.

très-limitée que lui prêtent nos livres classiques. Cette dernière toutefois me parait préférable justement parce qu'elle est plus restreinte et plus précise.

Les organes génitaux externes et le vagin présentent une disposition anatomique particulière que j'ai déjà signalée, après avoir décrit la charpente osseuse du bassin, mais que l'étude des parties molles qui complètent ce canal et celle des organes génitaux rendent plus évidente encore, et qui au point de vue de l'obstétrique a une très-réelle importance.

La cavité osseuse et musculaire qui sert de réceptacle et de support à ces organes, en détermine nécessairement par sa forme, la direction et la situation. Comme la paroi postérieure de cette cavité est fortement incurvée, le vagin qui en suit la disposition, est courbe et se dirige en avant, c'est-à-dire vers l'ouverture que le plancher musculaire pelvien laisse à la partie supérieure de l'arcade du pubis. Il en résulte que les extrémités terminales des voies génitales et urinaires, l'orifice vaginal et l'extrémité vulvaire de l'urèthre, sont placés et dirigés en avant. Cette conformation est exclusivement propre à l'homme. Chez les mammifères, en effet, les conduits génitaux et urinaires, suivant une direction parallèle à celle de la paroi postérieure rectiligne de leur bassin, les ouvertures terminales de ces conduits sont dirigées *en bas*, chez ceux chez lesquels elles s'éloignent le moins de la direction qu'elles affectent dans l'espèce humaine, et en *arrière* chez tous les autres. Cette différence dans la situation des organes en produit une toute naturelle dans le mode selon lequel s'accomplissent l'émission de l'urine et l'acte initial de la fonction génératrice (1), mode qui diffère

(1) *Hence,* dit un savant très-distingué, *the human female differs*

manifestement chez l'homme de ce qu'il est chez les autres mammifères.

Mais la même disposition anatomique a des conséquences plus sérieuses, eu égard à la parturition. En effet, les voies parcourues par le fœtus pendant l'accouchement, ne peuvent se prêter à la forme du pelvis et se rapprocher du plan antérieur du corps, sans que leur longueur et surtout leur courbure deviennent bien supérieures à ce qu'elles sont chez les mammifères quadrupèdes, en y comprenant ceux mêmes qui sont les plus rapprochés de l'homme. Or, ces conditions, utiles à d'autres égards, contribuent cependant à rendre la parturition plus longue et plus difficile, et c'est ainsi que dans un fait purement physique on peut trouver, en partie du moins, la sanction de ces paroles de l'Écriture adressées à la femme : *Vous ne mettrez au monde des enfants qu'avec douleur.*

i. APPAREIL SECRÉTEUR VULVO-VAGINAL.

La vulve et la partie inférieure du vagin sont pourvues d'un appareil secréteur dont l'étude complète, importante à beaucoup d'égards, n'a cependant trouvé place jusqu'à présent ni dans nos traités d'accouchement ni même dans la plupart de nos traités d'anatomie.

Cet appareil se compose · 1° d'un grand nombre de follicules mucipares disséminés sur l'entrée du vagin, ou réunis en groupes, et 2° de deux corps glandulaires particuliers.

1. *Follicules mucipares.* En procédant de haut en bas, on remarque sur la membrane du vestibule un premier groupe

from all other *mammalia* in not being *retro-mingent and retrocopulant.* W. Lawrence, *Lectures on physiology zoology,* etc.; 8°, pag. 200.

de follicules, ce sont les *follicules vestibulaires* au nombre de huit ou dix, petits en général et offrant, les uns, une ouverture étroite et circulaire ; les autres , un orifice béant et recouvert d'une sorte de repli valvulaire que l'on peut soulever. Ces follicules sont très peu profonds. *a.* fig. 74.

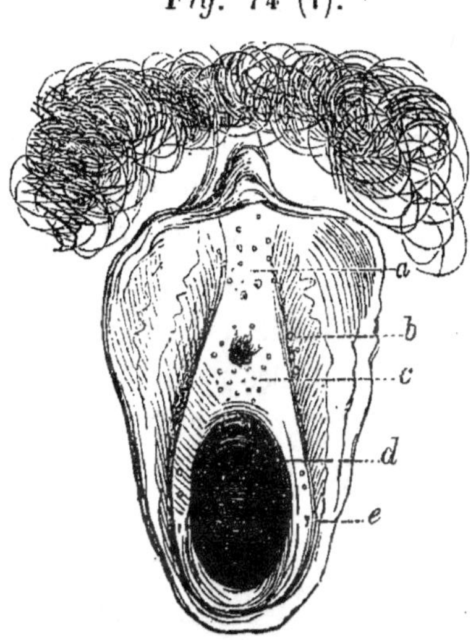

Fig. 74 (1).

Un second groupe, *follicules uréthraux*, se voit autour du méat urinaire et sur le tubercule médian de i ouverture vulvaire. Plus difficiles à découvrir que les précédents , ils ont paru plus nombreux à **M.** Huguier , et au contraire moins nombreux à **M.** Robert; plusieurs de ces follicules sont profondément placés dans le tissu cellulo-vasculaire de l'urèthre, et viennent s'ouvrir à l'extérieur au fond des inégalités que présente le tubercule médian du vagin. *c.* fig. 74.

Un troisième groupe, *follicules uréthro-latéraux*, occupe les parties latérales du méat urinaire; ces follicules sont petits, plus superficiellement placés que les précédents et à quelque distance de l'orifice uréthral. Leur existence n'est pas constante. *b.* fig. 74.

(1) Cette figure est destinée à faire voir les follicules mucipares et les orifices des conduits excréteurs de la glande vulvo-vaginale, l'explication est dans le texte.

Quelquefois enfin on trouve deux ou trois follicules plus développés que les précédents, situés sur les côtés de l'entrée du vagin, immédiatement au-dessous de l'hymen ou des caroncules myrtiformes supérieures ; ces organes mucipares ont été décrits par **Morgagni**. **M.** Huguier les désigne sous le nom de *follicules latéraux de l'entrée du vagin. d.* fig. 73.

Les follicules mucipares de la vulve sont constitués par une membrane muqueuse très-fine, très-délicate et très-vasculaire. Les uns, très-courts, représentent de simples cryptes muqueux ; les follicules vestibulaires sont dans ce cas. Les autres, dont la longueur peut être de 7 à 8 millimètres, ont la forme de petits tubes terminés à leur extrémité profonde par un cul-de-sac et à leur extrémité superficielle par un orifice étroit. Les follicules uréthraux qui offrent cette disposition ont en conséquence une certaine analogie avec les glandules déjà décrites, de la membrane muqueuse utérine. J'ajouterai que simples en général, ils offrent parfois des embranchements et sont rameux comme ces glandules.

Les follicules vulvaires secrètent un liquide visqueux destiné à humecter la surface muqueuse à laquelle ils appartiennent et à la protéger contre le contact nuisible de tous les corps solides ou liquides, et cette secrétion s'accroît sous l'influence de toute irritation anormale. Ces organes remplissent donc à l'égard de la membrane muqueuse vaginovulvaire, le même office que les follicules des autres membranes muqueuses (1).

Il résulte de la description des organes génitaux, que leur

(1) Les follicules vulvaires déjà indiqués, mais imparfaitement décrits pendant longtemps, ont été récemment de la part de MM. Robert et Huguier le sujet de recherches qui en ont fait mieux connaître le nombre, le siège et la structure, et ont par cela même

surface interne, considérée depuis les pavillons des trompes jusqu'à la vulve est tapissée par une membrane muqueuse, et que celle-ci est sans cesse humectée par le liquide que secrètent les follicules dont elle est pourvue. Bien que ce liquide soit du mucus dans toute l'étendue des voies génitales, il présente cependant en deux points particuliers des caractères très-différents et dont la connaissance exacte importe à plusieurs égards.

Le mucus secrété par la membrane muqueuse des trompes et par celle de la cavité du corps et du col de l'utérus, peut être regardé comme possédant les qualités propres à ce liquide; il est blanc, visqueux et transparent; il renferme des corpuscules granuleux très-fins qui paraissent en constituer une partie intégrante, et que l'on pourrait dire y être en suspension, si la substance qui les contient était plus fluide. Ce mucus est alcalin et ramène au bleu le papier rouge de tournesol, il raidit le linge qui le reçoit et y laisse une tache d'un blanc un peu sale. Peu abondant dans la cavité des trompes et dans celle du corps de l'utérus, il l'est beaucoup plus dans la cavité du col où il forme assez souvent une sorte de flocon visqueux, tenace, adhérent à la surface sur laquelle il est appliqué et n'en pouvant être que difficilement détaché.

Le mucus du vagin, au contraire, se présente sous l'aspect d'une matière blanche, crémeuse, non filante, beaucoup plus liquide que le mucus utérin, produisant sur le linge qui en

très-utilement éclairé l'étude de leurs altérations pathologiques.

Mémoire sur l'inflammation des follicules muqueux de la vulve et du vagin, par M. A. Robert. *Archives générales de médecine.* Juillet 1841.

Mémoire sur les divers appareils secréteurs des organes génitaux externes de la femme, sur leurs fonctions et leurs maladies, lu à l'Académie royale de médecine. Juillet 1841.

est taché, une empreinte d'un jaune ordinairement très clair. Dans ce liquide se trouvent presque toujours, en très-grand nombre, des corpuscules lamelliformes, étrangers à sa composition primitive, par conséquent accidentels, et résultant d'une sorte d'exfoliation de l'épithélium. Cette circonstance, particulièrement signalée par M. Donné (1), est si remarquable, qu'elle suffirait avec le secours du microscope pour faire distinguer le mucus vaginal du mucus utérin, lors même que ce dernier se rapprocherait exceptionnellement de l'autre par sa consistance et sa coloration. Le mucus du vagin est acide et rougit le papier bleu de tournesol.

Un fait digne de remarque ressort des détails qui précèdent, c'est qu'une surface muqueuse longtemps regardée comme identique dans toutes ses parties, secrète cependant des mucus dont les caractères physiques et chimiques sont très-distincts. M. Donné a rapproché judicieusement les différences du produit secrété de celles qui résultent de la structure et des fonctions particulières des organes secréteurs. La membrane muqueuse utérine, qui est assez profondément placée pour n'avoir avec la peau que des rapports indirects de continuité, qui est totalement étrangère aux impressions des agents extérieurs, qui est pourvue d'un épithélium vibratile, secrète un mucus alcalin et contenant des globules muqueux. La membrane muqueuse du vagin et de la vulve qui est beaucoup plus rapprochée de la surface extérieure du corps, qui est manifestement unie à la peau, qui est comme cette dernière, un organe de sensation tactile, qui est, enfin, pourvue d'un épithélium pavimenteux, secrète un mucus acide auquel sont mêlés des débris lamelliformes de l'épithélium.

A ces différents titres, la membrane muqueuse vaginale ne serait qu'une introversion et une modification de la peau, elle

(1) *Cours de microscopie*, 1844, pag. 155.

le serait par la nature de l'épithélium qui la revêt, car il a la plus grande analogie avec l'épiderme ; par ses fonctions, car elle est un organe de sensation tactile ; par le mucus qu'elle secrète, car il est comme le produit secrétoire cutané, dépourvu de globules muqueux et remarquable par un nombre infini de débris épidermiques.

La membrane muqueuse de l'utérus et des trompes, au contraire, plus profondément située, se serait beaucoup plus dépouillée des caractères du tégument externe. Cette transformation se revèlerait, par sa structure, car elle est pourvue d'un épithélium vibratile, complètement différent de l'épiderme; par ses propriétés, car elle n'est pas un organe de tact; par la nature de sa secrétion, car le mucus qu'elle produit est caractérisé par la présence de globules muqueux et tout à fait dépourvu de débris d'épithélium. M. Donné a très-ingénieusement développé et étendu ces considérations (1).

2° DES GLANDES VULVO-VAGINALES.

Les éléments de l'appareil mucipare qui vient d'être décrit sont disséminés à la surface de la vulve, ceux que je vais faire connaître sont profondément placés et réunis en deux corps particuliers, décrits sous les noms de glandes de Bartholin, glandes de Cowper, de Duvernay, et auxquels M. Huguier a récemment donné celui de glandes vulvo-vaginales (2). Celles-ci appartiennent à la classe des glandes conglomérées; elles sont symétriques et placées l'une à droite, l'autre à gauche, sur les parties latérales de la vulve et du vagin, entre ces parties et les branches ischio-pubiennes.

(1) *Loc. cit.*, 5ᵐᵉ leçon.

(2) Ce mémoire inédit encore, sera inséré dans le 14ᵉ volume des Mémoires de l'Académie de médecine.

Fig. 75 (1).

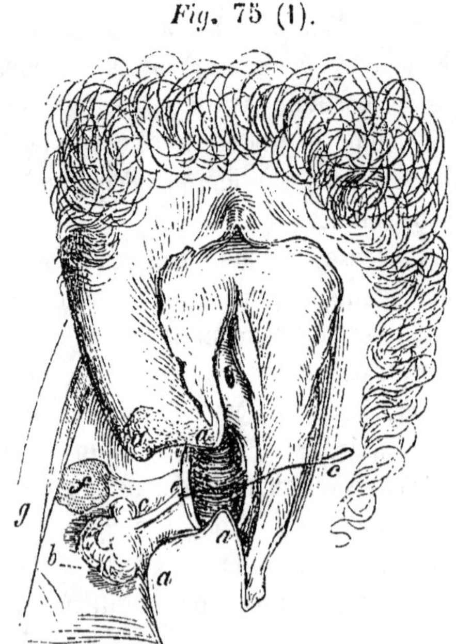

Leur forme très-variable, peut être arrondie, ovoïde, réniforme ou aplatie, et dans ce dernier cas elles sont parfois réduites à l'épaisseur d'une simple plaque folliculeuse. M. Huguier pense que cette disposition, plus commune chez les femmes qui ont eu de nombreux enfants, résulte de la distension répétée à laquelle les voies génitales ont été soumises, et qui a écarté, et en quelque sorte dissocié, les éléments granuleux dont les glandes se composent.

Très-petites encore dans l'enfance et comme atrophiées dans la vieillesse, les glandes vulvo-vaginales n'ont acquis tout leur développement qu'à l'âge adulte (2) ; leur volume à

(1) La figure 75, empruntée à l'atlas de M. Huguier, représente la glande vulvo-vaginale. *a a*, section faite à la grande lèvre et à a nymphe pour montrer le conduit excréteur de la glande ; *b*, la glande ; *c*, extrémité initiale du conduit excréteur ; *e*, son extrémité terminale ou vulvaire, dans laquelle un stilet est engagé ; *f*, bulbe du vagin ; *g*, branche ascendante de l'ischion.

(2 Tiedmann. *Von den Duverney'schen, Bartholin'schen oder Cowper'schen Drüsen des Weibes.* Heidelberg, 1840.

Knox. *Lond. Med. Gazette,* 1. 23.

cette époque peut être comparé à celui d'une amande
d'abricot. Néanmoins il varie beaucoup selon les individus,
et surtout selon les circonstances qui influent sur la vitalité
de ces organes. C'est ainsi qu'on les trouve plus volumineuses chez les femmes dont les organes génitaux ont été
soumis à des excitations vénériennes énergiques et fréquentes, et qu'elles le sont moins dans les conditions con-
traires. Je rappellerai à cette occasion une circonstance que
j'ai déjà signalée (1) : c'est que dans les cas où les dimensions des glandes vulvo-vaginales sont au-dessus de leur
type normal, celles des ovaires et du clitoris le sont également-
ment. Les excitations génitales, quand elles ont lieu, étant
nécessairement communes à ces divers organes, il doit paraître naturel qu'elles exercent sur leur développement la
même influence.

La couleur de ces corps glandulaires est d'un blanc rosé
tirant sur le jaune; leur tissu est résistant.

J'ai dit que les glandes vulvo-vaginales sont placées sur
les côtés de la vulve et du vagin ; il importe, au point de vue
de leur pathologie, de donner plus de précision à l'indication
de leurs rapports avec les parties voisines. Elles sont placées
dans l'espace triangulaire que forme l'adossement du vagin
au rectum et dans l'intervalle qui sépare ces organes de la
la branche ascendante de l'ischion, en un point cependant
beaucoup plus rapproché des premiers que de la seconde.
Elles sont situées à peu près à la hauteur de la partie inférieure de la vulve, et à un centimètre du fond du pli génito-
crural. On peut en conséquence les distinguer, quand elles
sont très-développées, en pressant avec le doigt la partie interne et inférieure de ce pli au niveau d'une ligne transver-

(1) Pag. 137.

sale qui séparerait la vulve du périnée et de l'anus. Contenues entre les aponévroses périnéales moyenne et superficielle, elles répondent par leur face interne au vagin, et adhèrent à ce conduit par un tissu cellulaire dense ; leur face externe est en rapport avec le constricteur du vagin et la partie inférieure et interne du muscle ischio-caverneux.

Canal excréteur. Des granulations dont chaque glande se compose, naissent de petits conduits très-nombreux et qui en se réunissant constituent trois rameaux principaux qui se terminent en un canal excréteur. Celui-ci, dont la longueur est de 15 millimètres environ et la largeur de 1 à 3 millimètres, part de la face interne de la glande et se dirigeant de bas en haut, d'arrière en avant et de dehors en dedans, s'ouvre à la surface interne de la vulve par un orifice étroit recouvert d'un repli falciforme de la membrane muqueuse qui le rend difficile à découvrir (1). Cet orifice est placé chez les vierges au-devant de l'hymen, dans l'angle rentrant que forme sa circonférence avec le contour de l'ouverture vulvaire, et chez les femmes il aboutit dans l'angle de réunion des caroncules myrtiformes avec cette ouverture. Ce canal excréteur est formé d'un tissu cellulo-fibreux et d'une membrane muqueuse que tapisse un épithélium très-fin.

Structure. Les glandes vulvo-vaginales sont composées : 1° d'une enveloppe fibreuse dont la surface externe se confond avec les parties voisines, et de la surface interne de laquelle partent des cloisons qui s'interposent entre les lobules dont la glande est formée ; 2° d'un tissu propre constitué par des lobules résultant de la réunion d'un grand nombre de granulations. Celles-ci paraissent être formées de petits tubes réunis, terminés chacun à l'une de leurs ex-

(1) Fig. 74, et pag. 222, fig. 73, lettre *c.*

trémités, par un cul-de-sac renflé, et dont les extrémités opposées se confondent en un seul conduit. Les nombreux conduits des granulations sont l'origine directe très-probable des radicules du canal excréteur.

Fig. 76 (1).

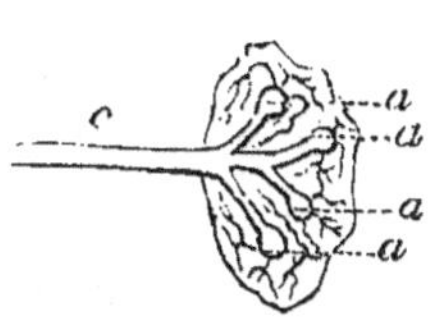

Vaisseaux. Les *artères* des glandes vulvo-vaginales proviennent de la branche clitoridienne de la honteuse interne. Les *veines* qui forment un plexus à la surface de ces organes, vont se rendre dans les veines honteuses et dans les plexus veineux du vagin et du bulbe. Les *vaisseaux lymphatiques* sont afférents aux ganglions inguinaux.

Les *nerfs* viennent du rameau profond de la branche périnéo-vulvaire du nerf honteux.

Ces sources de circulation et d'innervation communes à ces corps glandulaires, aux nymphes, au clitoris et au bulbe, établissent entre ces divers organes des relations intimes et qui s'expliquent par la communauté de leurs fonctions.

Fonctions. Les glandes vulvo-vaginales secrètent un liquide blanchâtre filant, visqueux, et d'une odeur forte et pénétrante. C'est surtout sous l'influence d'excitations vénériennes que cette secrétion se produit ; et il n'est pas très-rare qu'elle soit alors, en raison sans doute de l'énergie de la sollicitation, assez active et assez rapide pour que le liquide soit lancé au dehors par un jet soudain, comme la salive l'est quelquefois par les orifices des conduits *de Sténon.* La se-

____

(1) Cette figure représente une granulation, vue à un grossissement très-considérable. *a a a a,* les petits tubes, dilatés à l'une de leurs extrémités et convergeant vers un conduit, *c,* qui résulte de leur réunion.

crétion de ces glandes ne doit pas être assimilée à celle des follicules mucipares. Celle-ci est sollicitée par des causes et pour **un** but tout à fait différents ; elle est liée en effet aux fonctions que la membrane muqueuse vulvaire remplit comme organe tégumentaire interne, tandis que la secrétion des glandes vulvo-vaginales est liée à celles que la membrane muqueuse, et la vulve en général, remplissent comme organe de génération : l'une préserve la surface muqueuse de l'action irritante des corps étrangers liquides ou solides ; l'autre les lubréfie, afin de rendre plus vives et plus parfaites les impressions qui s'y produisent. On a justement comparé le liquide des glandes vulvo-vaginales à celui qui, chez l'homme, est fourni par la prostate et les glandes de Cowper, et dont la secrétion est souvent sollicitée par les mêmes causes (1).

(1) Les glandes vulvo-vaginales ont été indiquées ou décrites par de savants et anciens auteurs, parmi lesquels se distinguent plusieurs des plus célèbres anatomistes du XVIIIe siècle. Après avoir rapporté les travaux de ses prédécesseurs sur ce sujet, Haller crut devoir élever quelques doutes sur l'exactitude de leurs résultats, et il conclut en émettant l'opinion qu'il était raisonnable de ne considérer l'existence des glandes vulvo-vaginales chez la femme que comme un fait anatomique exceptionnel. Voici ses expressions : *Mihi cum lacunas perpetuas viderim, non contigit glandulam videre, et analogia fere vetat ci tantum tribuere ut frequentius reperiatur.*

Il est vrai que les recherches, rappelées par le savant physiologiste, n'avaient pas pour but exclusif la connaissance des glandes vulvo-vaginales dans l'espèce humaine, mais qu'elles avaient été aussi, et peut-être plus souvent, appliquées à l'étude de ces organes chez quelques mammifères ; mais leur existence chez la femme n'en était pas moins établie. Cependant les doutes exprimés par Haller, et qui pouvaient ne dépendre que d'une certaine difficulté de dé-

Les diverses parties dont l'ensemble constitue la vulve, sont formées par des éléments qui ne diffèrent en rien, quant à leur nature, de ceux qui entrent dans la composition de tout autre organe. Ainsi, ce sont les différents tissus, cellulaire, fibreux, musculaire, dartoïque, des vaisseaux et des nerfs.

Toutefois, lorsque l'on considère la vitalité très-développée et surtout la destination spéciale de cet appareil, il est naturel de supposer que s'il ne possède que des éléments communs à beaucoup d'autres organes, ces éléments doivent présenter du moins, soit par leur quantité proportionnelle, soit par les formes qu'ils prennent, soit par leur combinaison, un caractère particulier. La description qui précède confirme pleinement cette présomption. En effet, on a pu voir qu'une

monstration matérielle, expliquent probablement le silence que les anatomistes ont gardé depuis à cet égard ; toujours est-il qu'aucun de nos traités classiques d'anatomie, qui ont paru depuis le commencement de ce siècle, ne renferme la description, ni même l'indication précise de ces organes. Ce n'est pas toutefois qu'ils aient été négligés ou méconnus par tous les anatomistes. Il y a dix ans, en effet, que MM. Taylor et R. Knox appelèrent de nouveau l'attention des médecins sur ces glandes. M. Knox surtout en fit connaître avec exactitude la situation et les rapports, et exposa avec beaucoup de précision le mode de dissection le plus convenable pour les mettre à découvert. Le but de ses recherches était de confirmer par l'étude des organes génitaux dans les deux sexes, une doctrine qui avait au moins le mérite de la nouveauté. Il pensait que le type primitif de l'appareil générateur dans les deux sexes était, non pas féminin, comme l'enseignait l'école anatomique allemande, mais hermaphrodite ; qu'ainsi chaque individu mâle ou femelle, possédait à l'état d'embryon tous les organes qui appartiennent à l'un et à l'autre sexe , et que la détermination du sexe définitif devait résulter plus tard du développement prédominant des uns et du maintien des

circonstance importante domine dans l'organisation des parties génitales externes, c'est que l'appareil vasculaire y revêt
plus généralement que partout ailleurs, la forme spongieuse
ou caverneuse ; c'est-à-dire, que soit par des anastomoses
innombrables et très-rapprochées, soit par sa transformation
en aréoles ou cellules très-multipliées, il constitue des corps,
dans lesquels le sang afflue et séjourne au moins momentanément, qui se gonflent en conséquence de cette congestion rapide et plus ou moins prolongée et que pour cette
raison l'on désigne sous le nom de *corps érectiles*. Or, les
organes dont cette disposition vasculaire forme l'élément
essentiel, associé, comme il l'est dans la vulve, à des filets
nerveux en grand nombre et à du tissu dartoïque, ces organes normalement développés, et exposés par leur situation

autres à l'état rudimentaire ; les mamelles communes aux deux
sexes offraient selon M. Knox un exemple à l'appui de cette doctrine,
les glandes de Cowper au contraire présentaient une notable exception, en ce qu'elles ont un développement égal dans les deux sexes
à l'état adulte, et elles étaient un témoignage permanent de l'her-
maphrodisme embryonnaire.

Après cette courte digression qui m'a paru digne de quelque
intérêt, je reviens à l'histoire des glandes vulvo-vaginales. Lorsque
deux années plus tard, en 1840, M. Tiedemann publia le mémoire
accompagné de figures que j'ai indiqué plus haut, et exposa dans
le Musée d'anatomie d'Heidelberg les préparations de ces glandes,
il sembla presque qu'il s'agissait d'une découverte. Cependant la
2ᵉ édition du *Traité d'anatomie* de M. Cruveilhier, qui a paru en
1843, et le *Traité d'accouchement* de M. Cazeaux, publié en 1844,
ne renferment encore aucune description de ces organes; aussi le travail que M. Huguier a fait connaître à l'Académie de Médecine en
mars 1846, a-t-il eu le double mérite de fixer l'attention des anatomistes sur une partie trop négligée des organes génitaux de la femme,
et de compléter heureusement l'histoire anatomique de ces glandes.

plus ou moins superficielle à des actions extérieures, sont doués d'une sensibilité tactile extrêmement prononcée.

Les grandes lèvres, surtout dans leur moitié interne, les nymphes, les différentes parties du clitoris, le bulbe du vagin, les extrémités des colonnes de ce conduit, et les rides papillaires dont elles sont hérissées, offrent par leur structure des types de l'organisation vasculaire, nerveuse et dartoïque que je viens de signaler. On voit combien les corps érectiles sont nombreux, et comment ils se succèdent sans interruption dans cette courte portion de canal, étendue du bord antérieur des grandes lèvres à l'extrémité inférieure du vagin. Il est impossible de n'être pas frappé de ce fait anatomique et de ne pas reconnaître dans cette profusion d'organes doués d'une sensibilité exquise et toute spéciale, ainsi que dans ses conséquences naturelles, l'un des plus puissants et des plus sûrs mobiles de la procréation.

ARTICLE IV.

DE LA VESSIE, DE L'URÉTHRE ET DU RECTUM, CONSIDÉRÉS DANS LEURS RAPPORTS AVEC LES ORGANES GÉNITAUX.

Indépendamment des organes génitaux, le bassin contient encore la vessie et le rectum. Les connexions de ces viscères avec l'utérus et le vagin, et la part le plus souvent passive, et quelquefois sérieuse, qu'ils peuvent prendre aux phénomènes de l'accouchement, me paraissent en rendre une courte description nécessaire.

1. DE LA VESSIE.

La vessie est un organe musculo-membraneux, qui sert de réservoir à l'urine et qui est située dans la portion antérieure de l'excavation pelvienne.

Cet organe a la forme d'un ovoïde, dont la grosse extrémité est dirigée en bas et en arrière, et dont le sommet regarde en haut et en avant ; sa direction est en conséquence à
peu près parallèle à celle de l'utérus ; il présente six régions
ou faces, une antérieure, une postérieure, une supérieure,
une inférieure et deux latérales.

La *région antérieure* répond à la symphyse et au corps des
pubis, ainsi qu'à la portion la plus inférieure des parois de
l'abdomen. Elle tient à ces parties, par un tissu cellulo-
adipeux et une expansion fibreuse étendue de la région inférieure de l'organe au pubis. Cette expansion, à laquelle on a
donné le nom d'*aponévrose pubio-vésicale,* est une dépendance de l'aponévrose pelvienne supérieure ; elle forme latéralement les ligaments antérieurs de la vessie. Ces adhérences, intimes et solides inférieurement, le sont beaucoup
moins au niveau des parois abdominales et de la partie supérieure des pubis, parce que les connexions celluleuses y sont
très-lâches ; aussi la vessie est-elle beaucoup plus mobile dans
ce dernier point que dans l'autre ; ses usages expliquent
assez cette différence.

La *région postérieure* est contiguë à la matrice supérieurement, elle y adhère inférieurement (1). Quelques anses intestinales sont parfois interposées entre les deux organes.

Les *régions latérales* regardent les côtés de l'excavation et
sont cotoyées par les artères ombilicales, réduites à l'état de
cordons fibreux.

La *région inférieure* ou fond de la vessie, placée dans l'é-
cartement de l'aponévrose pelvienne supérieure (2), descend un peu au-dessous de la symphyse des pubis, disposition

(1) Ces rapports sont très-exactement indiqués, pag. 153.
(2) Voyez pag. 108 et fig. 48 et 49.

qui n'existe pas chez l'homme. Cette région est très-intimement unie à la face antérieure du vagin (1).

La *région supérieure* ou le sommet de la vessie, répond à la partie inférieure des parois abdominales; du centre de cette région part un cordon fibro musculaire, qui semble être un prolongement des fibres mêmes de l'organe : c'est l'*ouraque*. Ce cordon, placé au-dessous du péritoine, s'élève verticalement jusqu'à l'ombilic, dans lequel il s'engage et se termine en y adhérant avec solidité.

Les rapports de la vessie avec l'excavation pelvienne et avec la cavité abdominale, varient nécessairement en raison de la variabilité de son volume, qui s'accroît ou diminue selon la quantité d'urine qu'elle contient. N'occupant, en général, qu'une partie limitée du petit bassin, elle peut en se développant, déplacer ou comprimer les organes voisins et occuper l'excavation presqu'entière. Placé au niveau de la partie inférieure des parois abdominales, le sommet de la vessie peut s'élever bien au-dessus de ce point, atteindre l'ombilic et même l'épigastre; sa face antérieure est alors appliquée contre les parois abdominales qu'elle soulève, et derrière lesquelles elle forme une tumeur arrondie élastique et plus ou moins volumineuse, et il est rare qu'alors l'utérus, qui adhère naturellement à la vessie, ne suive pas ce mouvement d'ascension. Je rappellerai dans une autre occasion ces diverses conséquences du développement de la vessie, car il peut être utile de s'en souvenir dans la pratique des accouchements.

La cavité de la vessie présente, quand elle est vide, une surface rendue inégale par des plis et par des saillies particulières. Les plis résultent de la rétraction des parois, et les saillies sont produites par le relief intérieur des faisceaux de

(1) Voyez pag. 193 et fig. 68 et 70.

la tunique musculeuse. L'expansion naturelle des parois efface les premiers et laisse à peu près intactes les secondes.

La *région inférieure* se distingue par le trigone vésical que j'ai déjà indiqué (1); cette partie de la cavité est blanche, lisse et dépourvue des plis et des saillies musculeuses. Aux angles latéraux du trigone se trouvent les orifices des uretères et à l'angle antérieur l'orifice vésical de l'urèthre; la partie des parois vésicales qui entoure cet orifice constitue le col de la vessie.

Structure. Trois membranes, des vaisseaux et des nerfs composent les parois de cet organe. Des trois membranes, l'une est extérieure, séreuse, et forme à la vessie une enveloppe incomplète; l'autre est musculeuse, et la dernière est muqueuse.

La *membrane séreuse* ou *péritonéale* recouvre seulement les régions postérieure, latérales et supérieure. Les régions antérieure et inférieure en sont totalement dépourvues. Du sommet de la vessie ce revêtement séreux se réfléchit sur les parois abdominales, à 2 ou 3 trois centimètres au-dessus du bord supérieur des pubis; du côté de l'organe il s'étend sur les régions obturatrices de l'excavation ; de la face postérieure il se replie sur la face antérieure de l'utérus; cette tunique est unie à la membrane sous-jacente par un tissu cellulaire très-lâche. Les adhérences de la membrane externe de la vessie aux parois abdominales et aux régions latérales du bassin, doivent être ajoutées aux moyens par lesquels la vessie est fixée dans le lieu qu'elle occupe.

La *membrane musculeuse* est composée de fibres dont les faisceaux affectent essentiellement deux directions différentes; les unes sont longitudinales et superficielles, les

(1) Voyez pag. 193 et fig. 70.

autres circulaires et profondes ; les fibres longitudinales semblent partir du col de la vessie et s'étendre régulièrement sur toute la surface de l'organe. Celles de ces fibres qui occupent la région antérieure sont une dépendance du muscle releveur de l'anus. Les fibres circulaires placées au-dessous des précédentes sont, les unes parallèles, les autres irrégulièrement entrecroisées. Les premières, plus nombreuses et plus épaisses au col de la vessie, paraissent y former un sphincter. Également remarquables dans la région inférieure de l'organe, elles sont disposées au niveau du trigone en un plan régulier de fibres transversales juxtaposées et parallèles. Quelques-unes de ces fibres, plus saillantes et étendues entre les deux orifices des uretères, dessinent par une légère saillie transversale le bord postérieur du trigone vésical ; on a supposé que par sa contraction ce faisceau tendait à dilater les orifices auxquels il aboutit.

La *tunique muqueuse* est mince et blanchâtre, elle est unie à la tunique précédente par un tissu cellulaire sous-muqueux assez lâche.

Les *artères* de la vessie proviennent de l'hypogastrique ou de quelques-unes de ses branches ; les *veines*, qui forment un plexus important autour du col et de la partie inférieure de l'organe, vont se rendre dans la veine hypogastrique. Les *vaisseaux lymphatiques* sont afférents aux ganglions pelviens. Les *nerfs* viennent du plexus hypogastrique.

2. DE L'URÈTHRE.

L'urèthre est le conduit excréteur de l'urine ; il naît du col de la vessie, et se termine par le méat urinaire que j'ai décrit. La longueur de ce conduit est de 30 à 35 millimètres, et sa largeur de 6 à 7, mais il est très-dilatable et légèrement rétréci auprès du méat urinaire ; sa direction est un peu oblique de haut en bas et d'arrière en avant ; il offre une courbure très-modérée, dont la concavité est antérieure.

Derrière la symphyse, la *face antérieure* de l'urèthre est en rapport avec du tissu cellulaire ; au-dessous de la symphyse elle est placée dans l'angle de réunion des racines du clitoris, et comme enveloppée dans l'expansion aponévrotique, qui unit la vessie au pubis; en deçà de la symphyse, l'urèthre est situé au-dessous du vestibule et présente son orifice extérieur déjà décrit (1) ; sa *face postérieure* est très-intimement unie au vagin et comme enchâssée dans la paroi antérieure de ce canal.

La *surface interne* de l'urèthre , tapissée par une membrane muqueuse, est blanchâtre dans sa moitié postérieure, et d'une couleur rouge assez prononcée dans sa partie antérieure. Elle est remarquable par trois plis longitudinaux permanents et parallèles, un postérieur et deux latéraux , et par des ouvertures nombreuses de cryptes muqueux. Cette surface est couverte d'un épithélium épais et pavimenteux dans la plus grande partie de son étendue.

Des fibres musculeuses circulaires et longitudinales, et une couche de tissu érectile, constituent avec la membrane muqueuse les éléments dont l'urèthre est formé.

Ce canal, beaucoup plus court, plus large et plus extensible que l'urèthre de l'homme, permet une excrétion plus facile de l'urine et son émission par un jet plus rapide et plus gros ; il se prête aussi à l'introduction dans la vessie d'instruments plus droits et plus volumineux.

(1) Page 218.

3. DU RECTUM.

Le rectum, portion terminale du gros intestin, est le prolongement immédiat de la courbure sigmoïde du colon qui occupe la fosse iliaque gauche. Placé d'abord, en conséquence de cette origine, au-devant de la symphyse sacro-iliaque gauche de ce côté, le rectum descend sur la face antérieure du sacrum en s'inclinant à droite, et en atteint la ligne médiane à peu près au niveau de la troisième fausse vertèbre. De ce point il suit régulièrement la direction de l'os jusqu'à l'extrémité du coccyx ; il la dépasse de 2 ou 3 centimètres, puis il s'infléchit en bas, traverse le plancher du bassin et se termine par l'anus. Il résulte de cette disposition, que le rectum présente au point de vue obstétrical deux parties : l'une, supérieure, appliquée contre la face concave du sacrum et du coccyx et qui appartient à la région postérieure de l'excavation ; et l'autre, inférieure et plus courte, étendue de la pointe du coccyx à l'anus, et qui constitue, ainsi que je l'ai dit ailleurs, un des éléments du plancher du bassin. Liée ainsi à la paroi pelvienne inférieure, cette partie du rectum participe nécessairement aux modifications considérables que l'accouchement imprime à cette paroi mobile et extensible. Il résulte, en outre, de la dernière inflexion de cet intestin, que l'axe de son ouverture terminale ne coïncide pas avec celle du canal au-dessus de cette inflexion, et qu'un corps droit et inflexible, introduit dans le rectum selon la direction de l'axe de l'anus, irait, après un trajet assez court, atteindre la paroi antérieure de l'intestin. Nous verrons ultérieurement qu'un des derniers phénomènes de l'accouchement, en exagérant cette disposition, la rend très-évidente.

La *face antérieure* du rectum est en rapport, supérieurement avec l'utérus, inférieurement avec le vagin. J'ai indiqué déjà avec précision les rapports de ces organes (1). Sa *face postérieure* répond au sacrum et au coccyx ; elle est unie au premier, supérieurement, par le prolongement postérieur de son revêtement péritonéal, ou *méso-rectum*, inférieurement, par un tissu cellulaire lamelleux. Les *régions latérales* du rectum sont en rapport avec les anses intestinales qui descendent dans l'excavation ; dans sa dernière partie, l'intestin est entouré par l'aponévrose pelvienne supérieure, le releveur de l'anus, le sphincter, un plexus vasculaire considérable, et le tissu cellulaire graisseux du creux ischiorectal.

La *surface intérieure* du rectum présente des plis longitudinaux que croisent d'autres plis demi-circulaires : les premiers ont reçu le nom de *colonnes du rectum* ; nom impropre, s'il implique une assimilation aux colonnes vaginales, car ces plis ne sont pas permanents comme ces dernières ; ils résultent, en effet, de la rétraction des parois de l'organe, et disparaissent quand elles sont développées.

La cavité du rectum est à peu près cylindroïde ; assez étroite à sa partie supérieure, elle s'élargit inférieurement et présente une dilatation très-remarquable au-dessus du sphincter ; elle est très-extensible. Comme la face postérieure du rectum est appliquée contre des parties osseuses, le développement quelquefois extrême que permet son extensibilité, se produit surtout en avant, c'est-à-dire du côté du vagin. La paroi postérieure de ce dernier conduit est alors plus ou moins refoulée, et elle l'a été, dans quelques cas exceptionnels, jusqu'à la partie antérieure du bassin, le rectum énormément distendu remplissant alors toute l'excavation pelvienne (2).

(1) Voyez pag. 194 et fig. 68.
(2) Dans un cas de ce genre, j'ai vu la paroi antérieure du rectum

Structure. Le rectum est tapissé partiellement par le péritoine, qui se réfléchit de l'utérus sur cet organe, en revêt
surtout la portion verticale et constitue en arrière un mésentère fort court, *méso-rectum*, qui le fixe à la face antérieure
du sacrum. Au-dessous de cette première tunique se trouve
une couche musculeuse, offrant deux plans distincts : l'un,
extérieur, composé de fibres longitudinales; l'autre, intérieur, formé de fibres circulaires ; disposition que j'ai déjà
signalée dans la structure des trompes et de la vessie, et que
je rappellerai en exposant la structure de l'utérus développé
par la grossesse.

Les *artères* du rectum proviennent de la mésentérique inférieure, de l'hypogastrique et de la honteuse interne ; les
veines qui suivent le trajet des artères, vont se rendre dans les
veines mésentérique inférieure et hypogastrique ; les *vais-*

et la paroi correspondante du vagin, poussées hors de la vulve,
qu'elles avaient largement dilatée, et former à l'extérieur une tumeur volumineuse. La pression que celle-ci exerçait sur le contour
de la vulve et sur le plancher du bassin, provoquait des efforts ex-
pulsifs involontaires et tout-à-fait semblables à ceux d'un accouchement. Après avoir fait quelques tentatives infructueuses de réduc-
tion, le médecin ordinaire de la malade, ne se croyant pas assez
éclairé sur la cause et la nature de la maladie, réclama mon assis-
tance. La tumeur était molle et pâteuse, la pression exercée avec le
doigt y laissait une empreinte profonde, sa base était large et continue régulièrement à la paroi postérieure du vagin ; un doigt que
je tentai d'introduire dans le rectum atteignit aussitôt une substance qui l'obstruait. La nature de l'affection ne me parut pas douteuse, c'était un cas de rectocèle vaginale, produite par une accumulation considérable de matières fécales. J'opérai, non sans
quelque difficulté, l'évacuation du rectum, la tumeur disparut et les
parois déplacées reprirent aussitôt, leur situation normale.

seaux lymphatiques sont afférents aux ganglions lombaires. Les *nerfs* sont fournis par les plexus hypogastriques et les plexus sacrés.

Il résulte de la description qui précède, que la vessie, le rectum et l'utérus, situés dans l'excavation du bassin, unis déjà par des connexions celluleuses et membraneuses intimes, le sont en outre par l'origine commune de la plus grande partie de leur appareil vasculaire et nerveux. Je rappellerai ailleurs l'espèce de solidarité physiologique et pathologique que ces sources communes de nutrition et d'innervation établissent parfois entre ces trois organes.

ARTICLE V.

DES MAMELLES.

Les mamelles sont deux organes glanduleux symétriques destinés à la secrétion du lait, et qui, à ce titre, établissent après la naissance le lien naturel et nécessaire qui unit encore l'enfant à l'organisme maternel.

Situation. Les mamelles occupent, à droite et à gauche, la partie antérieure et supérieure de la poitrine, dans une espace étendu verticalement de la troisième à la septième côte, et transversalement des parties latérales du sternum à la région axillaire. Elles sont placées entre le pannicule adipeux de la peau et la couche musculaire antérieure des parois thoraciques.

Les mamelles sont séparées l'une de l'autre par un enfoncement ou *sinus*, dont la profondeur est en rapport avec leur saillie, et dont la largeur varie selon leur situation et l'étendue transversale de la poitrine. Ce sinus répond à la face antérieure du sternum, et il n'est pas très-rare, surtout chez les femmes brunes qu'on y observe quelques poils.

Forme. Les mamelles représentent en général, deux demi-sphères légèrement déprimées en haut, plus arrondies et un peu plus saillantes en bas et en dehors, et surmontées, à peu près à leur centre, par une grosse papille appelée *mamelon*. Cette forme n'est cependant pas constante : les mamelles ont quelquefois en effet celle d'un cône dont la base est appliquée contre la poitrine, et dont le sommet répond au mamelon ; d'autres fois elles sont aplaties, leur saillie étant, proportionnellement à leur base, beaucoup moins prononcée qu'elle ne l'est dans l'état normal ; parfois enfin, rétrécies légèrement à leur base, elles sont renflées dans leur partie antérieure. Ces différentes formes peuvent être *naturelles ou primitives*, et doivent être distinguées des formes *acquises* c'est-à-dire des altérations diverses de la forme normale.

Celles-ci résultent de causes nombreuses parmi lesquelles se placent, au premier rang, des grossesses multipliées, l'allaitement souvent répété, un amaigrissement rapide succédant à un embonpoint considérable. On admet assez généralement, et ce n'est probablement pas sans raison, que les manipulations fréquentes produisent le même résultat. Sous l'influence de ces diverses causes, les mamelles deviennent molles et pendantes, et perdent en conséquence leur forme naturelle. On sait que cette altération, remarquable chez toutes les multipares, et très-prononcée chez quelques-unes, prend le caractère d'une hideuse difformité chez les femmes de certaines peuplades africaines. Après une ou plusieurs grossesses, les mamelles de ces femmes, primitivement aussi bien conformées que celles d'aucune femme de nos contrées, deviennent molles, ridées, flasques et semblent se réduire à des sacs cutanés aplatis et pendants, qui, chez quelques-unes, descendent jusqu'aux aînes. Des voyageurs dignes de foi rapportent que, grâce à cet allongement prodigieux, les mères allaitent les enfants qu'elles portent sur leurs dos sans les déplacer, et qu'il leur suffit de lancer, en quelque sorte, leurs mamelles par-dessus l'une ou l'autre épaule, ou de les présenter à leur nourrisson par-dessous l'une des aisselles (1). Cette singulière conformation, qui dépend sans doute des habitudes de la vie nomade de ces peuples, et aussi d'une aptitude organique particulière, n'est cependant pas aussi peu compatible qu'on pourrait le croire avec la structure des mamelles dans nos contrées, l'allongement de ces organes et le mode insolite d'allaitement qu'il permet, y ayant été quelquefois observés (2).

Volume. Les mamelles chez une femme adulte, et quand elles sont normalement développées et conformées, offrent en général les dimensions suivantes : Le diamètre vertical, mesuré à leur base, a 11 ou 12 centimètres ; le diamètre transversal, pris au même point, en a 12 ou 13, et le diamètre antéro-postérieur, 9 ou 10 ; mais ce volume varie beaucoup, et les différences qu'il présente dépendent de causes très-diverses, parmi lesquelles l'influence des climats a été particulièrement signalée. Beaucoup d'auteurs assurent, en

(1) Barrow, *Travels in the interior of southern Africa,* t. 1, p. 390.

Ulloa, *Travels in south America,* t. 1, p. 32.

Sommerville, *Medico-chirurgical Transactions,* t. 7, p. 157.

(2) Un ancien auteur anglais s'exprime ainsi à ce sujet : « I saw in Ireland's north parts, women travayling the way or toyling at home, carry their infants about their neckes, and laying the dugges over their shoulders, would give sucke to the babes behind their backes, withoud taking them in their armes. » LITHGOW, *Rare Adventures and painefull Peregrinations,* p. 433.

effet, que les mamelles sont plus développées dans les pays chauds. Il est vrai que cette particularité est remarquable chez les femmes de l'Afrique méridionale, de l'Arabie, du Portugal et de l'Italie ; mais elle l'est aussi, et peut-être plus généralement encore, en Hollande, en Suisse, dans la Styrie et le Tyrol, qui se rapprochent de la limite septentrionale des climats tempérés. S'il n'est pas douteux que les femmes de quelques contrées se distinguent par un développement des mamelles qui dépasse le type normal. il ne me paraît pas douteux non plus que dans certaines parties d'une contrée, prise en particulier, les femmes se distinguent des autres par la même cause, et je suis convaincu, sans être en mesure, cependant de rien spécifier, que quelques provinces de la France, par exemple,. pourraient être signalées sous ce rapport.

A ces influences générales il faut en ajouter de plus restreintes. Ce n'est pas seulement, en effet, de pays à pays, de province à province, que les différences relatives au fait anatomique qui nous occupe peuvent être observées ; elles le sont souvent de famille à famille ; les preuves en sont fréquemment sous nos yeux. On pense que chez la vierge adulte les mamelles sont, en général, moins développées que chez la femme mariée, et qu'elles le sont moins surtout que chez les femmes qui mènent une vie déréglée. Quoique j'aie déjà signalé l'influence de cette dernière cause sur le développement de quelques-uns des organes annexés, comme les mamelles, à ceux de la génération (1), l'opinion que je viens de rappeler me semble néanmoins mériter d'être confirmée par de nouvelles observations. Si l'influence des incitations vénériennes sur l'accroissement des mamelles chez les

______

(1) Les glandes vulvo-vaginales.

femmes adultes peut être contestée, il n'en est peut être pas de même de celle qu'elles exercent sur la précocité de leur développement, et qui a été signalée par un des savants les plus distingués de notre siècle (1).

Le volume des mamelles est souvent en rapport avec la santé et la complexion des individus; ainsi, des mamelles volumineuses sont plus fréquemment observées chez des personnes robustes que chez celles d'une santé débile, et chez les femmes blondes que chez les brunes. La grossesse et la lactation en accroissent manifestement les dimensions, et il est certain, d'un autre côté, qu'une pression forte et continue, exercée par les vêtements ou par d'autres causes, peuvent en restreindre le développement ; enfin les mamelles sont naturellement très-petites chez quelques individus : cette imperfection se lie quelquefois à un état semblable des organes génitaux, mais elle est naturelle à un certain nombre de femmes, d'ailleurs bien constituées et bien portantes, et chez lesquelles les fonctions génitales s'accomplissent très-régulièrement.

Aréole. L'enveloppe extérieure des mamelles est formée par une peau fine et délicate. Blanche dans presque toute son étendue et ordinairement sillonnée, chez les femmes qui ont eu des enfants, par des stries sinueuses brillantes et comme argentées, elle présente autour du mamelon

---

(1) Ambitum mammarum angeri posse nullum dubium est; quantum vero præterea Venus quoque præmatura eo conferre possit, memorabili sane exemplo impuberes et nundum adultæ puellæ mercenariæ docent, quæ Londinum, præsertim ex vicinis maximè suburbiis confluunt, et quæstum corpore facientes ingenti numero plateas noctu pervagantur. BLUMENBACH, *De gen. hum. var. nat.*, sect. 3, §§ 6, 7.

un disque coloré, c'est l'aréole. La peau de cette partie diffère manifestement quand à son aspect et à sa structure de celle qui l'environne. Indépendamment de sa couleur qui est rosée, chez les vierges et d'une couleur brune, plus ou moins foncée chez les femmes qui ont eu des enfants, elle présente dans toute son étendue des rugosités nombreuses, disposées régulièrement en cercles concentriques, et dont les aspérités du mamelon, paraissent être la continuation. La peau de l'aréole contient une quantité notable de tissu dartoïque, et il n'est pas impossible que sa présence contribue à la disposition que je viens de signaler. L'étendue de cette partie est communément de 3 à 4 centimètres dans tous les sens; ces dimensions cependant ne sont pas constantes: elles peuvent être, en effet, beaucoup moindres ou beaucoup plus étendues. Une ligne circulaire, légèrement saillante et qui entoure l'aréole, établit assez souvent la limite qui la sépare du reste de la peau.

Mamelon. Au centre de l'aréole on voit le *mamelon :* on donne ce nom à un corps papillaire, le plus souvent cylindroïde, quelquefois conoïde, et dont l'extrémité libre est ordinairement arrondie; sa couleur est d'un rouge un peu brun, sa longueur est de 10 à 15 millimètres environ, et sa surface extérieure est inégale et comme chagrinée. Manifestement moins long chez les vierges et chez les femmes qui n'ont pas eu d'enfants, il l'est davantage chez les femmes multipares, et surtout chez celles qui ont allaité. La grosseur du mamelon est ordinairement de 8 à 10 millimètres à sa base : ce volume est en rapport avec celui de la mamelle. Ces dimensions, comme celles de l'aréole, peuvent être modifiées par certaines causes. La menstruation et la grossesse accroissent en général la vitalité, la turgescence, et par conséquent le volume de ce corps, et des attouchements produisent momentanément le même résultat, en mettant en jeu la faculté érectile dont il est doué. Les exceptions, pour ce qui concerne le volume du mamelon, sont très-nombreuses ; ce corps est naturellement très-peu développé chez quelques femmes, et il l'est beaucoup, au contraire, chez quelques autres : il n'est pas rare qu'il ne fasse aucune saillie au centre de l'aréole, et qu'à la place qu'il devrait occuper on trouve une dépression linéaire. Je reviendrai, plus loin, sur ces variétés de volume du mamelon, en traitant de la structure de cette partie.

Tubercules papillaires. Auprès du mamelon, sur le disque aréolaire, se voient de petits tubercules dont le nombre, le volume et la disposition sont assez variables. En général cependant on peut en distinguer de six à dix, et selon M. Montgomery (1), de douze à vingt : leur saillie commune est de 2 à 3 millimètres, et ils sont rangés le plus souvent en un cercle plus ou moins régulier autour de la base du mamelon. La plupart des anatomistes regardent ces tubercules comme des agrégations de follicules sébacés. Je discuterai plus loin cette opinion.

STRUCTURE DES MAMELLES.

Deux éléments principaux concourent à la formation des mamelles ; ce sont : 1° la glande mammaire ; 2° l'espèce de gangue cellulo-adipeuse dans laquelle cette glande est enfermée. A ces parties essentielles, il faut ajouter la peau, des vaisseaux et des nerfs.

La *glande mammaire* est l'élément principal de la ma-

(1) *An Exposition of the signs and symptoms of pregnancy.* pag. 61.

melle et en occupe surtout la partie profonde. Quand on l'a complètement séparée du tissu adipeux au milieu duquel elle est placée, elle se présente sous la forme d'une masse aplatie, irrégulièrement circulaire, et plus épaisse au centre qu'à la circonférence ; cette dernière est inégalement découpée et plus imparfaitement circonscrite en dehors qu'en dedans.

La *face postérieure* ou la *base* de la glande, très-légèrement concave, est appliquée sur le muscle grand pectoral dont elle dépasse quelquefois le bord inférieur, de manière à couvrir une petite partie du muscle grand dentelé. Elle adhère à ces muscles par un tissu cellulaire très-lâche, disposition à laquelle elle doit une grande mobilité.

La *face antérieure* ou *cutanée*, modérément convexe, et très-inégale, présente des anfractuosités, que dissimule le tissu cellulo-adipeux qui y pénètre profondément.

Une *tunique fibro-celluleuse* résistante sert d'enveloppe immédiate à la glande mammaire. Cette enveloppe se continue à la circonférence de la mamelle, avec le *fascia superficialis*, dont elle peut être même considérée comme un dédoublement.

Dans les conditions ordinaires de la vie, c'est-à-dire pendant les périodes plus ou moins longues où la secrétion du lait n'a pas lieu, le tissu glandulaire a la fermeté élastique des corps fibreux, et ne paraît pas divisé par des cloisons évidentes; la coupe en est homogène et d'un blanc de lait un peu bleuâtre; on ne peut y découvrir alors de granulations, c'est-à-dire le caractère anatomique qui lui est propre, et que développe seulement l'incitation naturelle qui provoque la lactation. Le tissu des mamelles est en conséquence, à l'état rudimentaire comme celui de l'utérus, aussi longtemps que la fonction qui lui est dévolue ne s'y accomplit pas.

Pendant la lactation, le tissu glandulaire devient d'un

rouge pâle et se compose manifestement de *lobes*, de *lobules*, de *granulations* et de *conduits lactifères* ou *galactophores*.

Les *lobes* constituent des masses de forme à peu près arrondie, unies les unes aux autres, car la glande mammaire résulte de leur agglomération, et cependant distinctes, parce qu'entre elles sont interposées des lamelles fibreuses qui les séparent. Le volume des lobes est fort inégal ; le diamètre de quelques-uns peut être évalué à 5 ou 6 centimètres et celui de quelques autres seulement à 2 ou 3. Ces différences résultent de la quantité variable de lobules dont les lobes se composent. Le nombre des lobes de la glande mammaire est généralement déterminé par celui des conduits lactifères qui traversent le mamelon ; il est, en conséquence, de 15 à 20, selon l'opinion la plus généralement adoptée.

Les lobes sont formés de *lobules ;* on donne ce nom à de petits corps légèrement aplatis ou disséminés dans toute l'étendue des lobes, et qui résultent de granulations réunies en groupes distincts. Le nombre et le volume des lobules qui entrent dans la composition d'un lobe sont très-variables.

Les *granulations* ou *acini* (1) se présentent sous la forme de corpuscules arrondis ayant, selon Meckel, à peu près le volume d'un grain de millet, par conséquent visibles à l'œil nu, et offrant une teinte rougeâtre ; un examen attentif des granulations fait reconnaître que ce sont, non des corps solides, comme le ferait croire leur aspect, mais des vésicules.

(1) Du latin *acinus* grain.

Fig. 77 (1).

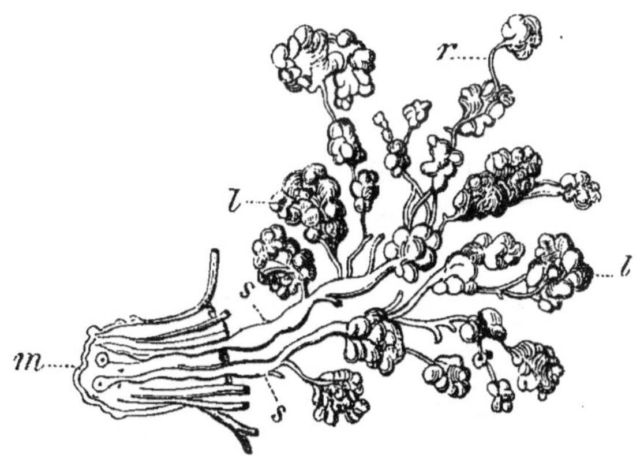

De chacune des nombreuses granulations vésiculaires, réunies en un groupe, naît un rameau canaliculé très-ténu et très-
court qui s'ouvre dans la vésicule, de telle sorte que celle-ci
peut être considérée comme une dilatation du canalicule
même. Le nombre de ces pédicules creux est naturellement
en raison de celui des granulations qui constituent le groupe.
Avant de se détacher de la masse vésiculaire, ces petits
tubes se rapprochent et se confondent pour en former un
autre un peu plus gros. Les granulations et leurs pédicules

(1) La figure 77, empruntée à l'atlas de M. J. Cloquet, représente deux conduits galactophores injectés avec de la cire et préparés depuis leur origine lobulaires jusqu'à leur terminaison. La
mamelle qui a servi à cette préparation était celle d'une jeune
femme morte pendant la lactation. *l, l,* sont deux des nombreux
lobules ou groupes de granulations ; *r*, un ramuscule initial de l'un
des deux conduits lactifères ; *s, s*, les renflements ou sinus des
conduits ; *m*, le mamelon fendu parallèlement à sa longueur, et
dans l'épaisseur duquel se voit le faisceau des conduits lactifères
dont la plupart sont coupés à la base du mamelon.

réunis représentent à peu près la disposition d'une fleur
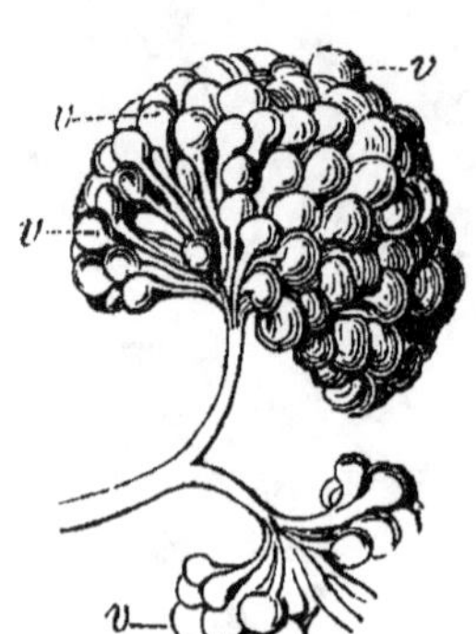
Fig. 78 (1).   d'ombellifère. Le pédicule unique
résultant de la réunion de tous les
pédicules d'un groupe s'unit ordinairement à un ou à plusieurs
autres, issus de la même manière
d'un ou de plusieurs groupes voisins. Si ces groupes vésiculaires
sont rapprochés d'un point périphérique de la glande, le rameau
qui naît de leur jonction peut être
considéré comme la portion initiale d'un conduit galactophore ;
celui-ci, se dirigeant vers le centre de la face antérieure de la
glande, reçoit dans son trajet, comme autant d'affluens qui
en accroissent le volume, les rameaux des groupes granuleux de plus en plus superficiels. Quinze ou vingt conduits lactifères naissent ainsi dans la glande mammaire, de
lobules ou groupes de granulations; tous se dirigent de la périphérie vers le centre. Quand ils sont parvenus à la circonférence de l'aréole, ils convergent vers la base du mamelon.
Avant d'atteindre l'aréole, et placés encore dans le tissu
glandulaire, les conduits lactifères se dilatent de manière à
former des sacs ou sinus analogues aux réservoirs d'autres
organes glanduleux ; ces sinus se prolongent dans le tissu
cellulo-dartoïque sous jacent à la peau colorée et inégale de
l'aréole. L'ampleur et la longueur de ces réservoirs sont très-

(1) La figure 78 représente à un grossissement considérable un
lobule. *v, v*, sont quelques-unes des vésicules. Les pédicules ca-
naliculés d'un certain nombre d'entre elles sont apparents, les autres sont cachés par les vésicules mêmes.

variables, et toutefois, généralement en rapport avec le nombre et le volume des lobules qui ont concouru à la formation du conduit lactifère. Leur calibre est ordinairement de 6 à 8 millimètres. Encore dilatés quand ils se sont engagés dans la base du mamelon, ils se retrécissent bientôt jusqu'à leur terminaison. Réunis dans ce corps papillaire au nombre de 15 ou 20, ils forment un faisceau qui en occupe le centre, et après en avoir parcouru toute la longueur, ils s'ouvrent à son sommet par des orifices très-étroits qui sont cachés au milieu des inégalités de sa surface.

On admet très généralement que parvenus sous l'aréole, les troncs des vaisseaux galactophores ne communiquent pas entre eux, et que les anastomoses indiquées et figurées par Nuck et copiées plus tard par Verheyen (1) n'existent pas.

Fig. 79 (2).

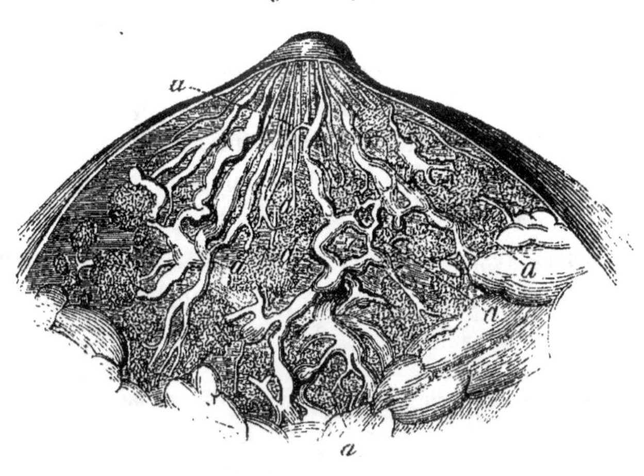

(1) Nuck. *Adenographia curiosa* 1692, pag. 16, fig. 2.
Verheyen. *Anat. corps hum* Édit. de Bruxelles, t. 1ᵉʳ, tab. 18, fig. 4.

(2) La figure 79 représente les conduits et sinus lactifères, pré-

C'est une erreur; des anastomoses très évidentes peuvent être observées non-seulement entre les branches d'un même conduit, mais encore entre les principaux troncs des conduits lactifères soit avant qu'ils aient atteint la circonférence de l'aréole soit sous le disque aréolaire lui-même. J'ajouterai que dans les cas où je les ai vues elles offraient exactement la direction transversale indiquée sur la figure un peu grossière de l'ouvrage de Nuck. Il ne peut y avoir maintenant aucun doute sur ce point particulier de l'anatomie des mamelles; aussi l'opinion exprimée par J. F. Meckel et qu'il croyait justifiée par les recherches de son grand père (1), à savoir que les communications entre les différents appareils secreteurs de la glande mammaire existent exclusivement entre les ramuscules des vaisseaux galactophores et par conséquent dans la partie profonde de la mamelle, cette opinion n'est-elle nullement fondée.

Quoique j'aie décrit les granulations comme des vésicules ou de simples renflements de l'extrémité initiale des conduits lactifères, et qu'elles aient été vues et figurées ainsi par M. Muller et par d'autres anatomistes, cependant des observations microscopiques plus récentes et plus exactes permettent d'en indiquer la forme avec beaucoup de précision.

Chaque vésicule représente un sac à prolongements en forme de doigts de gant, en un mot une poche multilobée.

parés sur la mamelle d'une femme morte pendant la lactation. Ils étaient naturellement injectés par le lait qui y était contenu. *a*, *a*, *a*, *a*, sont quelques-unes des nombreuses anastomoses établies entre ces conduits et les sinus lactifères.

(1) *Nova experimenta de finibus venarum ac vasorum lymphaticorum*, etc. Berlin 1772, et *Manuel d'anatomie* de J. F. Meckel, tom. 3, p. 651.

Fig. 80 (2).

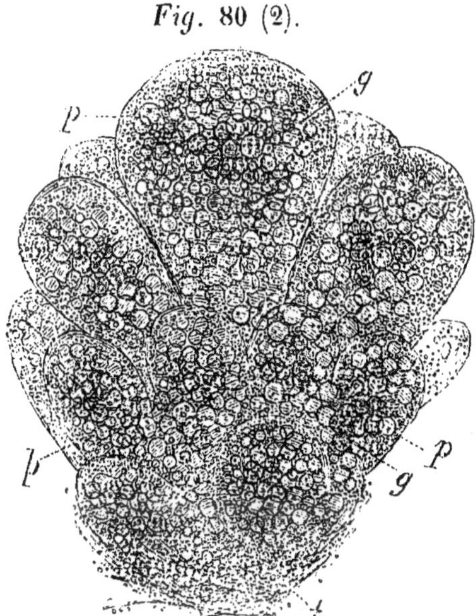

C'est probablement cette disposition que M. Huschke a voulu signaler en disant que chaque renflement terminal d'un ramuscule est couvert de nombreux grains de formes diverses et non pédiculés qui s'ouvrent dans son intérieur par de larges orifices (1).

Ainsi constituées les vésicules initiales des conduits lactifères sont enveloppées d'un réseau très serré et très fin de vaisseaux capillaires. Ceux-ci seulement répandus sur les parois des vésicules ne s'ouvrent pas dans leur cavité, ils n'ont en conséquence avec l'appareil producteur du lait aucun des rapports de continuité que supposaient les anciens anatomistes. Cependant, ces rapports intimes des vaisseaux avec les parois vésiculaires, pour n'être pas aussi directs

(1) *Encyclop. anat.*, t. 5, p. 486.

(2 La fig. 80 représente une granulation ou *acinus*, vue au microscope et à un grossissement de 305 diamètres. Les prolongements en forme de doigts de gant y sont très-évidents, et ils contiennent ainsi que la cavité dans laquelle ils s'ouvrent, des corps globuleux, premiers éléments apparents d'un lait encore imparfait. Cet acinus a été pris sur la mamelle d'une femme morte pendant la lactation. Je dois cette figure à l'obligeance de l'un de

qu'on les croyait autrefois, n'en constituent pas moins dans les mamelles, comme dans beaucoup d'autres organes secreteurs, l'instrument réel et suffisant de la sécretion.

Tous les lobules ou groupes de granulations qui contribuent à la formation d'un conduit galactophore, et ce conduit lui-même, sont enveloppés d'une substance cellulo-fibreuse qui s'interpose entre les lobules et les isole des lobules et des conduits lactifères voisins. La masse qui résulte de cette disposition constitue un des lobes dont j'ai décrit les caractères généraux et qui se compose ainsi, du conduit lactifère, des lobules et des ramuscules qui en émanent, et enfin de l'enveloppe épaisse cellulo-fibreuse dans laquelle ils sont enfermés. La mamelle n'est donc pas formée comme la plupart des organes secréteurs, d'un seul appareil complet, mais d'appareils secréteurs multiples, possédant chacun un canal excréteur propre, unis entre eux et pourtant distincts et indépendants les uns des autres dans la plus grande partie de leur étendue.

Tissu cellulo-adipeux de la mamelle. La glande mammaire est environnée de toutes parts d'une couche de tissu cellulaire graisseux plus compacte et d'un jaune plus foncé qu'il ne l'est dans les autres parties du corps. Mince, à larges mailles, et pourvue d'une très-petite quantité de graisse entre la base de la glande et les muscles pectoraux,

nos observateurs les plus expérimentés et les plus instruits, M. le docteur Robin, sous les yeux duquel elle a été dessinée. L'atlas de M. Lebert, *Physiologie pathologique*, pl. 16, fig. 12, renferme une figure à peu près semblable, c'est celle d'une portion d'acinus mammaire hypertrophié.

p p p, contour des prolongements ou appendices de la vésicule lactipare, *g g*, globules laiteux encore imparfaits. *t*, tissu cellulaire enveloppant la base de l'acinus.

cette couche est beaucoup plus épaisse entre sa face
antérieure et la peau. Là elle pénètre profondément dans
les vacuoles anfractueuses que présente cette partie de
la glande mammaire, et semble lui constituer une véritable
gangue cellulo-adipeuse. Cet élément, quand il s'associe à
la résistance naturelle de la peau, est certainement celui
auquel les mamelles doivent leur forme régulièrement arrondie, leur fermeté élastique, et, en grande partie, les différences remarquables qu'elles présentent quant à leur
volume. Les mamelles monstrueuses, dont les exemples ne
sont pas rares, résultent toujours d'une hypertrophie de leur
tissu cellulo-adipeux.

Malgré ces rapports intimes entre la substance glandulaire
et le tissu qui l'enveloppe, rien n'autorise à penser, avec
Haller, que des vaisseaux galactophores puissent naître directement du tissu graisseux de la mamelle. S'il a paru en
être ainsi dans les cas indiqués par cet illustre physiologiste,
il est probable que ces conduits naissaient de quelques granulations éloignées du centre principal et perdues, en quelque sorte, dans le tissu cellulo-adipeux voisin (1). La couche

(1) Un cas de ce genre relaté par M. Jobert (de Lamballe) est
tout à fait propre à confirmer cette opinion. *Des Kystes laiteux.
Annal. de Chirurg.* T. 12, pag. 390.

D'une autre part, M. Deschamps (de Melun) pense que dans les cas
observés par Haller, les granulations terminales avaient été absor-
bées graduellement et que les ramuscules se trouvant isolés auront
paru naître du tissu graisseux. M. Deschamps cite à l'appui de cette
explication une pièce anatomique qu'il possède et qui consiste en une
mamelle de brebis, qui n'offre plus aucune trace de granulations, et
dont les extrémités des conduits lactifères semblent naître du tissu
adipeux. *Recherches d'anatomie comparée sur l'appareil d'excrétion du lait*, etc. *Recueil de médecine vétérinaire pratique.*
N° de Mai et Juin 1847.

graisseuse manque dans le mamelon ainsi que sous la peau.
inégale de l'aréole ; en ces points, elle est remplacée par un
tissu dartoïque, dont la contractilité est rendue très-évidente
par le moindre chatouillement de l'aréole et du mamelon.

Structure des conduits lactifères. Les parois des vaisseaux
lactifères sont d'une couleur jaunâtre et formées, selon
M. Pappenheim , de tissu cellulaire et de fibres élastiques
longitudinales et circulaires : leur surface interne est, selon
le même observateur, en partie couverte d'un épithélium
pavimenteux. Ils ne présentent aucune valvule dans leur
continuité, mais il n'en est pas de même aux embouchures
des rameaux dans les branches, et des branches dans les
troncs ; chaque embouchure en effet, est occupée par une
valvule incomplète (1) Sous le disque aréolaire, et, dans
l'épaisseur du mamelon ces conduits sont enveloppés par
un tissu dartoïque abondant ; il n'est pas douteux que la
présence de ce tissu concourt, à favoriser l'excrétion du lait.

Les sinus galactophores, placés dans la substance glandulaire et au-dessous de l'aréole, engagés même en partie dans
la base du mamelon, ne peuvent remplir l'office de réservoirs
du lait, qu'autant que ce liquide y est retenu par un obstacle
naturel. Les rides au milieu desquelles s'ouvrent les conduits, les inflexions qu'ils subissent quand le mamelon est
affaissé, enfin l'étroitesse des orifices extérieurs, ne me semblent pas constituer des moyens suffisants de rétention, bien
qu'ils aient paru l'être à quelques anatomistes. Il est plus
vraisemblable, que cet obstacle résulte de l'action continue

(1) L'hypertrophie des vaisseaux galactophores , peut rendre
cette disposition plus évidente encore qu'elle ne l'est dans l'état
normal, ainsi que le prouve le mémoire de M. Jobert, cité plus
haut. *Annal. de Chirurgie.* T. 12, pages 392, 394.

d'un organe contractile, d'une sorte de sphincter placé
entre les sinus et l'extrémité terminale des conduits, et
selon toute apparence il existe dans la partie des vaisseaux
lactifères qui occupe à peu près le tiers antérieur du mamœ-
on. Ce sphincter est-il formé par les fibres contractiles qui
entrent dans la composition des conduits, et qui condensées et
renforcées à leur extrémité libre, reproduiraient ici une disposition analogue à celle des sphincters de la vessie et du
rectum ? L'est-il par des faisceaux circulaires du tissu dartoïque dont le mamelon est abondamment pourvu, et qui
exerceraient une constriction collective sur les conduits?
Quoique les recherches spéciales que j'ai faites à ce sujet ne
me permettent pas encore de résoudre cette question, la disposition anatomique qu'elle concerne ne m'en paraît pas
moins admissible. La rétention habituelle du lait dans les
sinus, la nécessité d'un effort de pression ou d'aspiration
pour l'en extraire, la présence constante d'un sphincter
auprès de tout réservoir annexé à un appareil sécréteur, et
enfin son existence manifeste dans l'appareil sécréteur du
lait chez les animaux dont les mamelles sont déclives, ne
me semblent pas permettre de douter de son existence à
l'extrémité des réservoirs du lait dans l'espèce humaine (1).
S'il est vrai que cet organe de rétention existe, son insuf-
fisance accidentelle, ou son action trop énergique doivent
donner lieu aux conséquences pathologiques qui découlent
de ces deux conditions anormales pour les autres appareils sécréteurs. C'est aussi ce qui arrive pour les mamelles,
l'incontinence ou l'excrétion trop difficile du lait sont des

(1) La mamelle de la vache offre l'exemple le plus remarquable
de cette disposition, chaque trayon représente l'extrémité inférieure
d'un large réservoir dans lequel aboutissent tous les conduits lacti-

accidents dont je parlerai ailleurs, et qui ajouteront sans doute un nouvel argument à l'appui de l'opinion que j'ai exprimée.

Structure du mamelon. Le mamelon se compose essentiellement des vaisseaux lactifères, qui, réunis en un faisceau au nombre de 15 à 20, en occupent le centre, et s'étendent de la base de ce corps papillaire à son sommet.

Complètement indépendants les uns des autres, en ce point, les canaux sont réciproquement unis par du tissu cellulaire dont une très-grande partie est de nature contractile. Le volume du mamelon dépend donc du nombre, du calibre

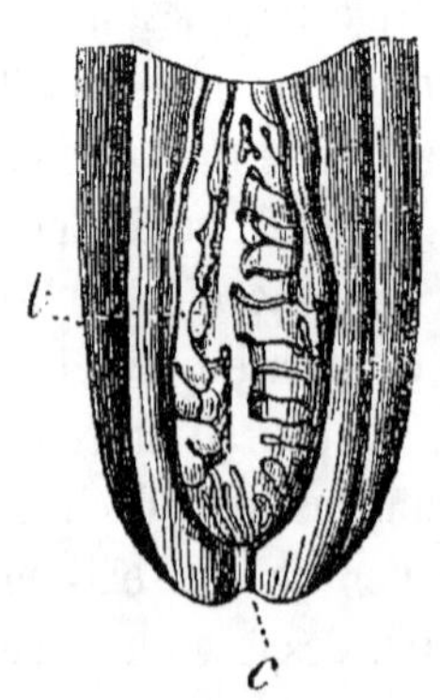

Fig. 84.

fères de l'un des quatre appareils secréteurs dont la mamelle se compose. Cette extrémité spacieuse et infundibuliforme se rétrécit brusquement pour constituer un canalicule terminal. La longueur de celui-ci est d'un centimètre environ; ses parois sont contiguës de toutes parts, et tenues évidemment rapprochées par un anneau épais de tissu fibro-élastique véritable sphincter, dont il est facile de constater la présence et l'action. Il suffit, en effet, d'introduire un tube d'ivoire d'un petit volume dans cette partie canaliculée du trayon : on rencontre d'abord une résistance manifeste qui est facilement vaincue, et quand le tube a franchi cet obstacle naturel et pénétré dans le réservoir, le lait s'écoule par un jet continu. Il paraît que depuis plusieurs années ce cathétérisme a été substitué dans quelques établissements agricoles en Allemague, au procédé commun d'extraction du lait.

La figure 84 représente la partie inférieure du trayon *t*, est la cavité infundibuliforme de cette partie, *c*, le canilicule terminal entouré du tissu fibro-élastique qui constitue le sphincter.

et de la longueur des conduits, de leur rapprochement plus ou moins intime, ainsi que de la quantité de tissu cellulaire et dartoïque qui les enveloppe. A ces éléments s'ajoutent des rameaux vasculaires et des filets nerveux en très-grand nombre. La peau qui en forme l'enveloppe extérieure, plus colorée que celle de la mamelle, est fine, inégale et fendillée ; elle présente des aspérités analogues quant à leur forme et à leur disposition, à celles du disque aréolaire, mais néanmoins plus prononcées, et elle est abondamment pourvue de follicules mucipares et de papilles.

Ainsi constitué, le mamelon fait au centre de l'aréole une saillie dont j'ai indiqué la mesure commune ; mais cette saillie peut s'accroître, soit spontanément sous l'influence d'une congestion sanguine et de l'action contractile du tissu dartoïque dont le mamelon est pourvu, soit artificiellement sous l'influence d'une action mécanique, et spécialement de celle qui est produite par les efforts de succion de l'enfant.

La saillie naturelle du mamelon est la conséquence du prolongement des canaux galactophores au-delà du disque aréolaire, et, ainsi que je le dirai dans un instant, elle est subordonnée aux différents degrés de ce prolongement.

L'allongement possible du mamelon résulte de l'extensibilité de ces canaux et de celle du tissu qui les enveloppe, et qui se continue avec celui de la mamelle.

Si le mamelon présente, comme on le voit dans quelques cas exceptionnels, une saillie plus grande que celle qui lui est naturelle, c'est que le prolongement des conduits lactifères en avant de l'aréole est plus étendu. Si cette saillie est moindre au contraire, anomalie beaucoup plus commune que la précédente, c'est que les conduits galactophores n'ont pas, au-delà du disque aréolaire, leur développement accoutumé ; enfin, si la saillie du mamelon est nulle, et si elle est remplacée par une dépression de la peau, disposition anormale **plus** fréquente que la plupart des praticiens ne me paraissent le croire, c'est que les conduits lactifères, incomplètement développés, n'ont pas dépassé la surface du disque aréolaire. Dans cet état, ils n'en sont pas moins réunis et enveloppés par les éléments qui constituent le mamelon apparent; mais cette masse adhérente au tissu de la mamelle est cachée sous la peau de l'aréole, où il est possible d'en constater la présence en pinçant la portion des téguments qui la recouvre. Quant à la dépression cutanée qui la remplace, elle résulte d'une sorte d'invagination de la peau. Adhérente en ce point aux extrémités des conduits lactifères et retenue à la surface de la glande, elle est restée déprimée pendant que les parties voisines ont subi leur développement régulier. L'invagination cutanée que représente la dépression de l'ombilic offre une analogie remarquable avec l'anomalie que je viens de décrire.

La brièveté du mamelon peut être aussi produite par des causes mécaniques, c'est ainsi qu'il n'est pas impossible de le voir aplati et comme arrêté dans son développement par la pression immédiate et continue d'un vêtement trop serré. D'un autre part son allongement artificiel est quelquefois très-borné, le tissu qui l'unit à la glande mammaire et les vaisseaux lactifères étant exceptionnellement très-peu extensibles. Le mamelon est alors *attaché court* à la mamelle. Ces conditions différentes ne sont pas sans importance en égard à l'allaitement et je les rappelerai nécessairement ailleurs.

Les tubercules, dont j'ai indiqué la présence sur l'aréole, sont généralement considérés comme résultant d'une agrégation de follicules; ceux-ci seraient destinés à répandre sur le disque aréolaire et sur le mamelon une humeur onctueuse qui défendrait ces parties du contact prolongé et nuisible du lait ou des liquides qui s'écoulent de la bouche de l'enfant (1). Cette structure et la destination qui en serait la conséquence, peuvent à juste titre être contestées; en effet, ces tubercules sont évidemment pourvus des éléments érectiles propres au mamelon, car ils s'érigent comme ce corps sous l'influence des impressions tactiles, et prennent une part égale, ainsi que je le dirai ailleurs, aux modifications que la grossesse lui imprime, leur importance apparente s'accroissant ou diminuant par l'action des diverses causes qui produisent le même effet sur le mamelon. Il n'est d'ailleurs pas rare qu'ils soient traversés par un ou plusieurs conduits lactifères; Morgagni (2) et d'autres anatomistes ont vu du lait s'en écouler. J'en ai souvent exprimé moi-même, et dans un cas remarquable j'ai vu le liquide jaillir en même temps et avec la même force de l'un de ces tubercules et du mamelon, au moment où l'enfant venait de quitter le sein. Ces tubercules ne sont donc pas des glandes sébacées agglomérées, ils ont un tout autre caractère, et sont plus intimement liés à l'organisation spéciale et aux fonctions des mamelles. Ils représentent sur ces organes des corps papillaires, et en quel-

(1) Ex munere enim papillæ, vix potest evitari quin et ab ore puelli et a lacte defluente, mamma humectetur, cutis autem humectata facile excoriatur et dolet. Haller, *Elém. Physiol.* Liv. XVIII, sect. 1, § 8.

(2) Addere etiam possum me in duabus vel tribus mulieribus lactiferos ductus vidisse quales ad papillam pergebant et hæc versus areolarum tubercula contendentes ; et præterea cum nutrix quædam, hortante me, sibi areolam admotis digitis vix pressisset continuo albas velut lactei seri guttas de his tuberculis erupisse, tum abstersa areola, rursus que pressa, easdem rursus erupisse. Morgagni, *Advers.* 1, p. 11.

que sorte de petits mamelons toujours imparfaits, quant à leur volume, et souvent, mais non toujours, quant à la présence de l'un des éléments essentiels du mamelon, c'est-à-dire les vaisseaux lactifères ; ce sont, en conséquence, des papilles, et pour cette raison je les ai désignés sous le nom de *tubercules papillaires*. Morgagni et quelques autres auteurs (1) ont exprimé une opinion à peu près semblable; Morgagni l'a même développée en supposant à ces organes, avec une extrême réserve il est vrai, des usages tout aussi contestables que ceux qui leur sont assez généralement attribués aujourd'hui (2).

Je ne crois pas que les tubercules aient ni les usages ni par conséquent l'importance que Morgagni leur prêtait sous une forme interrogative ; mais évidemment leur nature est très-différente de celle qu'on leur a généralement attribuée. J.-F. Meckel compare ces petits appareils à ceux que représentent à l'égard de la parotide et de la glande sous-maxillaires, les

(1) J.-F. Meckel, *Manuel d'Anatomie*, t. 3, p. 654.

Montgomery, *Signs and symptoms of pregnancy*, p. 64.

M. Huschke indique pour chacun de ces tubercules, sur la foi de MM. Burkhard et Berres, une glande agrégée du diamètre de 1/3 à 1/2 ligne, et dont la structure serait analogue à celle de la glande mammaire. Il me paraît probable que le lait qui s'écoule de ces tubercules n'est pas exclusivement fourni par ces petits corps glandulaires, le fait que j'ai cité prouve qu'il doit venir au moins quelquefois d'une source plus abondante, c'est-à-dire de la glande mammaire elle-même.

(2) Quibus observationibus factum est ut eam interdum mihi suspicionem injecerim : Juvent ne tubercula hæc, suppleantve officium papillæ tunc præsertim cum introrsus hac, non infrequenti nempe vitio, subsidente et quasi retracta, nihil quod infans labris exceptet, nihil quod sugat, præter areolam relinquitur. *Advers.* 1, p. 11.

glandes sublinguales, buccales et labiales. Cette comparaison peut être juste au point de vue purement anatomique : les uns et les autres sont en effet annexés à un appareil secréteur ; mais elle me paraît inexacte au point de vue de l'importance, ces tubercules n'étant que des ébauches imparfaites du mamelon. Le rôle très-peu nécessaire qu'ils paraissent remplir explique sans doute pourquoi leur nombre est si variable et leur existence même peu constante (1).

(1) La description qui précède reproduit la plus grande partie des opinions professées aujourd'hui relativement à la structure des mamelles ; j'en ai modifié quelques-unes, et j'en ai ajouté quelques autres autant que me l'ont permis les résultats de recherches, qu'à mon grand regret, des occupations plus impérieuses m'ont empêché de poursuivre. Cependant l'anatomie de la mamelle dans l'espèce humaine me paraît digne encore d'un travail sérieux. La forme et la disposition des lobules, l'origine et la marche des vaisseaux lactifères leur indépendance complète, ou au contraire leurs connexions réciproques dans la partie profonde de la mamelle, la constitution des lobes, leur fusion, ou la réalité de leur séparation par des lamelles fibreuses, l'étendue, l'extensibilité et la capacité des sinus lactifères, leur importance comme réservoirs du lait, les relations de l'appareil vasculaire avec les différentes parties de la mamelle, enfin la comparaison de cet organe secréteur avec celui de quelques autres mammifères : ces diverses questions et probablement d'autres encore, méritent un examen attentif. Il est digne de remarque, que nos collections anatomiques si riches sous d'autres rapports, ne possèdent aucune préparation réellement utile de la glande mammaire. Je sais que M. Jarjavay se propose d'appliquer son talent bien connu à des recherches spéciales sur cet intéressant sujet. Soit que ces recherches justifient les opinions adoptées, soit qu'elles les infirment, soit qu'elles les modifient ou les complètent, la science ne pourra que gagner à ce qu'un travail de ce genre soit entrepris par cet habile anatomiste.

Vaisseaux. Les *artères* qui se rendent à la mamelle proviennent de trois sources différentes : 1º de la mammaire interne, branche de la sous-clavière ; 2º de la mammaire externe, branche de l'axillaire, et 3º des intercostales aortiques, branches directes de l'aorte. Les premières se rendent à la partie interne et supérieure de la glande depuis le premier espace intercostal jusqu'au cinquième, les secondes se distribuent surtout à la partie inférieure et externe de la glande, et les dernières à la partie supérieure.

Les *veines* satellites des artères que je viens d'indiquer sont disposées en deux couches, l'une superficielle et l'autre profonde ; les superficielles, particulièrement développées pendant la lactation, se dessinent alors en de longs cordons bleuâtres et sinueux sous la peau délicate de la mamelle.

Tels sont les vaisseaux sanguins des mamelles. Je rappellerai à l'exemple de Haller, et seulement pour l'intelligence de quelques opinions physiologiques qui seront exposées ailleurs, que ces vaisseaux communiquent par des anastomoses nombreuses et très-anciennement signalées (1) avec les artères et les veines épigastriques, lesquelles, nées de l'artère et de la veine iliaque externes, communiquent directement avec l'appareil vasculaire des organes génitaux.

Les vaisseaux lymphatiques très-nombreux ont deux destinations différentes, et dont la connaissance n'est pas sans intérêt : les uns suivent le trajet des branches de la mammaire interne, pénètrent dans la poitrine et vont se rendre aux ganglions médiastins antérieurs, les autres s'éloi-

---

(1) Non licet ham arteriam prætermittere cujus anastomoses cum mammariis, jam ante Galenum et notæ fuerint et physiologicis disceptationibus occasionem suppeditaverint. Haller, *Elem. Physiol.* Liv. xviii, sect. 1, § 10.

gnent de la glande à son côté externe, contournent le bord du muscle grand pectoral, et vont se jeter dans les ganglions axillaires.

Les *nerfs* viennent du plexus brachial par les thoraciques, et des intercostaux.

AVIS

Lorsque la première livraison du *Traité complet de l'art des accouchements* parut en 1849, j'espérais que les suivantes se succéderaient à de courts intervalles; malgré mon désir il n'en a pas été ainsi, depuis cette époque les exigences de mes devoirs publics et privés se sont accrues, et pour réaliser mes promesses j'ai demandé à mon collègue et ami M. le Dr Pajot un concours qu'il a bien voulu me prêter.

Je suis convaincu que je ne pouvais demander une collaboration plus agréable au public médical, et plus profitable au succès de notre œuvre désormais commune.

Bon Paul DUBOIS.

Paris, juillet 1860.

Paris. — Imprimerie de E. Donnaud, rue Cassette, 9.